JN265541

画像診断を考える
第2版
よりよい診断のために

編著 西村一雅　南　学　下野太郎
　　　Kazumasa Nishimura　Manabu Minami　Taro Shimono

秀潤社

執筆者一覧

● 編　者

西村 一雅	大阪府済生会茨木病院放射線科 / 株式会社 ラドアシスト /LLP テラーク
南　学	筑波大学臨床医学域・放射線医学
下野 太郎	大阪市立大学大学院医学研究科放射線診断学・IVR 学

● 第1章 執筆者（執筆順）

小山 雅司	岡崎市民病院総合診療科
西村 一雅	前掲
下野 太郎	前掲
藤川 章	自衛隊中央病院放射線科
松木 充	近畿大学医学部放射線医学講座放射線診断学部門
上田 浩之	神戸市立医療センター中央市民病院放射線診断科
南　学	前掲

● 第2章 執筆者（執筆順）

菅 信一	相模原中央病院放射線科
尾尻 博也	東京慈恵会医科大学放射線医学講座 / 東京歯科大学市川総合病院放射線科
栗原 泰之	聖路加国際病院放射線科
吉岡 邦浩	岩手医科大学附属病院循環器医療センター循環器放射線科
南　学	前掲
陣崎 雅弘	慶應義塾大学医学部放射線科学教室
三森 天人	姫路赤十字病院放射線科
杉本 英治	自治医科大学放射線医学教室
角田 博子	聖路加国際病院放射線科
丸上 永晃	奈良県立医科大学中央内視鏡・超音波部
平井 都始子	奈良県立医科大学中央内視鏡・超音波部
小熊 栄二	埼玉県立小児医療センター放射線科
松本 純一	聖マリアンナ医科大学救急医学
林 信成	IVR コンサルタンツ
中本 裕士	京都大学大学院医学研究科放射線医学講座（画像診断学・核医学）
小山 貴	倉敷中央病院放射線科

序
（第2版）

　本書の初版は2003年に刊行されました．私達，編者の意向は画像診断を目指す若い人達になんらかの形で，精神的な案内，道標を提供できないか，というものでした．幸いこの初版は多くの人達に読んでいただけたようで，いささかなりとも目的を達成できたのではないかとうれしく思っております．

　初版刊行以来すでに10年の歳月が流れ，我々，画像診断医を取り巻く環境は激変しました．画像が作られる速度とその量は10倍以上になってしまいました．この処理すべき情報の爆発的な増加を前にして，我々，画像診断医にはなおのこと堅固な精神的砦が必要と感じます．

　画像診断の本質が変わってしまったわけではありませんので，今回もねらいは画像診断における心象風景を問うことに変わりはありません．

　新たなgeneral radiologistの筆者をお迎えして，精神的側面などを語っていただきました．また，それとは別に今回は各分野の先達に，その分野の勉強方法，教科書，雑誌，研究会，webサイトの紹介をしていただきました．初版の筆者の文章もweb上で閲覧できますので，多くの方々の考え方を知ることができると思います．読者各自に合ったものを見つけ出せる可能性は高いと思います．この小冊子が読者のみなさんの学習の良き指針となることを祈っています．

　最後になりましたが，我々の遅筆を辛抱強く見守ってくださった学研メディカル秀潤社の原田顕子さんに深く御礼を申し上げます．

2014年　早春

編者を代表して
西村　一雅

序（初版）

　この小冊子は放射線科医に限らず，画像診断に関わる医師すべての画像診断能力の一層の向上を目指して編集されました．従って読者には，研修医，学生も想定しています．多くの教科書や論文を読み，知識を蓄えさえすればいつも良い診断ができるようになるのか．いや必ずしもそれだけではないらしい．優れた診断医とみなされている人たちには何かコツというか，独特のセンスが備わっているのではなかろうか，と編者は考えました．何の指針もなくては書いていただきにくかろうと，アンケートを用意しこれに答えていただくかたちで，もしくはまったく自由に書いていただきました．これらの先生方のコツや本音を聞きだしたいというのが編者の目論見でした．編者も同様に稿を寄せています．アンケートの作成において意を用いた点は，学会や論文向けの意見ではなく，各先生方の日常臨床の場における本音が少しでも明らかになるように質問を構成することでした．つまり診断のテクニックにとどまらず，より大切かと思われる心の用い方に関して伺うことを狙いました．すなわち，本書はテクニックを解説するものではなく，画像診断における心象風景を問うものとして企画されています．第1章はこれに充てられています．

　第2章は筆者が推薦する教科書，雑誌，webサイトなどのリストです．第1章の内容を卒業された読者諸兄にも有用なものと思います．かなりの量になってしまいましたが，熟練の先生方によって厳選されたものですから，個人の，または医局の蔵書を考える時の指針として間違いないと信じます．

　最後に我々の無理なお願いをお引き受けいただいた秀潤社の原田顕子さんに深くお礼を申し上げます．

平成15年　盛夏

編者を代表して
西村　一雅

CONTENTS

序 3
本書のアンケート項目一覧 9
用語解説 18

第1章　General Radiologist への道

画像診断医を目指して ◆ 小山雅司 22
師匠と弟子 ver.2　師匠編 ver.2 ◆ 西村一雅 36
師匠と弟子 ver.2　弟子編 ver.2 ◆ 下野太郎 42
市井画像診断医雑感 ◆ 藤川　章 76
My life in radiology ◆ 松木　充 86
それでも見落としはなくならない ◆ 上田浩之 112
より良い放射線科医になるための工夫
　How to become a better radiologist: 13 secret ways ◆ 南　学 131

CONTENTS

第2章　Subspecialistへの道

- 中枢神経 ◆ 菅　信一 ……………………………………………………… 158
- 頭頸部 ◆ 尾尻博也 ………………………………………………………… 166
- 胸部 ◆ 栗原泰之 …………………………………………………………… 172
- 心臓・大血管 ◆ 吉岡邦浩 ………………………………………………… 177
- 消化器 ◆ 南　学 …………………………………………………………… 183
- 泌尿器・男性生殖器 ◆ 陣崎雅弘 ………………………………………… 192
- 女性生殖器 ◆ 三森天人 …………………………………………………… 198
- 骨軟部 ◆ 杉本英治 ………………………………………………………… 202
- 乳腺 ◆ 角田博子 …………………………………………………………… 207
- 超音波 ◆ 丸上永晃・平井都始子 ………………………………………… 211
- 小児 ◆ 小熊栄二 …………………………………………………………… 215
- 救急 ◆ 松本純一 …………………………………………………………… 221
- 核医学 ◆ 中本裕士 ………………………………………………………… 226
- IVR ◆ 林　信成 …………………………………………………………… 231
- 病理 ◆ 小山　貴 …………………………………………………………… 241

第3章

注目本リスト ··· 252

    1. 放射線科全般の本（核医学・治療も含む） 253 ／ 2. 放射線診断全般 general radiology の本 253 ／ 3. 中枢神経画像診断（脳・脊髄・頭蓋骨・脊椎） 260 ／ 4. 頭頸部画像診断 271 ／ 5. 胸部画像診断 275 ／ 6. 心大血管画像診断 283 ／ 7. 腹部・消化器画像診断 285 ／ 8. 泌尿器科画像診断 291 ／ 9. 産科・婦人科画像診断 292 ／ 10. 骨・軟部画像診断 295 ／ 11. 乳腺画像診断 304 ／ 12. 超音波画像診断 307 ／ 13. 小児画像診断 308 ／ 14. 救急放射線 311 ／ 15. 核医学画像診断 313 ／ 16. 血管造影・IVR 314 ／ 17. 放射線物理学，MRI/US/CT の原理など 315 ／ 18. 放射線関係のその他の分野（放射線生物学・法規，Autopsy imaging など） 316 ／ 19. 病理学・アトラス 317 ／ 20. 解剖学・アトラス 319 ／ 21. 発生学，その他基礎分野 322 ／ 22. 内科系分野 323 ／ 23. 外科系分野 328 ／ 24. その他の医学分野（統計学，情報処理，他） 329

注目雑誌リスト（電子雑誌を含む） ··· 332

    A. 英文雑誌 332 ／ B. 日本語雑誌 341

おすすめ web リスト ··· 347

    A. 検索サイト 347 ／ B. 教育用サイト，teaching file 350 ／ C. 放射線医学関連学会，研究会 354 ／ D. モダリティ，領域別医療情報 362 ／ E. 医学・医療情報全般 366 ／ F. 医学英語論文 368 ／ G. 医学書籍 368

「画像診断を考える」（2003年刊行）電子版目次

「画像診断を考える－よりよい診断のために」（http://www.shujunsha.net/image_diagnosis/）もおすすめです．是非ご覧ください．

序／目次／アンケート項目一覧／用語解説
http://www.shujunsha.net/image_diagnosis/mokuji.pdf

【第1章】

画像診断の学び方　（佐藤秀一）
http://www.shujunsha.net/image_diagnosis/sato.pdf

今日も元気だ，読影が楽しい，お酒がうまい
　　　　　（田中　宏）
http://www.shujunsha.net/image_diagnosis/tanaka.pdf

グレイスケールの世界に魅せられて　（南　学）
http://www.shujunsha.net/image_diagnosis/minami.pdf

私の画像診断—市井の一放射線診断医がちょっと立ちまって考えたこと—　（内藤　眞明）
http://www.shujunsha.net/image_diagnosis/naito.pdf

画像診断—総合病院の general radiologist の立場から
　　　　　（左合　直）
http://www.shujunsha.net/image_diagnosis/sago.pdf

地方総合病院・放射線科医の画像診断に対する考え方
　—オールマイティであることの意味　（吉川　淳）
http://www.shujunsha.net/image_diagnosis/yoshikawa.pdf

師匠と弟子—弟子編（下野太郎）
http://www.shujunsha.net/image_diagnosis/shimono.pdf

師匠と弟子—師匠編（西村一雅）
http://www.shujunsha.net/image_diagnosis/nishimura.pdf

私の考え方—再現性のある読影のために　（郷原英夫）
http://www.shujunsha.net/image_diagnosis/gobara.pdf

画像診断に携わって苦節17年．私の画像診断プロセスと画像診断学に対するフィロソフィー　（松本俊郎）
http://www.shujunsha.net/image_diagnosis/matsumoto.pdff

画像診断—私なりに考えてみました　（松尾義朋）
http://www.shujunsha.net/image_diagnosis/matsuo.pdf

【第2章】

注目本リスト／注目雑誌リスト／おすすめインターネットホームページ／おすすめ番組
http://www.shujunsha.net/image_diagnosis/list.pdf

※PDFをご覧頂くには，Adobe® Acrobat®（バージョン11.0以上），またはAdobe® Reader（バージョン11.0以上）が必要です．
※本サービスは予告なく終了することがありますので，あらかじめご了承下さい．

本書のアンケート項目一覧
第1章（General Radiologistへの道）

編者が用意したアンケート項目は以下の通りです．

A 画像診断の手順はきわめて個人差があり，どの方法がよいというものではありませんが，その手順に関してはあまり具体的には述べられていません．以下は，その方法に関する具体的な質問事項となります．すべてではなく，項目は自由選択で結構です．

†A-1, 2, 3, 10に関しては特に具体的な内容なので，御回答をいただければありがたいです．このA-1, 2, 3, 10の部分は，読者にわかりやすいように，掲載時には執筆者別ではなく，分野別にまとめさせていただく予定です．なお，A-5, 6, 8, 9もこの本のキモなので，御回答をいただければありがたいです．

A-1 役に立つもしくはおすすめの教科書を次ページの項目に従って述べてください（ただし，必ずしもすべての項目に関してあげていただく必要はありません）．その際，以下の記号を最後につけて区分をお願いします（p.252をご参照ください）．内容に関するコメントもいただければありがたいです．

何冊でもすすめていただいてOKですが，その中でも特におすすめのものは，印をつけてください（☆などで）．この印をつける特におすすめのものに関しては，原則30冊（Best 30）以内でお願いします．また，もし全体のおすすめ本が30冊以内であれば，その中でも特におすすめで印をつけていただくものの数には制限はありません．

→記載方法や区分などはp.252にまとめました．

A-2 いつも目を通されている，もしくはおすすめの雑誌は何ですか？（放射線診断に限らなくても病理や内科領域などもOK）

雑誌にWebサイトがある場合や電子ジャーナルの場合は，可能であればwebサイトの記載もお願いします．

簡単な内容やおすすめの項目に関するコメントもいただければありがたいです．

何種類でもすすめていただいてOKですが，その中でも特におすすめのものは，印をつけてください（☆などで）．

また，電子ジャーナルで目を通されていますか？ それとも紙で購読されていますか？ その選択の理由もご可能であれば教えていただければ有り難いです．

A-3 役に立つもしくはおすすめの web サイト（雑誌，学会，研究会，カンファレンス，セミナー，teaching file，個人ホームページやブログ，その他何でも有用と思われるサイトなど），電子書籍，CD/DVD，ソフトやアプリなどがあればご教授下さい．（放射線診断にかかわらなくても病理や他科領域なども OK）

また，文献や実際の画像診断に際しての参考資料の検索方法としては，何を利用されていますか？　特別な検索技などあればご教授下さい．（様々な検索サイト・電子書籍などがある中でどのような場合にどのサイト・電子書籍を用いるか，例えば pubmed ではどのような word を入力すれば目的に到達しやすいか，有効なイメージ検索サイトやその使用方法など）

A-4 論文や教科書に書かれている内容や頻度を，どの程度信用されますか？
ある程度自分で経験しないと納得されないですか？

論文や教科書を勉強するに当たって，どのようなところに注意・注目・想像して勉強されていますか？（例えば，読む論文は題名や抄録もしくは著者名から取捨選択するか，最初からすべて目を通すか，著者の意見・discussion よりも figure や結果の方を重視するか，figure caption はあまり見ないで figure のみ見るか，などに関して）

A-5 読影能力の維持や向上のために，日頃されている勉強方法 / 習慣や情報収集の方法を教えていただけますか？　特にご自身で工夫されていることなどがあればご教授下さい．

A-6 検査・診断に関して質問させていただきます．
以下の項目を参考にしていただいても結構ですし，そうでなくてもかまいません．可能であれば，画像を呈示しながら解説していただけるとありがたいです．

I. 検査の適応に関してどの程度こだわりますか？（申し込まれた検査はよほどの不利益が患者さんに生じない限り行う，または納得いかない検査の依頼は断る？）検査を計画するにあたり依頼内容に不足がある場合はどうしますか？
　　また，検査依頼数の増加に関してもはや制限不可能とお考えですか？　もしそうであれば理由もご教授いただけると有り難いです．

II. 検査はプロトコール化していますか？
　　それとも出来る限り，個別化していますか？

III. 診断をするにあたってどのような筋道で行いますか？
   a) 読影を始めるにあたって依頼状をどの程度見ますか？　どの段階で見られますか？（最初に，それとも画像を先に見てから？）
   b) 読影はどのような順序でされますか？　系統的？　上から順？
   c) どのようにして異常に気づかれますか？（気付き方のポイントなど）
   d) どういった所見を重視されますか？（所見の優先順位の決め方など）
   e) どちらともとれるような所見に関してはどのくらいの重きをおいて，思考過程の中でどのように処理されますか？
   f) 臨床情報は，思考過程の中のどの段階で参考にされますか？（臨床情報抜きに画像だけ見て考えてから，臨機応変か，それともあまり参考にしないか，など）
   g) 鑑別診断はどのくらいの数を通常，所見に記載されますか？
   h) 疾患により異なると思いますが，鑑別を絞り込む時に重視する点は何でしょうか？（頻度 or 画像所見 or 臨床情報など）
   i) 存在診断，局在診断，鑑別診断，以外に特に気をつけている事項は？
   j) 解剖学的変異などはどの程度記載されますか？
   k) 最終診断をされる前に，その疾患に伴いうる所見をもう一度チェックされますか？　ここで，どちらともとれるような所見に関してはどのように処理されますか？
   l) 検査モダリティ別に所見の乖離が見られた場合，どのモダリティの所見を重視しますか？（どういう順番でモダリティの所見に重きをおくか）
   （例えば，骨単純X線写真で良性骨腫瘍のように見えるのに，MRでは悪性様に見える場合はどちらを有意にとるか，など）
   m) 診断の当て方にコツがありますか？
   あるとすればどういったことでしょうか？
   n) 画像での診断の限界を感じるときがありますか？
   それはどのような場合でしょうか？
   o) 読影をするにあたって依頼内容に不足がある場合には，どのように対応されていますか？
   （時間の制約上，各モダリティによって，例えば胸部単純 follow などではあまり積極的にしないが，CTやMRでは積極的に対応するか？　必ず主治医と連絡を取る，カルテを取り寄せてみる，オーダー画面で血液データを参照する，などの行為を，全例において，もしくはどの程度選択的にされているか？）
   p) 通常の読影時に，見落とさないようにするためには，どういったことをすれば

よいと思いますか？　ご自身ではどのように工夫されているかご教授下さい．
- q) 読影の時間が限られていてどうしても急いで数をこなさなければならないとき（救急の場面は除く），特に気をつけている点は何ですか？
- r) 救急・緊急症例の読影で特に気をつけている点は何ですか？
- s) レポートの記載方法はどうされているか，もしくはこうすることが望ましいというお考えがあれば，ご教授下さい．
  （例えば，所見欄には撮像範囲内の全臓器欄を記載してから記入する，異常のある臓器だけ記載してその他は異常なしと記載する，など．診断欄にはどんな症例でも診断名を記載する，診断名記載に自分の思う確からしさも併記する，など．フォローの場合には必ずその変化を記載する，など）
- t) レポートの書き方として「○○疑い」「○○を否定できない」「臨床情報との照合をお願いします」などの表現をどの程度使われますか？　使うのは主にどのような場合ですか？

A-7　他科医師とのコミュニケーションに関して質問します．

I. 読影をした際，重要な所見があった場合や，急な対応が必要な場合にはどうしますか？

II. 院内での他科とのカンファレンスの有無とその内容（画像に関してのみのカンファレンスで，他科の医師もそれ用に時間を割くのか，放射線科の医師が他科の通常のカンファレンスに参加するのか，など），またおすすめのカンファレンスの方法や，どのようにしてカンファレンスを立ち上げたらよいかなどに関してもご教授下さい．

A-8　レポートは，黙っていても依頼医に読んでいただけると思っていますか？
もしくは，読んでいただくようにするためや，他科の医師から放射線診断医が必要とされたり，信頼を得るためには，どのようなことが必要で有効と感じておられますか？具体的な案（読影以外も含めて）や成果があったケースがあればご教授下さい．（特に，もともとあまり放射線科医のレポートを読まれない方に対してはどのように対処されますか？）

A-9 結果はどの程度の割合で知るように努力されていますか？その手段は？（カルテでチェックする，主治医に尋ねる，カンファレンスで聞く，他の方法で知ることができる，など）

結果をフォローすべき症例は，どのような基準で選んで，どのような方法でチェックしておいたり（読影時に要フォローというキーワード入力するなど），読影時からどのぐらい期間を空けて，どの程度まめにフォローされますか？

また結果をチェックする際には，手術結果や病理以外にもチェックされる項目などあればご教授下さい．

上記のチェックをしてからどのように今後に反映しますか？

また，仮にカルテだけ取り寄せたり電子カルテを覗いて結果を知ることができても，詳細を知るために主治医と連絡を取る必要性を感じますか？（コミュニケーション形成目的を含めて）

A-10 地元での他院の放射線科間における院外勉強会にどの程度参加されておられますか？　参加すれば参加する程良いでしょうか？　その時間はどのようにして捻出するようにしていますか？

また，勉強会に参加された場合にはどのような態度・準備で参加することが望ましいでしょうか？

おすすめの勉強会（これは地元だけでなく全国レベルでもOKです）とその勉強会の形式，同じような勉強会を各地域で開く際の注意点などございましたら，ご教授下さい．

A-11 それ以外の勉強で心がけていることがありましたらお教えください．（英会話の学習，コンピューターの知識の習得，など）

A-12 働きやすい読影環境の作り方，楽しい読影室の作り方や粋なPACS利用法などの実践的なお考えなどのご意見があれば，記載お願いします．

B 画像診断というのは，きわめて主観的で個人の性格が強く反映されるものと推察しております．ご自身のことを少しお教えください．お好きなように自己紹介していただいても，下記の質問事項に沿う形で執筆していただいても結構です．
†B-1 に関しては特に具体的な内容なので，御回答いただければありがたいです．

B-1 現在，どのような職場におられますか？（公立病院？ 市立病院？ 大学病院？ 画像センター？ ベッド数，外来数（1日），放射線科医数など）

B-2 学生時代の勉強の程度，特に画像診断関係の勉強の程度はいかがだったでしょうか？（具体的には学生時代に読んだ画像診断関係の本などご教授いただければと存じます．）

B-3 キャリアとして放射線科を選択したきっかけ，その中でも画像診断を選んだ理由は何でしょうか？

B-4 画像診断の分野もしくは医学全般において，自分の考え方に強い影響を与えた先生（いわゆる mentor，頭文字のみでも可），本（既述［A-1］の推薦教科書とは意味合いが異なります），講演，論文などをご教授下さい．

B-5 普段の生活で臨床，研究，教育の割合をどの位にしているのでしょうか？

B-6 日常生活における趣味は何ですか？

B-7 人生における格言，好きな言葉，新人に送るエールなどございましたらご教授下さい．

C これからの画像診断医の予想される姿，あるべき姿，理想とすべき資質などの私見も含めてご意見を賜ればと存じます．

C-1 大量の情報が氾濫している現在，CTなどをとればすぐわかるようなことでも，単純写真からじっくり考えて診断すべきでしょうか？

また，できる限りすべての画像診断に対応すべきでしょうか？ モダリティや領域によっては重視しなくてもよいものがあるでしょうか？ 全部をこなせないとなれば何から切り捨てたり，どのように対応していけばよいとお考えでしょうか？

C-2 画像診断の進歩した現在，その適応に関しては全般的にどのように考えられていますか？

C-3 美しくて高解像度の大量の情報が得られますが，すべてを扱いきれますか，また必要でしょうか？

すべてを薄いスライス厚で配信して，可能な限り多断面のMPRや3D画像を最初から添付すべきでしょうか？

それとも多少は量を減らしてフィルムが視野内に収まるように，もしくはスライス厚を厚めにして見る画像を中心（要望のあったときや必要なときだけ薄いスライス厚やMPRや3D画像を付け加える）として読影するほうが好ましいでしょうか？

C-4 画像は各科にどの程度提供すべきと思われますか？ Key imageのみですか？

C-5 論文や学会で報告されているような非常に丁寧な検査方法を実際にどの程度行う必要があるでしょうか？

臨床情報をきっちり把握すれば，そこまで検査しなくても診断可能でしょうか？

C-6 3次元画像などの後処理が必要な画像に関してはどのように対応していますか？ 処理は誰が行うべきですか？ 依頼に関してはどの程度受けますか？

C-7 放射線科医は画像診断に関しオールマイティにできなければならないでしょうか？

それとも限られた領域の専門家と対等に話ができるようになることの方が大切でしょうか？

C-8 医師としてどの程度の時間を医学にささげるのが理想とお考えですか？

D 画像診断医の魅力，なってよかったと思う事象，モチベーションの理由など，画像診断医の長所を挙げていただけるとありがたいです．
† なお，この項もこの本のキモなので，御回答いただければありがたいです．

E その他，ポリシー，フィロソフィー等，何でも書いていただいて結構です．

第 2 章（Subspecialist への道）の アンケート項目一覧

編者が用意したアンケート項目は以下の通りです．

A-1 ご執筆される領域の特殊性や，勉強を進めていく上でのポイントなどを総論のような形で400字から800字程度で（最大800字まで）まとめていただけますか？例えば，腹部では消化管は食道から大腸までを全体として捉えるべきだが，肝・胆（胆嚢・胆道・膵管）・膵はまったく別個の臓器として捉えた方が理解しやすい，とか，腹部では腹膜によるコンパートメントの画像解剖と発生学の理解が必須，というようなものです．余りに当たり前かもしれませんが…）

A-2 ご執筆される領域に関して，役に立つもしくはおすすめの教科書（その専門領域の放射線診断にかかわらなくても病理やその専門領域と関わる他科領域などもOK）を p.252 の項目に従って述べてください．内容に関するコメントも必ずお願いします．
→ **記載方法や区分などは p.252 にまとめました．**

A-3 ご執筆される領域に関して，いつも目を通されている，もしくはおすすめの雑誌は何ですか？（その専門領域の放射線診断にかかわらなくても病理やその専門領域と関わる他科領域などもOK）
雑誌にWebサイトがある場合や電子ジャーナルの場合は，可能であればwebサイトの記載もお願いします．その選択の理由，簡単な内容やおすすめの項目に関してなど，内容に関するコメントもお願いします．

A-4 ご執筆される領域に関して，役に立つもしくはおすすめのwebサイト（雑誌，学会，研究会，カンファレンス，セミナー，teaching file，個人ホームページやブログ，その他何でも有用と思われるサイトなど）電子書籍，CD/DVD，ソフトやアプリなどがあればご教授下さい．（その専門領域の放射線診断にかかわらなくても病理やその専門領域と関わる他科領域などもOK）

用語解説 (本文中には下記の用語の番号と対応して，(1)，(2) …とマークをつけてあります)

「画像診断を考える」(2003年) の用語解説：
http://www.shujunsha.net/image_diagnosis/mokuji.pdf

1. CT コロノグラフィ (CT colonography, 大腸仮想内視鏡検査)

炭酸ガスの注入により大腸を拡張させてMDCT装置を用いて撮影し，このCT撮像画像を3D再構築して大腸の画像を様々な角度から診断する検査法．大腸の検査として注腸造影検査という検査で評価していたが，最近では本方法も徐々に増えつつある．

2. CT urography

腎盂・尿管・膀胱といった尿路の病変をCTで評価する方法．以前は，排泄性尿路造影という検査で尿路を評価していたが，最近では本方法に置き換わりつつある．

3. dynamic CT

造影剤を用い，短時間で同じ部位を繰り返し(動態的に)撮影し，経時的変化を観察するCT撮像法．臓器の血流・灌流状態や病態をより詳細に把握するために行う．

4. EBM (Evidence Based Medicine)

個々の患者のケアについての意志決定の場で，現在ある最良の根拠"evidence"を良心的に，十分に理解した上で慎重に用いる手法・態度．

5. FDG (^{18}F-fluorodeoxyglucose) - PET

癌細胞は正常細胞よりも分裂が盛んなため，グルコース(ブドウ糖)を多く必要とする．FDGはグルコースと同様に細胞に取り込まれるが代謝されないため，FDG静注により，癌病巣に多く集積する．その様子をPET装置で撮影すると，癌の存在，部位を評価できる．

6. HRCT (High-Resolution CT)

高分解能CT．薄いスライス厚，絞った視野径(1枚のCT画像の再構成範囲)を用いることにより，病変の微細な評価が可能となる．

7. 免疫染色 (Immunostaining)

抗体を用いて，組織標本中の抗原を検出する組織学的手法．正確には免疫組織化学(Immunohistochemistry)と言い，「染色」とは異なるが，本来不可視である抗原抗体反応(免疫反応)を可視化するために発色操作を行うことから，「免疫染色」と呼ばれることが多い．

8. IVR (Interventional Radiology)
　全身臓器の血管系と非血管系の領域において，放射線診断技術（超音波，CT，MRI，X線透視，血管造影）をガイドにして穿刺，ドレナージ，内瘻化，ステント挿入，塞栓術や拡張術などの治療を行うもの．経皮的に治療がなされるため手術に比べ，低侵襲的である．特に，血管系に特化したIVRをVascular IVRと称する．

9. MDCT (Multidetector-row CT)
　多列検出器CT．従来のCTより，格段に優れた時間分解能および体軸方向の空間分解能を有する．

10. MIP (Maximum Intensity Projection)
　最大値投影法．物体をある平面に投射した場合の投射線上のCT値や信号値で最大のものを輝度信号として表示する方法．

11. MPR (Multiplanar Reconstruction)
　多断面再構成法．連続する薄いスライス厚の画像を何枚も積み重ねて，1つのボリューム（3次元）データを作り，それをもとにして任意断面を抽出し表示する画像処理法．

12. MPVR
(Multiplanar/Multi Projection Volume Reconstruction/Reformation)
　ある厚みもしくは範囲（スラブ）を設定し，その範囲内でMIPなどの処理を行った画像表示法．

13. MRS (Magnetic Resonance Spectroscopy)
　磁気共鳴（MR）スペクトロスコピー．生体中の種々の化合物を，観測核の磁気共鳴周波数の微妙な差（化学シフト）を計測して分離同定する，非侵襲的代謝計測法．

14. PACS (Picture Archiving and Communication Systems)
　主にデジタル化した医用画像を一元化して扱うための画像管理システム．

15. paging (ページング)
　モニター上で，連続したスライス位置の画像をパラパラ漫画のように動かしながら読影する方法（血管造影など時相が関係する場合はcineという用語を使うことが多い）．

16. PET（Positron Emission Tomography）
　ポジトロン（陽電子）放出核種を用いた断層撮影法．通常の核医学検査よりも，分解能が高く，定性も優れている．そのため，脳，心臓，悪性腫瘍において広く用いられている．

17. PET-CT
　PET検査にCT装置を併用することで，さらに鮮明な画像で腫瘍の位置や大きさを撮像することができ，より詳しく分析できる．

18. PET-CT fusion 画像
　PET画像とCT画像を重ね合わせた画像．これによりPETにおける診断精度が向上する．

19. PET-MIP
　PETにおける最大値投影法．

20. シンチグラフィ（scintigraphy）
　放射性同位元素（ラジオアイソトープ：RI）で標識された薬剤を体内に投与後，放出される放射線を検出し，その分布を画像化した核医学的画像診断法．

21. SPECT（Single Photon Emission Computed Tomography）
　シングルフォトン放出断層撮影法．放射性同位元素（ラジオアイソトープ：RI）を静注し，放出される放射線をガンマカメラを用いて検出，さらにコンピューター処理して断層画像を得て，評価する．

22. surface rendering（サーフェスレンダリング）
　ボリュームデータからの物体再構成法のひとつ．対象物の表面情報のみを画像処理表示する方法．

23. teleradiology
　インターネットなどを用いて，画像伝送することによって行う遠隔画像診断．

24. Vascular IVR
　「8. IVR（Interventional Radiology）」の項を参照．

25. volume rendering（VR，ボリュームレンダリング）
　ボリュームデータからの物体再構成法のひとつ．中身の詰まった3次元ボリュームの内部情報をもビジュアル化し，より実体感をもたせた画像処理表示法．

第1章

General Radiologistへの道

第1章 General Radiologistへの道

画像診断医を目指して

岡崎市民病院総合診療科　小山雅司

A-1 役立つもしくはおすすめの教科書

- Anatomy, International Edition: A Regional Atlas of the Human Body 6th ed
- Atlas of Normal Roentgen Variants That May Simulate Disease 9e
- Koehler/Zimmer's Borderlands of Normal and Early Pathological Findings in Skeletal Radiography, 5th ed
- High-Resolution CT of the Lung 4th ed
- Imaging of Soft Tissue Tumors 3rd ed
- Radiologic Diagnosis of Diseases of the Chest 1e
- Reading the Chest Radiograph: A Physiologic Approach
- Taybi and Lachman's Radiology of Syndromes, Metabolic Disorders and Skeletal Dysplasias 5th ed
- Caffey's Pediatric Diagnostic Imaging, 2-Volume Set, 12th ed
- Pediatric Neuroimaging, 5th ed
- Bone and joint imaging, 3rd ed
- Osborn's Brain: Imaging, Pathology, and Anatomy
- Head and Neck Imaging - Two Volumes, 5th ed
- Bone dysplasias：An Atlas of Genetic Disorders of Skeletal Development, 3rd ed
- 1枚のX線写真から：鑑別診断の進め方と考え方
- X線診断へのアプローチ　6 骨　第2版
- 奇形疾患を究める（脳神経外科バイブル V）
- 胸部X線写真の読み方　第2版
- 胸部写真の読み方と楽しみ方
- ここまでわかる急性腹症のCT　第2版
- 骨・関節のX線診断
- 骨系統疾患X線アトラス

- こどものX線をどう読むか：討論による実戦的アプローチ，続 こどものX線をどう読むか：討論による実戦的アプローチ，こどものX線をどう読むか 3
- 症例に学ぶ新生児X線診断
- 決定版 頭部画像診断パーフェクト：310疾患で鉄壁の「診断力」を身につける！
- 脳・脊髄の連想画像診断 画像に見えないものを診る
- 腹部単純X線写真のよみ方
- めざせ！外来診療の達人 外来カンファレンスで学ぶ診断推論 第3版
- 小児神経の画像診断－脳脊髄から頭頸部・骨軟部まで－

　上記以外にもおすすめの教科書がありますので，第3章の注目本リスト（p.252）を参照して下さい．

A-2 いつも目を通されている，もしくはおすすめの雑誌
☆：特におすすめ

- RadioGraphics（http://pubs.rsna.org/journal/radiographics）［リスト p.334］ ☆
非常に教育的な内容が多く，英語も平易．画像や図も多く，内容を理解しやすい構成です．
- AJR（http://www.ajronline.org/）［リスト p.333］ ☆
Radiologyに比べて臨床的記事が多く，個人的には気に入っています．
- New England Journal of Medicine（http://www.nejm.org/）［リスト p.332］
original articlesはあまり読みませんが，MGH Case Recordsは好きです．
- 臨床放射線（金原出版，http://www.kanehara-shuppan.co.jp/）［リスト p.341］
症例報告が多く，好きな雑誌です．
- 画像診断（学研メディカル秀潤社，http://gakken-mesh.jp/）［リスト p.341］
画像や解説図がきれいです．教育的な特集が組まれています．2～3年の購読で大きな分野は網羅できるように思います．
- 病理と臨床（文光堂，http://www.bunkodo.co.jp/）［リスト p.343］
- 週刊医学界新聞（医学書院，http://www.igaku-shoin.co.jp/）
- Doctor's Magazine（メディカルプリンシプル社，http://www.doctor-agent.com/Knowledge-Support/DOCTORS-MAGAZINE）

A-4 論文や教科書にある内容や頻度への信用度は？また，勉強する際の注意・注目点は？

　症例報告を主体に目を通し，題名と抄録の結論，画像とその解説文を読みます．たいていの報告は納得あるいは驚きながら信用しますが，疑義を感じた時には確定診断

の方法などを気にします．

A-5 | 読影能力の維持・向上のために日頃されている勉強法や情報収集の方法は？また工夫点されている点は？

　教科書などを通読するだけではなかなか覚えられないので，何かと関連づけて教科書を読むようにしています．その中心になっているのは症例です．読影時やカンファレンスで感じた疑問などを書き込むためのノート（備忘録）はいつも携帯しています．

　定期的に出席する院外カンファレンスを決め，そこで症例呈示することを課します．カンファレンス直前に症例を急造するのではなく，少し手間をかけて文献的考察などを加えるように努めています．経験症例についての重要事項をまとめ，画像を振り返りながら考察して，その内容を呈示する．この繰り返しが大事だと思います．呈示する際に参加者から与えられる知識や示唆も少なくありません．「教えることは教わること」とは真実の言葉だと痛感します．

　文献や教科書で納得した内容やカンファレンスのために調べた情報，カンファレンスで得た知識はそれぞれのフォルダーに保存しますが，同時にひとつのファイルにもまとめます．情報の散逸を防ぐためで，どこに保存したかわからなくなったときにそのファイルをみればわかるようにしています．

A-6 | 検査・診断について

1 検査の適応に関してどの程度こだわりますか？依頼内容に不足がある場合はどうしますか？また検査依頼数は制限不可能でしょうか？

　放射線科医として働き始めて5年目くらいの頃は，各検査の適応についてこだわり，適応がないという理由で依頼を断ったこともあります．ちょうど大学病院に勤務していた頃で，各診療科からの要求に放射線科が十分に対応できなかったという背景もあります．

　最近はあまりこだわりません．というよりも，こだわりを気にしなくても診療科から無茶な依頼が出されることがなくなり，以前よりも画像検査や放射線科医に対する理解が広がっていると感じます．検査の適応などについて事前の相談も増えています．

　依頼内容の不足については，電子カルテ導入後はまずカルテを開くようにしています．それでも不明な点や欲しい情報が記載されていない場合は，依頼医に直接電話をします．連絡する際は，なぜその情報が必要なのかを具体的に伝えるようにしています．

　検査依頼数の増加に関しては，適応がしっかりしていれば仕方ないと思います．施設ごとの許容量もあるので，無茶な増加はないと考えています．

2 検査はプロトコール化していますか？ それともできる限り個別化していますか？

検査の目的によって異なります．スクリーニングが目的の場合はプロトコール化しますが，精査の場合は個別に対応します．

3 診断をするにあたってどのような筋道で行いますか？

a. 読影を始めるにあたって依頼状をどの程度見ますか？どの段階で見られますか？

症例によっても異なりますが，多くの場合は読影前に依頼状に目を通します．次いで画像を見てからもう一度依頼状に戻ります．

b. 読影はどのような順序でされますか？系統的？上から順？

読影はPACS[14]に保存されている画像の順に，系統的に行います．

c. どのようにして異常に気づかれますか？(気付き方のポイントなど)

一見して異常と判る場合もありますが，基本は系統的に評価して，正常との乖離点を探します．単純X線写真では，チェックすべきポイントを自分の手順に沿って確認していきます．

d. どういった所見を重視されますか？(所見の優先順位の決め方など)

どの所見を重視・優先するかは，読影の目的や状況によって異なります．基本的に特異度や緊急度の高い所見を重視します．

e. どちらともとれるような所見に関してはどのくらいの重きをおいて，思考過程の中でどのように処理されますか？

その所見単独では非特異的でも，他の所見と組み合わせることで特異性が増すことがしばしばあるので，他の所見との組み合わせの中で考えるようにしています．組み合わせるべき所見が臨床情報の中に存在することもあるので，カルテの確認や依頼医との情報交換を大切にします．

f. 臨床情報は，思考過程の中のどの段階で参考にされますか？

異常を認識して直感的に診断できる場合には，臨床情報はその疾患の裏付け（検証）として利用します．系統的に集めた所見から病態や疾患を推測する場合には，臨床情報は所見解釈の過程で参考にします．

g. 鑑別診断はどのくらいの数を通常，所見に記載されますか？

せいぜい3つまでです．できるだけ絞るようにし，どの疾患が最も疑われるのかを，できれば理由も添えて記載します．

h. 疾患により異なると思いますが，鑑別を絞り込む時に重視する点は何でしょう？

画像所見を一元的に説明できるか，また画像から想定される病態が臨床像と合致し

ているかを重視します（画像と臨床像がどうしても乖離する場合には，画像から想起される病態を画像診断として報告します）．

i. 存在診断，局在診断，鑑別診断，以外に特に気をつけている事項は？

自分の記載が依頼内容に応えているかに気をつけます．腫瘍の術前検査であれば周囲臓器への浸潤程度など，術者が求める情報を明記するように努めます．質的診断が求められている場合には，考えられる疾患や病態を述べ，その確定に必要な手段などについてもコメントします．

j. 解剖学的変異などはどの程度記載されますか？

依頼目的と記載すべき異常所見の量によって異なります．変異が依頼医に伝えるべき主たる異常ではない場合には所見欄に簡単に記載する程度ですが，変異が主目的であればそれなりに記載します．

k. 最終診断をされる前に，その疾患に伴いうる所見をもう一度チェックされますか？ ここで，どちらともとれるような所見に関してはどのように処理されますか？

特に質的診断が目的である場合は，画像診断を終える前に全体を検証します．

l. 検査モダリティ別に所見の乖離が見られた場合，どのモダリティの所見を重視しますか？

疾患や病態によって異なります．モダリティに依らず，より特異性が高いと考える所見を重視します．

n. 画像での診断の限界を感じるときがありますか？ それはどのような場合でしょうか？

どうしても依頼医の要求に応えられない場合や，画像所見からはとても想定できない病理像に遭遇したときは画像診断の限界を感じます．

また自分の画像診断が依頼医に受容されない，あるいは逆に受容された結果，患者さんに不利益が発生した時には無力感に苛まれます．

o. 読影をするにあたって依頼内容に不足がある場合にはどのように対応されていますか？

多くの場合はまず電子カルテを開きます．それでも不明な点がある場合には，依頼医に連絡します．ただどこまで頑張るかは，興味の有無やその時の忙しさに大きく依存します．

p. 通常の読影時に見落とさないようにするためには，どういったことをすればよいと思いますか？

複数の人間で評価する，あるいは時間をあけて見直すことが有効と思いますが，なかなかできません．勤務の終わり頃や疲れている時に記載した所見（特に解釈困難例）は，いったん保留し，翌日に確認してから発行するようにしています．

q. 読影の時間が限られていてどうしても急いで数をこなさなければならないとき（救急の場面は除く），特に気をつけている点は何ですか？

依頼に応えているか，急ぐあまりに重大な所見を見落としていないか気をつけます．

r. 救急・緊急症例の読影で特に気をつけている点は何ですか？

致死的な異常を見落とさないことと，報告の時期を逸しないことです．

s. レポートの記載方法はどうされているか，もしくはこうすることが望ましいというお考えがあれば，ご教授下さい．

依頼された内容に対し，今回の検査によって何がわかったのかを明示すべきと考えます．また報告が長文になるときには，依頼医に読ませたい内容をできるだけ最初に記載します．

質的診断が求められている場合は，診断欄に具体的疾患名を記すように努めます．どうしても特定疾患に到達できない場合は想定する病態を記載し，そう考える理由も併記します．次に行うべき検査や方針についても言及します．

t. レポートの書き方として「○○疑い」「○○を否定できない」「臨床情報との照合をお願いします」などの表現をどの程度使われますか？

多くの場合は「○○の疑い」と記載しますが，自分なりの診断の確からしさで表現を変えています．非常に特異性の高い所見を認める場合は，「○○の可能性が非常に高い」，「○○と思います」となります．

A-7 他科医師とのコミュニケーションに関して

1 読影をした際，重要な所見があった場合や急な対応が必要な場合にはどうしますか？

緊急の場合には依頼医やその科の責任者に直接連絡します．

A-8 レポートは，黙っていても依頼医に読んでいただけると思っていますか？ もしくは，読んでいただくようにするためや，他科の医師から放射線診断医が必要とされたり，信頼を得るためには，どのようなことが必要で有効と感じておられますか？

以前はフィルムジャケットの中にぐちゃぐちゃになったレポートを見つけることが少なくありませんでしたが，最近は概ね読まれていると思います．私が放射線科医を始めた頃（20年ほど前）に比べると，他科の医師が放射線科医やそのレポートに期待する度合いは高くなっていると感じます．

他科の医師の信頼を得るためには，依頼に正しく応えることが大切と思います．時々は相手の期待以上の回答ができると，信頼度向上に有効です．また，いろいろな意味で医師という人種は扱いにくく，伝え方にも注意が必要です．研修医からベテランに

至るまで，相手の立場を考えて対応します．

A-9
結果はどの程度の割合で知るように努力されていますか？
結果をフォローすべき症例は，どのような基準で選び，どのような方法でチェックし，どのぐらい期間を空けて，どの程度まめにフォローされますか？
手術結果や病理以外にもチェックされる項目などありますか？
またどのように今後に反映しますか？

　定期的な結果のチェックはするようにしていますし，すべきと思います．方法はカルテチェック，主治医に質問，カンファレンスなど，すべての手段を利用します．
　カルテやレポートが電子化される前は，気になる症例を自分のデータベースに保存し，数か月毎にカルテ室に出向いて結果を調べていました．手術の週間予定表を利用して手術見学に出向いたり，病理報告書の束を調べて画像を振り返ることも行いました．外科医や病理医との意見交換や，同僚が担当した症例のチェックもできて有用です．
　最近は報告書作成システムがデータベース機能を備えているので，メモ欄に自分の思考内容やキーワードを残しておきます．フォローする主な基準は，個人的に興味ある分野や疾患，所見の解釈に迷った症例です．チェックの時期は症例によっても異なりますが，検査から2～3か月を目途にしています．その頃になると問題点を忘れていることが多いので，メモはできるだけわかりやすく残します．
　結果判明後は，教育やカンファレンスなどの目的別に症例のデータベース（個人利用）を作成し，必要に応じて文献的考察を加えていきます．その過程で，主治医や病理医と意見を交わしてより詳しい情報を得るようにします．

A-10
地元での他院の放射線科間における院外勉強会にどの程度参加されておられますか？
参加すれば参加する程良いでしょうか？
その時間はどのようにして捻出するようにしていますか？
勉強会に参加された場合にはどのような態度・準備で参加することが望ましいでしょうか？

　個人や一施設の経験には限界があるので，院外勉強会に参加して他施設の経験を聞くことは大切です．勉強会では学会や研究会に比べて参加者の率直な意見を聞くことができるため，私は好きです．参加の回数は以前よりも減り，最近は月に1～2回程

度です．画像診断に対する考え方や取り組み方が自分と似ている人が集まる会を選ぶようにしています．できるだけ自分も症例呈示できるように準備します．また会の中では，症例について議論しながら参加者が語る「珠玉の一言（clinical pearls）」を逃さないようにしています．特に診断確定前の発言，しかもそれが振り返って診断を決定づけていた意見であれば最重要です．

　おすすめの勉強会は下記ですが，あくまで私の嗜好です．呈示症例に対する自由な発言が許される雰囲気と発言の多い会です．

- **静岡県総合画像診断研究会（中部地区）**：毎月第2土曜日．会場：静岡県立総合病院会議室．連絡先：054-653-5431（バイエル薬品内）．（バイエル薬品株式会社共催）
- **骨軟部おたくカンファレンス (Tokyo Bone Club)**：3か月に1回・土曜日．会場：八重洲クリニック会議室．世話人は藤本 肇先生（沼津市立病院放射線科）．（日本放射線科専門医会会員サイト内：https://www.smartcore.jp/jcr/index.php/group/group_home/QjJaV1pBPT0=）
- **小児放射線診断勉強会**：毎月第2水曜日．会場：東邦大学医療センター大橋病院会議室．世話人代表は野坂俊介先生（国立成育医療研究センター放射線診療部）．（コニカミノルタ共催）
- **胸部画像検討会**：年2～3回．会場：ヒルトンプラザウエストオフィスタワー8階第二吉本ビルディング貸会議室．連絡先：滋賀医科大学放射線科（077-548-2288）．（第一三共株式会社共催）

B | 先生ご自身のことを少しお教えください．

1 現在，どのような職場におられますか？

　地方都市の市立病院です．病床数 700，外来数 1,300 ／日，年間救急車搬入台数 9,800，年間救急外来受診者数 37,000 の典型的な野戦病院型地域中核病院で，6 名の放射線科が勤務しています．[CT は 3 台（64 列 × 2，6 列 × 1 台），MRI は 2 台（いずれも 1.5T）です．件数は，CT：37,000 件／年，MRI：12,000 件／年です．]

2 学生時代の勉強の程度，特に画像診断関係の勉強の程度はいかがだったでしょうか？

　当時の大学病院には MRI がなく，放射線科実習の主体は胸部単純 X 線写真と胃透視，注腸造影でした．画像診断に興味はありましたが，勉強したとは言いがたく，「標準放射線医学」（推薦教科書）に時折目を通す程度でした．

3 キャリアとして放射線科を選択したきっかけ，その中でも画像診断を選んだ理由は何でしょうか？

　最初のきっかけは，卒後研修に選んだ病院に中央部門として確立した放射線科（当時で 12 名の放射線科医が勤務）があったことです．フィルムはすべて中央管理され，検査の実施から読影までを放射線科が担当していました．第 2 のきっかけは，初期研修で受け持った患者さんの診療を進める中で，診断学に占める画像とその読影力の重要性を痛感したことです．とどめとなったのは米国での実習（研修病院が研修医二年目の希望者に機会をくれたものです）で，ペンシルバニア大学でみた放射線科に魅了され，初期研修二年目の秋に放射線科専攻を決意しました．

4 画像診断の分野もしくは医学全般において，自分の考え方に強い影響を与えた先生，講演，論文などをご教授下さい．

　研修病院（天理よろづ相談所病院）の黒田康正放射線科部長は，とても厳しい方でしたが人情味に溢れていました．院内に中央部門としての放射線科を確立された方で，その過程は闘争の連続だったと思います．常々，放射線科とはどうあるべきか，放射線科医は何をなすべきかについて語っておられました．臨床研究の方法や論文の書き方も教えていただきました．

　名古屋市立大学名誉教授の大場 覚先生は文字通りの教育者でした．先生からは読影のみならず，学問に向き合う真摯な態度も学びました．講義係として学生とともに腹部単純 X 線写真に関する話を聴講した時の感動はいまでも忘れません．教授退官後，

当院の症例検討を，週に1回の頻度でお願いしました．この検討会は8年間続き，私にとっては何にも替え難い貴重な時間となりました．所見を論理的に積み上げて診断に結びつけていく読影は，ある時は解剖学，またある時は生理学に基づき，とても教育的でした．「臨床は，症例に始まり症例に終わる」ことを何度も教えられました．現在，研修医教育を担当する立場になり，先生の言葉のひとつひとつがいかに意味深いものだったかを実感します．

お二人とも故人となり，たいへん寂しく思います．

5 普段の生活で臨床，研究，教育の割合をどの位にしているのでしょうか？

現職（研修センター長として，初期研修のプログラム作成や遂行，研修医の指導を行っています．同時に学生勧誘も行っています）に就いてからは研修管理と研修医の教育が中心となっています．大半は事務的作業で，研修医のための資料を作成したり，プログラムを考えたりすることに時間が費やされています．

7 人生における格言，好きな言葉，新人に送るエールなどございましたらご教授下さい．

"In all roentgenology, we see only we look for, and we look for only what we know."（我々は知っているものしか探さないし，見えない）

画像診断学の開祖ともいえるSosman教授（1890-1959）の言葉は真理だと思います．大場 覚先生からも何度も伝えられました．

「いちばん大切なことは目に見えない」
サン＝テクジュペリ著『星の王子さま』の一節です．画像診断にも通用することばだと思います．画像に映し出された所見を正確に拾うことは画像診断にとって不可欠です．しかしそれらを診療に役立つ形に変えていく過程で，画像診断医にとって大事なことは画像の外に存在すると考えます．

C　これからの画像診断医の予想される姿，あるべき姿，理想とすべき資質などの私見も含めてご意見を賜ればと存じます．

1　大量の情報が氾濫している現在，CT などをとればすぐわかるようなことでも単純写真からじっくり考えて診断すべきでしょうか？
できる限りすべての画像診断に対応すべきでしょうか？ モダリティや領域によっては重視しなくてもよいものがあるでしょうか？

　様々なモダリティが進化する中，患者さんの状況や病態，臨床医の目的に応じて優先すべき検査法を選び，得られた情報を吟味することが放射線科医の使命と考えます．そのためにはすべてをこなせないまでも，それぞれの画像の基本は押さえておくことが必要と思います．

3　美しくて高解像度の大量の情報が得られますが，すべてを扱いきれますか？
また必要でしょうか？
すべてを薄いスライス厚で配信して，可能な限り多断面の MPR や 3D 画像を最初から添付すべきでしょうか？
それとも多少は量を減らしてフィルムが視野内に収まるように，もしくはスライス厚を厚めにして見る画像を中心として読影するほうが好ましいでしょうか？

　当院のような野戦病院で，すべてを薄いスライス厚で配信し，それを用いて読影することは無理です．通常はスライス厚を厚めにした画像を用い（5mm），必要時に薄いスライス厚や，MPR[11]などを追加する方が現実的です．

4　画像は各科にどの程度提供すべきと思われますか？
Key image のみですか？

　他科の医師にも放射線科が読影に使用した画像と同じものを提供すべきと考えます．

5　論文や学会で報告されているような非常に丁寧な検査方法を実際にどの程度行う必要があるでしょうか？ 臨床情報をきっちり把握すれば，そこまで検査しなくても診断可能でしょうか？

　市中病院では検査の数をこなすことも求められており，すべての検査に「非常に丁寧な検査」法を適応することは困難です．適応症例の選択や，適応できなかった症例からもそれなりの情報を引き出すことが市中病院に勤務する放射線科医には求められています．

6　3次元画像などの後処理が必要な画像に関してはどのように対応していますか？
処理は誰が行うべきですか？ 依頼に関してはどの程度受けますか？

　3次元画像などの後処理は，その処理画像の重要性と意義を知っている人間が，そ

れぞれの目的に応じて行うべきと思います．例えば脳動脈瘤の処理では，治療を行う脳外科医やIVR[8]医が症例ごとに必要な画像を作成すべきで，一律な処理では画像の価値が低減すると考えます．ときには複数科の医師が操作に長けた検査技師とともに共同で処理することがあってもよいと思います．

7 放射線科医は画像診断に関し全領域をオールマイティにできなければならないでしょうか？それとも限られた領域の専門家と対等に話ができるようになることの方が大切でしょうか？

すべての分野で最新の知識や技能を有していることは無理です（それを成し遂げている優秀な方もいますが…）．ただ最初から専門分野を極端に限定したり，専門性を理由に他の分野に無関心になってしまうことには反対です．

D 画像診断医の魅力，なってよかったと思う事象，モチベーションの理由など，画像診断医の長所を挙げていただけるとありがたいです．

「放射線科医や病理医は頭の先から足の先まで，多分野の疾患を知らなくてはいけないので大変ですね」

時に他科の医師から声をかけられます．しかしそれこそが画像診断の魅力だと思います．いつまでたっても知らない事実に出会えることは（忘却が理由のことも少なくありませんが…），画像診断に限らず医学の大きな魅力と思います．画像所見から論理的に病態を類推する過程は1冊の推理小説にも似ています．しかも同じ画像は存在しません．近年は画像の種類や内容，質が飛躍的に向上し，病態を紐解く手段や手掛かりが増えています．言葉を換えれば，それだけ画像診断医が知っておくべき事柄も増加したわけで，ますます奥の深い魅力的な分野になっています．

対象の画像を他人と共有できる点も画像診断の魅力のひとつです．特にPACSの普及した昨今では，異なる場所にいても同じ画像を見ながら知識や経験を授受することが可能となりました．

山崎豊子の小説『白い巨塔』の中で，権力欲に取り憑かれる財前に対し，親友の里見が「医師の幸福とは，全力を尽くして診療した患者さんが社会復帰する姿を見送るときである」と諭す場面があります．真実と思いますが，その背後には何倍もの苦悩や悲しみが存在します．もともと総合診療を目指して研修を始めた自分が画像診断医を選んだ背景に，そんな苦しみを回避した面がないわけではありません．しかし診療の成果を向上させるために，より確実で強力な診断手法を求めた結果，画像診断に到達したことも事実です．診療科を横断的に網羅できる点にも惹かれました．画像に限定され

ていますが，全科の患者さんに接することができますし，複数の診療科を結びつけることも可能です．患者さんと直接に接して得られる喜びは希薄になりましたが，それに勝るとも劣らない魅力が画像診断にはあると思っています．日々の診療を行いながら，依頼医に診断や治療のヒントを伝えられたときの満足感や安堵感が，画像診断を続ける動機になっています．

E　その他，ポリシー，フィロソフィー等，何でも書いていただいて結構です．

「放射線科は影の存在だよ．」

　私が放射線科医を志望したときに指導医から伝えられた言葉です．扱う対象が「影」ならば，その臨床的存在も「影」というわけです．あれから20年以上が経過し，その「影」の有様は大きく変容しました．画像技術の進歩と情報量の増大はいうまでもなく，放射線科がひとつの診療分野として確立した現在では，影から実体が作り出される勢いすらあります．しかし，ここに至る過程で先人たちが費やした努力や苦労は多大だったと思います．各診療科が独自に画像診断していた状況の中，放射線科の存在と価値を知らしめるためにはある程度の強引さが必要だったはずです．イソップ寓話にある北風と太陽の，北風の時代です．そんな苦闘を経て，放射線科はいまや太陽の時代に突入しつつあります．臨床医を暖かく包みこむには，これまで以上に画像や病態に対する知識が求められますし，それを伝える技術も必要です．一枚の報告書（最近は電子情報ですが）では伝わらないことも少なくありません．決して読影室に籠もらず，自ら外来や病棟に足を運び，依頼医やコメディカル，ときには患者さんと直接に言葉を交わすことも大切です．画像診断医としての"暖かさ"を発信できれば，放射線科医は日常診療にとって不可欠な存在となるはずです．そのためにも日々の精進は大切で，特に若いうちはできれば自分の専門を限定せず，様々な分野に興味を持ち，学ぶことをおすすめします．

　本書を手にするのは，これから画像診断を志望する，あるいは，まだその緒に就いたばかりの方が大半と思います．私が放射線科医を志した20数年前，同じ施設での放射線科研修を既に修了し，米国留学中だった定藤規弘先生（現 自然科学研究機構生理学研究所教授）が送って下さった手紙の一部をお示しします．画像診断医としての原点となり，大きな影響を受けた手紙です．

　「五月から放射線科に行かれるとのことですが，それまでにしておいたほうが良いことを二三，…（中略）…いろいろ書きましたが，一番大事なことは臨床医が何を求め

て検査を依頼しているかを知ることです．だから臨床医との直接の接触が重要です．読影室に閉じこもることなく，病院全体が自分の舞台と考えて頑張って下さい．いろいろ偉そうなことを書きましたが，小生も修行の身です．お互いに頑張りましょう．」

　当時の先生の年齢をとうに越えてしまいましたが，私もまだまだ修行中です．ひとりでも多くの修行仲間が増え，ともに研鑽できることを願っています．

第 1 章　General Radiologist への道

師匠と弟子 ver.2
師匠編 ver.2

「画像診断を考える」(2003 年)
http://www.shujunsha.net/
image_diagnosis/nishimura.pdf

大阪府済生会茨木病院放射線科 / 株式会社 ラドアシスト /LLP テラーク　**西村一雅**

1　学習の方法

■ 1.1
　まずはやさしい疾患を確実に診断する能力を身につけましょう．日常臨床で出会う症例のうち，9 割は普通の疾患と考えて良いでしょう．正常（疾患ではありませんが），急性虫垂炎，憩室炎，急性胆嚢炎，細菌性肺炎，脳梗塞などです．これらの疾患を 90％正しく診断できれば，すでに 81％の正診率となります．これがきちんとできれば放射線診断医として生きてゆけると思っています．残り 1 割の症例に関してはゆっくりと正診率を 20％，40％，60％と向上させて行けばいいのです．60％が達成できれば，全体でもう 87％の正診率となります．とても簡単だと思いませんか？

■ 1.2
　研修医を始めとして，初心者はまずは広く浅く知識を集めるのがよいと思います．疾患にはある頻度というものが当然ながらあって，脳腫瘍の組織型を論ずる前に，はるかに頻度が高く，早く正確に診断して治療すればなんでもない虫垂炎とか憩室炎が間違いなくわかることの方が大切です．肺腫瘍の専門家でも，疲労骨折と骨転移の区別がつかなくては実地の用に立ちにくいでしょう．ですから，最初は薄めの教科書を広い範囲にわたって目を通すことが良いと思います．まだら状の知識になりますが，一点集中型の深い知識よりは広汎なまだら状の知識の方が，少なくとも初心者にははるかに有用と思います．勉強するにしたがって，まだらの度合いは減ってきます．

■ 1.3
　稀な疾患は学ぶのに思わぬ労力を要し，出会う頻度が低いこともあってしばしば忘れてしまい，収穫率が低いことは理解しておく必要があります．しかしこれは稀な疾患を学ぶべきでないということではありません．

■ 1.4
　研究的施設で勤務しているのか，通常の病院で勤務しているのかの自覚は非常に大切です．出会う症例に大きな差異があり，必要とされる知識内容にも大きな差がある

からです．普通の病院勤務で脳腫瘍の組織型の知識はまず不要です．自分が置かれている環境を正確に認識することはとても大切なことです．

■ 1.5

勉強して能力を高めていくためには，まず自分の出発点がわかってないといけません．最初は，観察力なし，頭の中は空っぽでかまいません．しかしそういう状態であるという客観的な認識は必要です．それでは図1を見てください．横軸Xは事実，真実としての病変の程度を表すこととします．負の値はその病変がないことを表します．原点0がその病変があるかないかの境目とします．正の値が増えるにしたがってその病変が明らかになる，または悪化するとします．

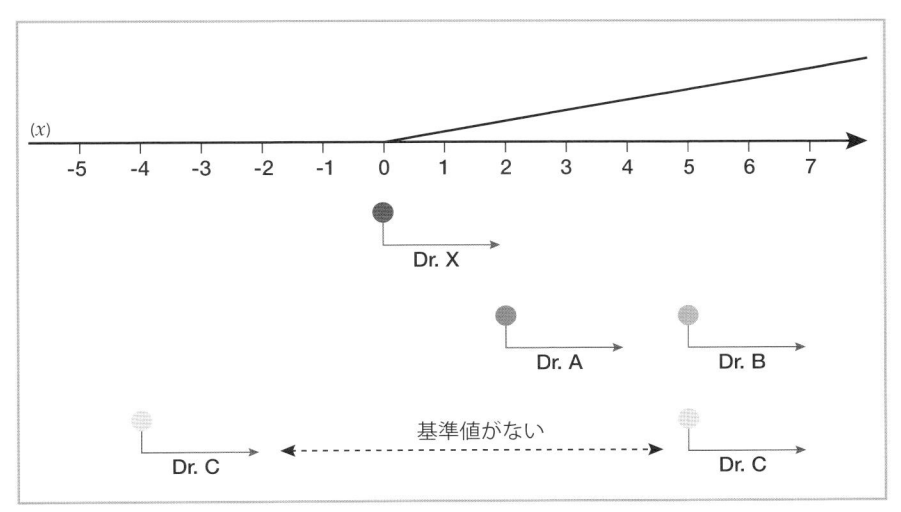

図1

Dr.Bは初心者なので自分の目と頭だけを使ってX＝5の点でやっとこの病変を認識することができます（彼にとっての現在の基準値は5）．ところが，今日の症例はあいにくX＝3に位置していました．当然Dr.Bは見落としてしまいます．指導教官のDr.Aはいささか経験があり，X＝2で病変に気がつきます．Dr.Bを呼んで見落としを指摘します．ここではじめてDr.Bはいままでの自分の基準値5が甘かったことを悟り，明日からは基準値を4に変更することとします．もう少し経験を積めば彼の基準値は3になるでしょう．指導教官Dr.Aはそろそろ教えてくれる人もいなくなったので，手術所見や病理診断を頼りに自信の基準値を0に近づけるように努力しています．Dr.Xは自分の基準値0をもった理想的な診断医で現実には存在しません．ここで気をつけ

てほしいのは Dr.A にしても Dr.B にしてもとりあえずの出発点としての自らの基準点（自分の目と頭による判断）を持っていたということです．

一方，Dr.C は自らの基準値を持っておらず（自分の目と頭を信頼せず），ある時は内科のえらい先生が胆嚢炎と書いているので負の値，たとえば X = − 4 に自分をおいてしまいます．具体的にどういうことかといいますと，ない所見が見えてしまうのです．きっとこの胆嚢はおかしいのだと．またある時は相手が研修医なので，X = 5 から出発します．あの研修医はいつもイマイチだからきっと胆嚢炎はないにちがいないと．このように自分自身に基準値がないと出発点が定まらず，自分自身の診断精度を漸進的に改善していくことができません．

放射線診断の最初のステップは，何よりも X 軸の正の値から出発することです．そして自分の基準値をできるだけ 0 に近づける努力をすることにつきると思います．

■ 1.6

専門性に関して．一般の放射線診断医としては，図 2-a の状態で充分と思います．専門性をもつのは良いことですが，図 2-b の状態であってほしいと思います．図 2-c の状態は専門ではなく，むしろ無知に近い状態です．自身の専門分野においては高度の判断ができるので，ついよく知らない分野でも何か判断できるような錯覚に陥って

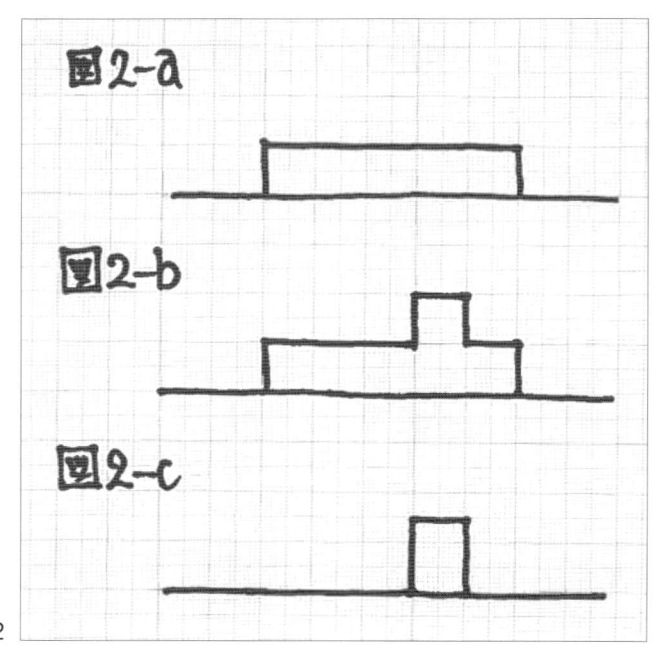

図 2

いる専門家がいます．しかし自分がよく知らない分野で正しい判断ができるはずもなく，臨床的に有害になることがあります．

2 読影

2.1

私は様々な所見を自分勝手に"強い所見"と"弱い所見"にわけて考えています．強い所見とはそれがあればただそれだけで診断が成り立ってしまったり，診断を大胆に絞り込める所見のことで，例えば右下腹部痛の場合，"虫垂が正確に同定でき，それが充分腫大していて，虫垂根部を閉塞している糞石が見える"というのは強い所見です．一方，"糞石はあるが虫垂の腫大はない"とか"腫大した虫垂のように思うが，回腸かもしれない"というのは弱い所見であって，弱い所見はいくら数が増えても正確な診断に結びつきにくいものです．虫垂炎の場合はあたりまえのように思われるかもしれませんが，胸水に関してはどうでしょうか？　私にとって右の方がやや多い胸水は心不全，腎不全または低蛋白血症とほぼ同義で，強い所見のひとつです．左右同量となるとその価値は下がります．一方，左だけの胸水も左肺自体の疾患によるか，胃癌，膵癌を示唆するという点では強い所見です．強いとか弱いとかいう言い方はとても主観的で理解し難いと思いますが，自分で一応分類して，日常に応用してみることをおすすめします．間違っていると思ったら，つくり直して自分が安心して使えるものにしていけばいいのです．

2.2

いくつか同列に並ぶ診断があって，どれを選択したらよいか迷う時は，最も平凡でつまらない診断名を選ぶことにしています．これは勉強家の若い先生への忠告です．現実とはしばしば平凡で退屈なものです．

2.3

画像の量に関しては，1症例に200〜300画像が限界であろうと思っています．これ以上になると画像を概観するだけでおおいに時間がかかってしまい，また注意力が散漫になってしまいます．画像が多ければ多いほど良い診断が出来ると思うのは自分で診断をしない人の錯覚です．本当に．

2.4

よい診断に最も必要なのは自由な想像力です．普段から思考の枠組みを拡げていく努力が必要です．この疾患にこんな所見はあり得ないとか，そんな考えは非常識だとみなすのはとても危険です．人間の思考能力には情けないくらいの限界があるので，

常に自然に対して教えを乞う謙虚さが必要です．

3 | 所見（レポート）書き

3.1

読影まではすんなりと出来てもその結果を報告書（レポート）として文書の形にするのはなかなか大変です．私はキー入力が下手なのでなおさらです．あまり長くない文章をたくさん短縮入力できるようにしています．

3.2

所見の見落としは，症例を何とか早く処理したいという気持ち，あせりが原因のことが多いように思われます．もし，どの症例も読影するだけで所見を書かなくて良いという状態であれば，心はかなり平穏であって見落としはおおいに減少するのではないかと思います．だから所見が前もって書かれていればよい．私はときどき画像を見る前に所見を書いてしまうことがあります．所見がすでに書いてあるので，読影の過程はかなり心は平穏です．もちろん画像を見ないで書いた所見ですから修正が必要です．しかしゼロから所見を書き起こすのとちがってかなり楽な感じがあります．将来はこの路線を伸ばして行きたいのですが，ワープロの使い勝手の制限でなかなか進歩しません．

3.3

所見には依頼医の質問，知りたいこと，懸念に対する返答が含まれていなければなりません．明瞭に書かれていなくても，依頼医の懸念に配慮している姿勢は示さなくてはいけません．

4 | 放射線診断の現状に関して

4.1

私が画像診断を始めた約35年前に比べて，現在の画像診断の能力は桁違いです．初期のCTでは虫垂を正確に同定することはほとんど不可能でした．憩室炎と大腸癌の鑑別もきわめて困難でした．とこらが今や虫垂炎，結腸憩室炎は容易に診断され，結腸垂炎（epiploic appendagitis）までも診断できるようになりました．20年くらい前から『New England Journal of Medicine』の「Case Record」でも放射線科医が画像から診断がわかっていても，それを言ってしまうと討論が続かないので診断を言うことを控えるようなことがよくみられるようになりました．それほど画像診断の力は

強くなってしまったのです．診療科の医師からみればCTやMRIを撮らないことは馬鹿げています．コンピューターの画面をクリックさえすれば1時間後には（患者さんの検査が済み，緊急とせかされた放射線科医が所見を書いて），主治医の画面には"穿孔した虫垂炎，虫垂先端部には大きさ4cmの膿瘍あり"とか"胃癌あり，肝十二指腸靱帯にリンパ節転移あり，肝転移あり"とか"左内包高位に最近の梗塞"と出るのです．これを使わない手はない．どんどんCTやMRIがオーダーされます．診断医は疲労困憊するのみ．昔，われわれが目指していた信頼される放射線診断医が実現したとたん，われわれは画像診断の量に押しつぶされようとしています．またはすでに押しつぶされてしまったかもしれません．局所的な対処法は院外に画像診断を外注することです．自由に外注ができれば，院内の診断医の疲弊を防ぐことが可能かも知れません．しかし日本全国の一般病院が画像診断を外注することになれば受け入れ側（遠隔画像診断会社）もパンクしてしまうことは明らかです．私には対処方法はわかりません．

4.2

撮像機器の驚異的な進歩（高速化）に伴い，放射線診断医が扱う医用画像は飛躍的に増加しました．現在，画像診断関連の画像のうち，放射線科医がなんらかの形で読影したりしているのはひいき目にみても3割，実際は2割くらいしかないのでは，と思います．

画像の量に対して診断医がまったく足りない．みんなこのことはわかっているのですが，なかなかはっきりと認めたがらない．認めると敗北宣言になると思っているのか？　なんとか頑張って全件読影にもっていこうという意見もあります．局所的にはそれも可能かもしれない．しかし多くの一般の病院では到底無理な状態になっています．我々はこの到底無理という状態をはっきりと認めなければならないと思います．考え方をリセットして，ゼロから始めるべきです．全体の読影はできないのであるから何を読影するのかを選択すべきと考えます．病院によって読影の範囲は大きく異なるかもしれません．神経内科の医師が画像診断に秀でていて，放射線科で頭部MRIは読影の必要なし，整形外科の医師が腰椎MRIが得意で，放射線科で腰椎MRIは読影の必要なし，というような状態でよいのではないかと思います．

これだけ，人材が不足している状態で無理をして長い戦線を張って，補給線はズタズタというのは平凡で健全な判断力の欠如と考えます．私の好きな本『失敗の本質—日本軍の組織論的研究』（戸部良一・他著，1991）にはこの高度の平凡性の欠如が日本人の大きな精神的欠陥として指摘されています．同感です．

第 1 章 General Radiologist への道

師匠と弟子 ver.2

弟子編 ver.2

「画像診断を考える」(2003 年)
http://www.shujunsha.net/
image_diagnosis/shimono.pdf

大阪市立大学大学院医学研究科放射線診断学・IVR 学　**下野太郎**

　私は 199X 年卒で，ベッド数約 1,000 床の公立大学病院（CT 4 台と MRI 4 台が稼働，1 日の検査件数は合わせて 300 件弱）に勤務しています．過去に，約 1,000 床の国立と私立の大学病院，3 つの中規模公立病院に勤務しました．

　放射線科を選んだのは，何をしたいのかわからなかったからです．全臓器にわたり，診断，治療，研究がなされているこの科に入れば，その中からやりたいことを見い出せるかもという期待からでした．

　大学病院での 1 年目は，放射線治療の病棟業務が主体でした．末期癌患者のケアに，多くの労力が注がれた割に病状はあまり良くなりませんでした．もっと最初の時点で何とかならなかったのだろうかと考えていました．この病棟業務の合間に，診断業務の見学をしました．

　その時出会ったのが，師匠の西村一雅先生です．西村先生は，画像から病気を診断するだけでなく，その人の過去，現在，未来を語ってくれました．初めはほら吹きではないかと思い，病棟に行きカルテで病気以外のこともチェックしましたが，高確率で当たっていました．画像からその人の人生までわかる奥深さに感動し，優れた画像（放射線）診断は "芸術" だ，とその時に感じました．西村先生を知ってしまったがために，自分には診断は到底無理と感じました．しかし，少しでも先生が見られている世界を垣間見られるようにしたいという気持ちから，画像診断の道を進み始めました．

1 画像診断において必要な資質

　私の考える画像診断において必要な資質は，
1. 素直な心
2. 柔軟性のある常識
3. 想像力

です．

　1 番目の **"素直な心"** とは，読影する際には，画像をありのままに受け入れるということです．これが意外と難しいのです．自分に自信がない場合は，見たものが信じられず

他者の意見や教科書から都合の良さそうな話を採用しがちになります．逆に，知識が増えると思い込みから読影し，最初から間違うおそれもあります．"**画像はウソをつかないが，人はウソをつく**"ということを肝に銘じておくべきです．こういった過ちを犯さないためには，画像を表現する際に，自分の頭の中でその画像を再構築できる自分自身の言葉を用いる方が良いです．教科書などで用いられているからといって，中途半端な理解で医学用語を使用することは危険です．病変の有無や広がりに関して，明らかなところまではしっかり表現し，読影しきれない部分はわからないと表明し，それ以上の無理な読影表現は慎むべきです．また，この"**素直な心**"を維持するためには健全で適度な自信が必要です．この自信は日頃の訓練と学習から得ることができます．

2番目の"**柔軟性のある常識**"とは，常識を尊びながらも，それにとらわれすぎてもいけないということです．医学常識だけでなく，一般常識もとても大切です．ただし，常識とは，現時点までの自分の経験と知識から成り立っています．ですから，現時点での"～であるはず"や"～ではありえない"という自分の判断自体が，診断の可能性を狭めてしまいます．今後，新たな経験と知識を得ることにより，常識が変化しうるということを自覚すべきだと思います．

3番目の"**想像力**"とは，自分の知っている範囲から未知の世界に踏み出す能力を意味します．この踏み出し方を習得するために必要なのが"経験"であり，その上手さが"センス"と称されているのだと思います．だから，うまく経験を積めば想像力が得られ，センスが磨かれていくと考えています．また，想像力は，無知では発揮できなく，知識があってこそ発揮できるものです．

2　知識について

知識は，非常に魅力的な武器です．しかし，この知識は両刃の剣になる危険があります．知識に振り回されると，"**知識に溺れる者は知識で滅ぶ**"ということに陥ります．初めて得た知識はいったん信用せざるを得ませんが，それをずっと盲信するのはどうかと思います．えらい人の発言，教科書や論文といえども，ウソがあります．卒後数年はこの事実がわかりませんでしたが，得た知識がうまく機能しないことから，気づくようになりました．必要なのは，単なる知識ではなく，"**本当の知識**"です．

"**本当の知識**"とは，得た知識を，自分の存在する地域（病院）の頻度に合わせ，検証・咀嚼し，自由に使いこなせるようにした状態です．一度目にしただけの知識を用いたり，この程度で知っていると思い込むと痛い目に遭います．症例検討会でも，出てくる病名は，放射線科医として5年もすれば知らないということは少なくなります．だから

といって，当てられるわけではありません．これは，病名は知っているものの，その病気を把握していないからです．

　私は，繰り返し学習しないと知識を自由に扱えません．学習するのは，新しい知識を得るためだけではありません．現在有している知識が正しいかどうか検証するため，もしくは維持するための方が多いです．実際5年も経つと，疾患概念や解釈が変わることもあります．私は知識を得るとさらなる可能性に気づき，努力し続けていないと不安になります．私が出会った素晴らしい放射線診断医は，人一倍の努力を続けている方々ばかりでした．

　画像診断学において，"自分の知っているものしか見えない"という言い伝えがあります．これは99％真実でしょう．しかし，すべてを知ることは不可能です．また，誰かが新しい画像所見を発見して，画像診断が進歩してきたという歴史もあります．私は，画像診断学は知識や経験のみで解くのではなく，所見を組み合わせて何らかの法則から知らない病気まで推察できる科学的な学問だと考えています．

3　画像診断の筋道

　まず，読影時だけでなくその前から，異常ではなかろうかということを感じ取らなければなりません．この感覚がないと，異常所見を認識できないこともあります．これは，"**バランスが悪い**"ということから感じとるのだと思います．例えば，小児科からの依頼検査なのに患者さんの年齢が高いとか，年齢不相応に長く多い複数科の受診歴とか，心にひっかかることを大切にしなくてはいけません．この"**バランスが悪い**"ということを感じとるためには，病気だけでなく，人そのものをもっと理解する必要があると考えています．

　読影時には，**依頼内容に左右されない素直な目，系統だった読影手順，依頼内容や読影時に気付いた所見から推理してさらなる所見を探す意識**が必要です．以下，電子カルテやPACS[14]ビューワーを利用した場合の読影過程を記載します．

■ 1. 依頼状と画像を見始めるとき

　私は，依頼状を見る前に画像を見ます．その後で依頼状に目を通し，再度画像を見直します．依頼内容に関わる部分しか見なくならないよう，画像そのものを素直に受け入れるためです．依頼状に記載された患者さんの年齢・性別・名前，依頼医の所属科・名前を目にした時点から，思考が開始されてしまいます．年齢や性別，名前から推測される出生地は診断に寄与する情報です．また，依頼医の専門領域，得手不得手の程度からも，どれくらいの可能性で病気がありそうかを推論できます．

読影開始時には，位置決め画像（スカウトビュー）や撮像パラメータなどを含め画像上での妙な点や**"バランスが悪い"**点に気づかなくてはいけません．例えば，胸部CTの際に手を下ろして撮像している（脳卒中の既往もしくは五十肩か？），頭位が傾いている（患者さんの意識がない？），検査台と腰部の間にクッションを挟んでいる（腰痛がある？），同一検査内での単純と造影検査間で時間がかかっている（状態不良のため静脈確保が困難？），などです．実際は患者さんを見ればわかることでも，見られない状況があります．画像上から読みとれる情報はすべて活用できるように，あらゆるものが目に入るようにするのが望ましいです．

　以上のようにアンテナを張っておきながら，下記の順序で過去画像も参照しながら読影します．

■ 2. 異常の拾い上げ

　異常に気づくには，通常画像の見え方，各年齢・性別における平均的正常像や解剖・変異を把握していることが必要です．このために，正常解剖・変異を勉強するだけでなく，多くの正常像を見てどの程度から異常ととるべきかを結果や別モダリティ画像で検証して，自分の目を慣らしていきます．私は最初に，画像を一通り見て何歳ぐらいのどちらの性別，時に日本人でないかも，とあたりをつけます．それから，依頼状の年齢・性別・名前を見ます．その結果，この時のずれ感を大切にします．

　読影順序としては，CTやMRIなどの横断画像は，位置決め画像を見た後で各画像をページング[15]（1枚ずつ画像をめくる見方）で頭側から尾側（頭部は逆）に追っかけます．MRIだと最初に拡散強調画像を見ます．CTだと全体を，骨条件（骨はこれに加え軟部条件でも確認する），肺野条件，デフォルトのWindow幅の狭い軟部条件（必要であれば広いWindow幅の軟部条件も）にして3，4回は見渡します．次に，最適条件において気になったところを丁寧に見ます．最後にもう一度，最適軟部条件で全体をざっと見渡します．この時にビューワー上で大きすぎるコマで見ないようにしています．ページングで流しますと視野が狭くなり，各コマにおける画像全体を外から見ていけなくなるからです．単純X線写真や透視，血管造影，シンチグラフィ[20]などを見る時には，やはり外側から内側にかけてまず全体を見渡して，次に気になったところを見ていきます．FDG PET-CT[5,17]の読影時には，最初にPET-MIP（maximum intensity projection：最大値投影法）画像[10,19]を見て，次にCTのみ（これも各条件に変えて）とPET[16]のみの画像を別々に見てから，最後にPET-CT fusion画像[18]と再度PET-MIPを見るようにしています．PET-CT fusion画像のみで読影するのは危険と感じています．

　上述の読影過程において，画像の辺縁部や骨・脊柱管内など自分が見落としやすい

領域は，意識して見ます．また，全体から一部注目までは同時になされている場合もあり，見慣れている画像に関しては異常の方が目に飛び込んでくるような感じです．気になった部位に関しては確認作業をするわけですが，どちらともとれるような場合はいったん保留にします．いずれにせよ，読影の最後には，もう一度全体を見渡すようにしています．何か見逃しているような気がするときやあわてすぎたと感じたときには，見返すようにします．

■ 3. 所見の拾い上げと表現

　所見を拾い上げて表現する時には，ありのままに表現すべきです．最初から特定の疾患群を意識し，それらを示唆するような医学用語を用いてはなりません．思い込みや自分の有している知識に沿うような意図的な読影方法は，典型例ではうまくいく場合もありますが，多くの非典型例では通用しません．素直に読影するようにしておかないと，放射線科医5年以降の診断能力の伸びに関わってきます．博学で熟練した人が間違う場合には，ありのままに表現・分析せず，そのように見えていないのに無理な読影をした結果が最も多いように感じます．

　生理的変異やアーチファクトに関しては，依頼医が病気と誤りそうな場合や，他の検査・治療時に影響を与えそうな場合に記載します．

■ 4. 鑑別診断を挙げる

　私自身の考え方は，経験と直感からの第一印象であたりをつけ，その仮診断の整合性を検証しながら鑑別を広げていく感じです．そのため，ある程度の画像知識が必要です．初心者は，できるだけ短期間に教科書を1冊は読み通して，覚えていなくても探しやすい状況にすることをおすすめします．準備なしに絵合わせ的に探してもうまくいかないものです．

　第一印象で思いつかない場合は，疫学や画像パターンや他の理屈から想像して教科書やネットで検索します．また，画像が典型的でなくても考え逃したら危険な病態には一度は思いをはせるようにします．

　鑑別は多くても3つ位までしか挙げないように努力します．それ以上挙げるときは，わからなく，決め手に欠けると感じる場合です．カテゴリー別で鑑別を挙げる方法もあります．腫瘍性や炎症性疾患は無意識でも挙げやすく，先天性・術後・外傷性・その他の病態は意識しなければ挙げにくいです．疾患カテゴリーの種類は骨盤底部（尾側）から脳（頭側）に向けて増えていく傾向のようです．鑑別診断で挙げられず間違った場合には，最も改善しやすいです．たいていは無知からくるのであって，勉強すれば解決するからです．

　次の「5. 所見の取捨選択，優先順位を決める」は「4. 鑑別診断を挙げる」とほぼ同時に

行うことが多いです．

■ 5. 所見の取捨選択，優先順位を決める

拾い上げた所見のうち，曖昧な所見に重きを置くと失敗します．ひとまず曖昧な所見は保留にし，明らかな所見の中で優先順位を決めた方が良いと思います．この取捨選択，優先順位決めには，経験が必要です．

私はモダリティ別での所見において，おおざっぱに言えば下記の順番で重視します．単純 CT，US（超音波），透視＞造影 CT，単純 MRI，血管造影＞造影 MRI ＞ダイナミック造影 CT[3]/MRI ＞ MR スペクトロスコピー[13]など，という順で修飾要因の少ないモダリティの所見を重視する傾向です．特に，MRI のみで診断すると，間違う危険性があります．FDG PET-CT は異常検出能が優れていることがあるものの，良悪性を含め質的診断に関しては冷めた気持ちで捉えています．骨腫瘍・腫瘍類似疾患では，単純 X 線写真や単純 CT の所見の方を MRI より重視します．頭蓋内病変では，単純 CT の所見を重視します．

■ 6. 鑑別診断の絞り込み

私は，この絞り込む後半の時点（画像であたりをつけてから）で，臨床情報を参考にします．必要な臨床・検査情報についてカルテに記載がなければ，依頼医に電話をして聞きます．放射線科医は積極的に，かつ相手に邪魔にならないように聞くべきです．しかし一方で，画像を見る前に，過去レポートやカルテを詳細に見すぎる人を目にします．これではもはや画像診断ではなく，レポート・カルテ評論です．これが癖付きますと，"自分で画像を見て自分で考えて診断をする"ということができなくなります．画像情報で考えをまとめてから臨床情報を参考にした方が良いと思います．

以上より，画像所見，頻度，臨床情報の総合的な観点から，鑑別を絞っていきます．絞っていく時に曖昧な所見を見直し，他の所見と同様にある方向を示しているようであれば，それに合わせて解釈します．しかし，これが本当にどちらともつかないのに鑑別の決め手になるようであれば，両方の可能性を示唆します．また，必要な臨床情報が得られなかった場合は，各臨床状況を想定してそれぞれに合致する可能性を示唆します．

私は画像所見，頻度，臨床情報の中では，所見に無理がなければ頻度を重視する傾向です．この頻度とは，教科書や文献に載っている頻度ではなく，自分がいる地域（病院）における頻度を意味します．第一印象で思いついた疾患が画像的には合致しているのに，発生部位・年齢などが自分の有している知識と合致しないことがあります．この場合には，第一印象を重視した方が良いということをしばしば経験します．調べてみますと，意外とその疾患がそのような部位・年齢に発生してもかまわないというこ

とを知ることが多いです．

　私個人に関しては，日常臨床でもフィルムリーディングでも正しい診断に至れる場合には，画像を見て最初の数秒〜数分間で浮かんだ考え（診断名ではなくあたりをつけたり，所見の中でどれが最も重要と思うかなど）がベストなようです．たぶん，この短時間に目にとまる所見が最も明らかかつ重要で，それを根拠に素直に考えるためではないでしょうか．長く考えたり調べすぎると，曖昧な所見を重視したり画像から乖離した医学知識に引きずられ，かえって失敗します．粘りがないためか，この最初の短時間であたりがつかないものはなかなか正解に至れません．また，正解に至れる場合には，すっと1つに収束していきます．うまくいかない場合は1つでなく2つに収束し，なぜか誤った方を選んでしまいます．自分の失敗パターンはわかりつつあるものの，まだ解決できません．時として最初の考えがなぜ頭に浮かんだのか自分でわからないこともあります．しかしこの考えが自分にとってはベストなことが多いので，画像を見返しながら心の中で整合性を探ることにしています．

　いずれにせよ，何を重視して鑑別を絞ったかを必ず自分で意識したり，記載・表現したりすることが大切です．これにより，「4. 鑑別診断を挙げる」，「5. 所見の取捨選択，優先順位を決める」の過程での誤りを再検討でき，今後に生かすことができます．

■ 7. 診断

　自分の中で診断が確定すれば，それに合併しうる所見を探したり，矛盾がないかをチェックします．必要と思えば，次の検査や治療方針，自分の診断における自信の程度を記載します．

　以上，**読影開始前**および1）〜7）のどの過程で誤ったかを結果からチェックすることにより，自分の弱い部分や誤る傾向を知り，改善できると思います．

4　読影レポートの記載に関して

　レポート記載形式に関して意見はありません．むしろ若手の指導時に，レポート記載方法を細かく言及しすぎると，それに気が向きすぎて見落としが増えたり，画像診断の楽しみを減じさせると考えています．依頼医からの疑問に対する返事がしっかりなされ，依頼医が正確に内容を理解しかつ喜んでいただけるようなわかりやすさと優しさがあればそれで良いのだと思います．曖昧な表現はすべきでないと思いますが，多くは弱い心が招く問題なので徐々に直していけばよいと思います．

　ただ，診断欄には結論・診断名を記載すべきと考えます．お忙しい依頼医は診断欄

を最も注視すると思われ，"所見の通り"とか"○○フォロー"という結論ではサービス業として不親切です．診断名や経過を比較した結果は，今後の方針を示唆する依頼医と放射線科医との間をつなぐ共通語なのです（治療法まで理解した上での診断名であればより良い）．記載した診断名に自信がなく，それにいたる葛藤やニュアンスを記載した所見欄も依頼医に読んでもらいたいのであれば，診断名に対する確からしさを併記すれば良いです．診断名の記載をしない放射線科医は，依頼医から責任を回避しているように思われ好意を持たれにくいです．

しかし，診断がわからない場合があります．その場合には，このような検査をすればとか，このような臨床所見があればこんな病気が考えられるとか，この疾患ではありえないとか，依頼医にとって何らかのプラスアルファがあるように記載した方が良いです．手も足も出ないときでも，"よくわからないのですが，この所見が気になります"という記載をしています．経験を積むと，何か妙だとか気になる所見はかなりの確率で意味があり，何らかの形で記録として残した方が後悔しません．この記載では失礼と思えば，再検討して追加レポートをすればより良いです．

私の経験では，診断がわからなくても治療方針に関わる方向性を指し示しただけでも，依頼医から感謝される印象があります．

診断が当たったり，それを評価されることは嬉しいものです．しかし，私は当てたいと思って仕事をしているわけではありません．診断は，治療・予後までの単なる一過程にすぎず，患者さんにとっては始まりにしかすぎません．私は，自分の目を通った画像の患者さんに対して，自分も主治医の一人であるという気持ちで読影するように心がけています．また，そういった意識から，依頼医の気持ちに近づけたり，自分のモチベーションにもなっていると思います．

5 画像診断に関わる基本的なアプローチと考え方

診断の当て方にコツがあるかどうかわかりませんが，以下のようなアプローチや考え方が役に立つのではと考えています．（初心者からおすすめと思われるものは＊印をつけています．）

■ 1. 依頼状の病名や臨床症状などの内容を鵜呑みにしない（＊）

確定診断に至っていないのに，疑い病名が記載されていることがあります．事実ではなく依頼医の考えが混入されているのです．胸痛という症状記載で，画像上は脾梗塞など胸腔外にも病変を認めることがあります．依頼状の内容から責任病巣を決めつ

けず，幅を持って受け入れるべきです．

　腕のいい依頼医であれば，その考えを信用してもかまいませんが，そうでない場合には混乱を招きます．だから，依頼医の臨床能力レベルを知ることも重要です．バイト先や初めて働く場所においては，そういった情報を収集することが良い診断につながります．私は技師さんやコメディカルに評価を聞きます．彼ら（彼女ら）に対して丁寧な対応ができない医師が，患者さんに対面したときに心の余裕を持って対処できるとは考えにくいからです．

　依頼医は，患者さんの病状を把握していないことがあります．意識がなく倒れていたところを発見された場合は，その経緯を把握できないことがあります．過去に癌と告知されずに手術をされた患者さんや，人に知られたくない遺伝性疾患などの患者さんは，自分の病歴を主治医に伝えないことがあります．5年以上経過した悪性腫瘍などの既往歴に関しては，依頼医は注意を払わないこともあります．特に依頼医の専門外領域の腫瘍や，5年以降に転移しうる甲状腺癌，乳癌，腎細胞癌，生殖器腫瘍，悪性黒色腫，肉腫は要注意です．

　時として依頼医は，患者さんが画像検査をして欲しいという訴えから，検査を依頼されます．この傾向は，他臓器よりも頭部に多く，病名（たいていは脳梗塞か脳腫瘍疑い）のみを記載されます．カルテにもほとんど臨床情報が記載されていないときは，このパターンが多いです．私は依頼医に「患者さんも検査希望」と併記していただくようお願いしています．

　依頼医が専門領域外の内容を記載するときには，注意を要します．症状の取り方・呼称が不正確だったり，伝聞情報のため時期・程度が不確かなことがあります．依頼医の曖昧さには注意しなければいけません．

■ **2. 以前のレポート所見を鵜呑みにしない(*)**

　どんなに優れた人でも見落とすことはあります．後見的に異常を指摘できる場合もあります．また，時間経過とともに新たな情報が加われば，診断が変わることもあります．依頼医の言う過去画像で異常がなかったという情報も，鵜呑みにしてはいけません．USや透視検査など施行者の技量に大きく関わる検査では，見落とされるケースもあります．以前の画像が参照できるなら，必ず自分の目で確認することが大切です．若手には，読影前に以前のレポートを読むのは避けるように強く指導しています．これが癖づくとまともな画像診断はできません．

■ **3. 画像は丁寧にすべて見なければいけない(*)**

　あわてて読影すると，簡単な症例でも失敗します．

　名前やパラメータ，位置決め画像にも貴重な情報が含まれているので，出来るだけ

目を通すようにします．MRI読影時は，アーチファクトか実在している病変かの確認のためにも，2種類以上の撮像法の画像や2方向以上の断面で確認します．CT読影時は骨条件も参照します．MRA（MR angiography）やCTA（CT angiography）の元画像も確認します．局所精査やある特定疾患をフォローしているときには他部位病変を見落としやすいので，それ以外の部位を見てからという手順がおすすめです．

　日頃から丁寧に見ることによって，各年齢，性別の平均的な正常像も習得できます．また，病変存在部位を表現する際には，解剖学的にできるだけ正確かつ詳細に表現するように努力します．最初のうちは苦労しますが，一度用いた解剖学用語は二度目からは出やすくなるものです．これを繰り返せば，隅々まで見えるようになります．

　病気はすべて，はじまりは軽微です．この程度の異常ならまあいいかと思って無視しがちな所見が重要な意味を有している場合があります．一度は，何かの兆しや特異的な意味合いがあるのでは，と考えてみることをおすすめします．逆に，臨床情報に引きずられて過剰に異常所見と捉えすぎるのも問題です．この"異常が見えすぎる"といった状態はベテランが最も陥りやすい落とし穴でもあります．画像に対して常に謙虚な態度で接すべきと考えています．

■ 4. 画像は外から見ていく（＊）

　画像診断における最大の極意です．この方法は3）を無意識で行うための手段にもなります．1つの目立った病変を見つけて満足してその他の所見を見落とす，ということも防げます．

　体外の何も写っていないところ［位相エンコード方向に発生する動脈拍動（ghost artifact）により動脈瘤を診断できる］，皮膚や皮下脂肪（外傷の部位や手術創などがわかる），筋肉，骨，内臓という順でチェックしていきます．

　皮下脂肪の量や筋肉の付き方から肥満の程度，栄養状態，利き腕，手足の不自由がわかります．例えば，片側腸腰筋の萎縮があれば，同側の股関節異常を推測できます．画像を外から見ていけば，頸椎MRIで肺尖部肺癌（Pancoast腫瘍）を見つけたり，胃透視で骨・肺転移などを発見したりできます．頭部拡散強調画像では基本的に脳実質以外は描出されないので，脳実質外の異常信号に気づけば静脈血栓や骨転移の診断もできます．頭部単純CTの読影時には，必ず一度はくも膜下出血ではないかと考えて読影することをおすすめします．そうすれば，自然と脳実質外の脳溝からチェックし，非典型症状のくも膜下出血を見落とさずにすみます．

　病変辺縁や周囲の性状は特に注意深く見ます．境界明瞭で平滑か，境界不明瞭で浸潤性かなど検討します．一見すべての辺縁が境界明瞭に見えても，本当にそうであるか丁寧に外周を追って行く必要があります．一部でも不明瞭化する部分を見い出せれ

ば，悪性転化部分や発生由来臓器を指摘できます．病変周囲の構造物の変形などから牽引効果や圧排効果も判定できます．

■ **5. 過去画像と比較する（＊）**

たった1度の画像検査でわかることなどたかが知れています．比較することがとても重要です．単純な作業ですが，面倒がらずにすべきです．その比較も，前回の画像だけでなく，もっと過去や最初の画像とも比較します．病変の増大スピードが緩徐である場合には，前回画像との比較では変化を指摘できないことがあります．比較した画像間の時間間隔により，日単位変化を来す血管性病変（出血・梗塞），週単位変化を来す感染症・炎症性病変，月単位変化を来す腫瘍性病変，を区別できます．

MRI読影時でも，過去MRIだけでなくCTや他のモダリティの同じ領域の画像，悪性腫瘍（転移は原発巣と似うる）や感染症チェックなどのために他部位の画像も参照します．見慣れていない画像であっても，過去画像と比較すれば容易に異常を検出できます．

正しい診断をするためには，この**"比較する"**が最も効果的です．主治医がわざわざ相談に来るような場合は特にそうです．また，経験の浅い人にとってベテランを凌駕する最大の武器にもなります．

次にすべき検査は何かなどという議論を始める前に，前医の写真を取り寄せて比較した方が，手っ取り早く解決できます．最も重要な**"比較する"**を決して忘れてはいけませんし，フォロー症例では必ずその変化を記載すべきです．

■ **6. 依頼状の内容以外の臨床情報も自ら収集しすべて活用する（＊）**
　　（ただし，画像を先に見てから）

検査データ，カルテなど，臨床情報はすべて利用します．ただし，画像を先に見てある程度考えをまとめてからです．情報が足りなければ，主治医に聞きます．無所見の胸部単純X線写真までそれをする必要はないですが，気になる症例は面倒がらずにしましょう．画像のみでレポートを書くのは，診断ではなく当てものにすぎません．

私は臨床情報において，経過を重視します．症状が緩徐か急であるかは依頼状に記載していないことが多いため，患者さんに直接聞くこともあります．

カルテを熟読することにより，自分のいる地域（病院）における病気に関する頻度や疫学を把握することができます．例えば，若年者の結核は，看護師，パチンコ店員，水商売の職業が多いと感じていますが，大阪では職種に関わらず常にその可能性を考えなくてはいけません．

■ **7. 胸部単純X線写真をチェックする（＊）**

読影時に良い考えが浮かばないときや，主治医から一方的に臨床情報を口頭で聞か

されているときに，胸部単純X線写真をチェックします．頭をリセットしたり，主治医との間に精神的距離を保つ（主治医に静かにしていただく最も効果的な方法）ことができるからです．詳細な読影が必須とは思いませんが，思わぬヒントを発見したり，鑑別疾患を除外できます．胸部CT読影時にも，胸部X線写真で全体的印象の把握や経過を確認することにしています．また，主治医が胸部X線写真を撮りっぱなしでチェックをしていないことがあります．

■ 8. ありふれた疾患の非典型例の方が，珍しい疾患の典型例よりはるかに多い（＊）

西村一雅先生に教えていただいた最も大切なお言葉．勉強したばかりの病名など，診断として使用したくなるのを自制しなくてはいけません．画像からのみで疾患頻度を無視して診断しますと，誤ります．特に，稀な疾患やドラマティックな症例に出会った直後は，次に似たような症例を見たときに頻度を無視しがちとなります．

■ 9. 画像は，画像のままで覚え，言葉に置き換えて覚えてはいけない（＊）

自分の頭の中にある画像を見ながら，表現できるようにならなければいけません．勉強ができるのに，画像診断が上手にならない人がいます．画像ではなく言葉に置き換えた画像所見のみを覚えているのが，原因のようです．

■ 10. 言葉からくるイメージと実際は異なることがある

脳内リング状増強病変として，脳転移，神経膠芽腫，脳膿瘍が考えられます．病名のイメージから，悪性の脳転移や神経膠芽腫の方が，脳膿瘍より周囲浮腫が広くなる印象を持ちやすいですが，実際は脳膿瘍に伴う浮腫が最も広いのです．脳転移は浮腫を伴わないことすらあります．

■ 11. 過去の病名や同義語を大切にする

病理学・医学が進歩すると，疾患名自体が変遷します．しかし，過去に使用されていた疾患名には，幾らかは真実が含まれています．それらを完全に捨て去るのはもったいないです．また，画像のイメージとしては，過去の疾患名の方がしっくりくる場合もあります．

■ 12. 病気の気持ちになって考える（＊）

この思考方法は,腫瘍性疾患において特に役立ちます．自分が腫瘍になった気持ちで，どのような方向にどのような形で発育したいだろうかなどと自問自答すると，気づくことがあります．例えば3次元的に均等に発育したそうな球状にもかかわらず，一か所だけ小さなくちばし状突出があるとします．そのくちばし形状になりたい理由があるのだと考えると，その部分が神経に沿っていると認識できて神経原性腫瘍と診断できます．

■ 13. 異常構造物の有無を探すだけではいけない（＊）

　正常構造物の欠損や異常を指摘しづらいことが，逆に診断の鍵となります．正常構造物の欠損は，意識しないと気づけません．例えば，膵臓に早期増強病変を認めた場合に腎欠損に気づけば，腎細胞癌（このため腎摘出）の膵転移を疑えます．CT 上，総・肝内胆管拡張を認め，それの原因となる閉塞機転がはっきり指摘できない場合は，Vater 乳頭部腫瘍が鑑別の上位になると考えています．

　全体的異常（頭部・体幹部の傾き，体動によるアーチファクト，臓器の萎縮・腫脹や全般的濃度・信号変化）は，基礎病態を示唆する重要な所見ですが，異常構造物を探す気持ちから読影すると無視しがちです．

■ 14. 加齢性変化に気を配る（＊）

　悪性腫瘍などの病気は老化現象の一部分症であると捉えると，所見の重要性が認識できます．年齢不相応な老化現象を確認して，基礎病態を想像することが大切です．若年者の年齢不相応な脳萎縮の原因としては，ステロイド投与，神経性食思不振症，てんかんの既往が多く，AIDS，薬物中毒，多発性硬化症，変性・代謝疾患もあります．

■ 15. 病気にもバリエーションがある

　正常解剖には変異があります．疾患の所見にもバリエーションがあります．最も多い典型パターンのみを覚えるのでなく，2 番目，3 番目に多いパターンも習得するようにします．画像のみならず臨床所見でも非典型的な症例を経験したり論文で目にすることがあります．そういったパターンと今後も出会うのではと考え，既存典型パターンとの間に関連性がないかを考えます．また，その非典型例の方向に疾患概念が今後展開していくのではとも想像し，非典型例と典型例間のベクトル感を大切にします．この過程の繰り返しにより想像力が鍛えられ，各病態の広がりが把握できます．

　典型画像所見が両側分布であったとしても，片側病変で始まることがあります．生理的に障害に弱い部分から異常を呈するため，ある時期では非対称になるのではと考えています．代謝・中毒性疾患などは，時期によって病変が変化しうるということを意識し，この病変が進行すればこのような分布になるのではという気持ちで読影すれば良いのではと考えています．

　また，疾患が好発部位・年齢・性別でない場合には，遺伝子レベルの変異の程度が強いためか，疾患の顔つきが変わったり悪性度が高い傾向にあると感じています．

■ 16. 良性腫瘍の好発年齢は何歳以降と覚えた方が良い

　良性腫瘍は，好発年齢が何歳時と覚えるのではなく，何歳以降と覚えることが大切です．良性であるため若年発症しても長い間気づかれずに，年数を経て発見されうるからです．この場合，正常組織が加齢性変化するがごとく，若年発見時と高齢発見時

には異なる画像を呈しうることにも注意しなければいけません．また，ほとんどすべての良性腫瘍に，悪性転化の可能性もしくは悪性に近い亜型が存在します．

■ 17. 発生部位がわからない場合には，無理に追求しない

画像上，腫瘍性病変の発生部位がわからないことがあります．辺縁を注意深く見たり，周囲臓器の圧排方向を考慮してもです．この場合は，発生部位はひとまず追求せず，その病変の性状から組織を類推し，その組織の好発部位がどこであるかという考え方をした方が良いように思います．

腫瘍性病変は，発生母地から離れた遠位に変性が生じたり強くなる傾向があります．例えば，子宮筋腫や髄膜腫は，発生母地側に充実増強部分を認め，離れた遠位に囊胞や変性を認めやすいです．

■ 18. 各臓器は血管からぶらさがっているものと認識して，臓器と血管はセットで意識する

各臓器を認識するときに，その臓器の流入と流出血管を覚えておき，セットで確認します．見落としも防げますし，病変由来臓器の同定にも役立ちます．例えば，脾組織は脾動脈から栄養されるものと意識すると，副脾や膵内副脾を脾動脈の走行に沿って同定できます．

■ 19. 特定臓器由来の疾患は，その周囲・近傍からも発生しうる

画像診断において，発生学の知識はとても重要です．特にある固有臓器由来の疾患が，その臓器の周囲・近傍から発生しうることを意識しなければなりません．たいていは，その臓器周囲の遺残組織から発生するとの説明がなされています．

■ 20. 病変の硬さ，柔らかさを意識する（＊）

画像上，病変自体の変形の仕方，病変による周囲臓器の圧排のされ方，脈管の貫通の仕方などで，病変の硬さや柔らかさを推測することができます．臓器間のスペースを埋めるように発育する形状は柔らかく，分葉状・辺縁がごつごつした形状を呈する腫瘤はそれなりの硬さを有する可能性があります．逆に，触診所見などからの病変の硬さ，柔らかさの情報も有用です．画像上，病変の周囲臓器への浸潤や癒着の評価はとても難しいです．しかし，柔らかい病変では，浸潤・癒着傾向が低いのではと思っています．そのため，主治医に触診所見，硬さ，柔らかさを聞くことにします．

■ 21. 転移は何でもありだが，転移と断定する前に熟慮する（＊）

転移は原発巣より先に単独で見つかることがありますし，どの部位にも生じます．そのため，脳や肺転移検索依頼のときは"画像に写っている全範囲内に転移疑い"として探します．転移は原発巣と似通った所見を呈することが多いですが，そうでないこともあり多彩な所見を呈します．他に画像だけでなく臨床上も多彩な所見を呈して症

例検討会でもよくでる疾患としては，リンパ増殖性疾患（リンパ腫など），IgG4関連疾患，Langerhans-cell histiocytosis（LCH）やnon-LCH，サルコイドーシス，結核，梅毒，HIV（やHTLV-1）関連，自己免疫疾患・血管炎があります．

一方，転移検索依頼時に転移ばかりを考えないように意識しなければ誤診します．転移ありとレポートに記載する前に，本当にこれでこの患者さんに対して最終通告してしまってよいのだろうかと自問自答した方がよいです．

■ 22. Radiologic-Pathologic Correlation（放射線画像と病理の対比）がゴールではない

病理病態学の知識は画像診断においてとても重要です．ある疾患の病理所見からその放射線画像所見を想像したり，逆に画像所見からその背景の病理病態を推察するという考え方はとても有効です．

そのためか，Radiologic-Pathologic Correlation（放射線画像と病理の対比）が重要視され結論にされがちです．しかし，画像で描出される病変は，体温下で，血流が存在しその拍動の影響を受け，周囲構造からある程度の圧迫効果があるなど，生理的状況下にあるものです．これは生理的状況下ではない固定標本の病理組織とは状況が異なり，完全に画像所見が病理所見と合致するとは考えにくいです．そのため，病理組織から予想される放射線画像所見と実際の画像所見が合わないということが時々生じるのは当然です．こういった乖離は素直に受け止め，診断過程における推察手段としてRadiologic-Pathologic Correlationを利用するのが望ましいと考えています．

また，いったん病理診断が付いた後でも，その後の経過により考え直すべき病態もあります．病理診断名・概念そのものが間違っていたり変わってしまったりすることもあります．最終診断は，ある時点の病理診断のみで決まるのではなく，患者さんのその後を追いかけて判断することだと考えています．

■ 23. 自分なりの理屈や仮説を作ってみる（*）

画像所見を解釈する時だけでなく結果を知ってからでも，妄想でも何でも良いから一度は自分なりの理屈や仮説を立てるようにします．その後，同様症例に出会った時など，その理屈の有用性を検証します．この行為の繰り返しが，記憶を深めるだけでなく，診断センスを磨くことになります．

一方，いったん考えた疾患名や仮説に固執してしまい，新たな情報が得られても再検討せず失敗することがあります．これは，最初の考えが美しいと感じれば感じるほど陥りやすいです．事実に対しては謙虚でありたいものです．

■ 24. 必ずしも理屈通りには行かない

画像・臨床上，典型パターンを呈しても，期待した結果とまるっきり異なるケース

を経験します．自分の有している常識や想像をはるかに超える事実に遭遇することもあります．臨床医学は，算数のようなものではなく，不確定要素が多いです．頭のどこかに，結局何でもありだなという醒めた意識やある程度のいい加減さが必要なのではと思っています．

25．わからないときは，自分の中だけで解決しない（＊）

画像を見てもわからないことがあります．どこかおかしいと感じても，何がそう感じさせるのかわからない時もあります．こういった時には，自分の中だけで処理せず，同僚（後輩も）や主治医，専門家に尋ねることが大切です（ただ，尋ねる前には必ず自分なりの考え・結論は作っておくことが必須）．自分が気付いていない所見や異なった観点，想像もしていなかった情報を得られます．時には，この尋ねようとして発した言葉をきっかけに，自分で気付くこともあります．

自験例や症例報告が少ない病態では，今まで経験（勉強）した典型例から逸脱する可能性があるにもかかわらず，その典型情報のみで判断しがちとなります．これも専門家に尋ねることで回避できます．自分で対処できない限界を少なくする努力は必要ですが，自分に限界があるという認識が大切です．

6 　結果を知るため，もしくは結果を知ってから

読影能力の習得だけでなく良いサービスをするために最も大切で有効なのは，日頃の読影結果をフォローすることです．気になった症例の病態結果のみのフォローを，数か月ごとに数例ずつだけでも実践されることをおすすめします．

より効果的にするために，私は依頼医にも自分にもどのように判断したかがわかるよう，可能な限り診断名（あいまいな〜腫瘤，ではなく，〜癌など）を絞って記載しています．

私は，下記の手順で読影結果を電子カルテでフォローしています．まず，①読影時に気になった症例はすべて，"結果待ち"というキーワード入力をします．結果を知りたいもの以外に，依頼と無関係でも気になる所見を見つけた場合，典型症例など何でもOKです．そして，②3〜6か月後に，その3〜6か月前に入力したその日1日分の"結果待ち"キーワード検索をします．検索に引っかかった症例について電子カルテやフォロー画像で結果を調べます．次の日も，同じ手順でします．③結果が確認できたものは，レポートのメモ欄に詳細を追記し，"結果待ち"キーワードを削除し"確定診断済"とキーワード入力します．その後で，カテゴリー分類してteaching fileにします．結果が出ていないものや疑問が残るものは，"フォロー"とキーワード入力し，

1年半以降に再チェックします．

　この結果フォロー時には，単に手術・病理結果を見ているのではありません．紹介元・転院先病院などを含めいろいろチェックします．それらの中で特に注意を払っているのは，私の読影レポートが依頼医にどのように受け止められたか，という点です．詳しく述べますと，下記のようなことです．1) 診断名を重視しているのか，2) 所見を重視しているのか，3) レポートを読んでいないか，それとも読んではいるがあまり気にかけていないのか（時々それが判断できるように，何らかのアクションを起こさせるような意図的なレポート作成をします），4) 信頼してこちらの示唆通りに従って下さったのか，5) 依頼医のみならずその依頼科全体の放射線科レポートに対する態度はどうか，6) 依頼医から上級医師や他科医師へレポート内容がどのように伝達されているのか，などです．カルテに読影レポートをコピペするのを拝見しますが，それも所見欄のみなのか，診断名のみなのか，両方なのか，なども参考にします．それを見て，各依頼医のコピペしそうな欄に最も伝えたい内容を記載します．患者さんのその後をみて，読影レポートが，依頼医と患者さんに対して影響を与えたのかそうでなかったのか，利益・不利益がどのように生じたか，などもチェックします．それにより改善すべき点を考えます．また，以上から各依頼医・依頼科の性格を考慮して，私の意図した内容がより正確に伝わるよう，次回からのレポート作成時の作戦も練ります．

　読影時にすでに確定診断がついているものは，初診時・術前画像も参照します．興味深い症例は，同じ手順で teaching file にします．

　院内カンファレンスでもフィードバックをかけるようにしています．私が関与しているのは，2つの放射線科内と8つの他科との画像診断カンファレンスです．ここでの症例結果もすべて，同様に teaching file にします．これらのカンファレンスや teaching file 目当てに，当院以外の放射線科医が日常業務をサポートしながら参加して下さっています．気になる症例に関しては，上述のカンファレンスで，もしくは主治医にできるだけ直接聞くようにしています．間違った時は，自分の中の疾患概念を再構築するためにも調べ直すよう心がけています．

　得られた結果が，半年以上経ってから変わることもあります．診断困難であったり，その後の臨床経過で最初の診断が否定されることもあるからです．これは，院内だけでなく学会レベルでも経験します．結果を聞いて納得がいかない場合には，自分の考えをすぐ変えずに疑問を投げかけることも必要です．また，院内の病理医の好み（どのような診断名を付けやすいか）まで把握できるとより良いです．

7 教科書・雑誌やネットで勉強するにあたって

■ 1. 私の日常勉強法と基本的スタンス

勉強法は，人それぞれ好きなようにされたらよいと思います．

私の日頃の情報収集法としては，教科書よりは雑誌・論文を読むことが主体です．平日毎日最低30分は論文などに目を通します．熟読ではなく，忘れても構わないという軽い気持ちで題名のみ目を通すことも多いです．購読雑誌は，NEJM，AJR，AJNR，Radiology，RadioGraphics，JCAT（購読料上昇が激しいので止めるかもしれない），Skeletal Radiology，Neuroimaging Clinics of North America，臨床放射線で，一応全分野に目を通します．購読するのは，お金を払っているから目を通さないともったいない気持ちになるからです．購読雑誌以外には，勤務施設にて無料で手に入る電子ジャーナル，他科雑誌，学会抄録集に目を通すこともあります．ものぐさな私ですが，気になった論文は，時系列順に，雑誌巻号・ページと題名と気になった程度記号（★，◎，○，△など）を手書きでノートに記入します．書いたところですぐ忘れてしまいます．しかし，複数の雑誌に目を通しているためか似た内容に出くわします．この時にどこかで書いたのではとノートを見返して，ちょっと思い出したりできます．

教科書や論文に書かれている内容の中では，疾患の頻度・疫学を鵜呑みにしないようにしています．それらは，地域，病院の種類によって異なります．

どのような教材にしろ，figureに最も注意を払っています．figureの解説は鵜呑みにせず，そのように見えない部分は参考程度にとどめ，figureそのものもchampion image（めったに出会えないほどの典型的かつ美しい画像）と捉えて，眺めることにしています．また，そのfigure内に筆者が指摘していない所見が写っていることに気づくこともあります．

■ 2. 教科書

初心者はできるだけ早く，各画像モダリティ別（可能であれば臓器別）の教科書を1冊は読み通すことをおすすめします．

繰り返し読むような教科書とResnickやSomなどの何でも載っている巨大本の2種類を持っていると心強いです．巨大本は，画像アトラスとしてとらえ，figureとその解説のみを見るだけでもすごく力がつきます．私はこの方法で，研修医時代に多くの巨大本を制覇（読破ではない）しました．ある程度体系的な知識が習得できれば，teaching file本（画像症例問題集）で復習します．

一人，もしくは少人数で執筆されている教科書の方が，体系的に勉強しやすく，執

筆者のカラーになじめば吸収しやすいです．高名で頻繁に出版されるえらい先生の編集された教科書が，必ずしも役立つとは思えません．むしろ，初めて執筆された著者（もしくは少数の執筆者）の手による教科書の方が情熱を感じ，素晴らしいことが多いです．洋書は，「Radiology」誌や「AJR」誌などに丁寧な辛口書評が載っているので，それを参考にすれば良いです．和書の書評は，あまり参考にならない印象です．

各疾患解説のパラグラフの最後に，著者の思っていることや臨床経験に根ざした有用な記載があります．改訂本の場合にはさらにその傾向が強く，旧版以降に著者自身が有用だと感じた非典型例を記載する傾向にあるようです．

出版後5年以上も経てば，CTやMRI中心の教科書は少し古く感じます．単純X線写真の教科書は，あまりそうは感じません．しかし，CTやMRI中心の教科書でも，臨床センスの優れた教科書は画像が多少古くなっても十分役に立ちます．

画像に関する想像力を鍛えるには，放射線医学以外の教科書にも目を通すことが有効です．私にとって，それを洋書で読むのはしんどいですが，和書で読むのは放射線医学と同じぐらいです．

■ **3. 雑誌**

論文を読む際には，これは役に立つのではなかろうかと意識し，想像力を働かせながら読むことが大切だと思います．そうしない論文は，私は必ず忘れてしまいます．しかし，自分が注目していなかった論文が，後に評価が得られていくことも多いです．だから，3種類以上の雑誌に目を通すことをおすすめします．3回以上目に留まれば，記憶に残りやすくコンセンサスが得られていく印象があるからです．また，海外と日本では疾患の頻度や種類も異なるので，英文雑誌と和文雑誌の両方に目を通した方が望ましいです．

最もおすすめしたいのは，「New England Journal of Medicine」誌の"Case Records of the Massachusetts General Hospital"と"Clinical Problem-Solving"です．放射線診断雑誌においては，「AJR」誌，「AJNR」誌，「画像診断」誌が定番でしょう．「画像診断」誌は完成度の高い総説特集号誌で，これのみで事足りるかもしれません．しかし，その内容を本当に自分のものとするには，学術論文雑誌にも目を通すことが必要と考えています．

reviewやoriginal articleよりも，症例報告を私は重視しています．症例数が複数になると，筆者の意図が混入しウソが生じるからです．1例報告では誤魔化しは利きにくく，一応事実として受け入れられると考えています．統計解析の結果，有意差や有用性が証明されても，champion imageのfigureに説得力がなければ参考程度とします．有意差が証明されても，実際には役に立たないことも多いです．"この疾患に合

致する所見ですよね？"と尋ねられた場合には，"はい"もしくは"いいえ"と答えられるものの，実際は他の疾患でもオーバーラップする部分があるからです．

　雑誌の読み方としては，題名もしくは抄録を眺めてから取捨選択し，選んだ論文を最初からおおざっぱに目を通します．その中で，特に気に入った論文を丁寧に読むことにしています．個人的に，1990年代前半の画像診断関連雑誌の画質はMRIも含めて現在見ても判断できる画像に到達していると思います．この頃に，ポピュラーな疾患の形態画像診断はほぼ確立したように感じます．

　各領域の知識を深めたり，他科と共通語を話せるようになるには，画像診断関連以外に内科や他科専門の雑誌（教科書も）に目を通すことも必要です．むしろ専門性を追求したり他科医師のニーズに応えようとすると，画像診断関連雑誌より有用に感じます．疾患概念に関する新しい知見は，まず各科専門の雑誌に出現し，その後，画像診断関連雑誌に掲載されることが多いです．掲載された時点では，その疾患に関する知見はすでにかなり成熟しているようです．他科英文雑誌まで目を通すのがしんどければ，日本語雑誌の"○○臨床"とか"臨床○○"といった"臨床"という言葉を冠した雑誌に目を通せば良いと思います．また，他科医師からその科の関連雑誌を教えてもらったり借りたりするのも，信頼を得るチャンスにもなります．

　私は月に1回程度，病院図書館などで，開架の雑誌表紙を眺めることにしています．それにより，雑誌の特集号テーマから最近の医療トレンドを把握できる印象があります．

■ 4. インターネット

　私は，医学雑誌を見る以外は，ほとんど検索でしか用いません．アナログ人間である私はうまくネット活用や検索ができているかどうか自信がありません．

　検索の方法としては，直接Google（http://www.google.co.jp/）で調べるか，Pubmed（http://www.ncbi.nlm.nih.gov/pubmed）で調べることが多い（情報が多すぎると困るので後者をより利用）です．検索の上手な方法は知りませんが，ある程度知識を有してあたりをつけていないと，良い情報を入手しづらいです．また，想像力を養うためにも，すぐに所見やキーワードで検索を始めずに，一度は疾患・病態などを考えてから検索した方が良いのではと感じます．私自身は，ネットにより自分で考える力が失われつつあるように感じ危惧しています．

　記憶ではこんな論文が存在したはずと思っていても，微妙な単語の違いや名詞・形容詞の差で，Pubmedではひっかからないこともあります．そういった場合には，特定の英文雑誌，例えば，AJNR（http://www.ajnr.org/）のサイトへアクセスし，そこでのAdvanced Search（AJNRなら http://www.ajnr.org/search）に移行して，"Abstract | Title"もしくは"Text | Abstract | Title"の欄に，単語を入力して検索します．

8 画像検査のコントロールに関して

諸検査は，臓器別にルーチンプロトコール化していますが，臨機応変に変更します．画像を集中して見るには限度があると考えているため，ルーチンはかなり簡素です．重要症例では，カンファレンスや電話相談であらかじめ撮像を計画します．放射線科医と協力することによって，依頼医にとってより良い画像が得られることをアピールするのはとても大切です．診断ができなくてもこれで点数が稼げるのではと考えています．だから，必要最低限の撮像原理・方法を把握し，技師さんとの信頼関係を築くことが必須です．

どこの施設でもCTを簡便に撮像することが可能となっています．それにもかかわらず，単純X線写真の撮像も同時になされつづけています．初診時の胸部X線写真は必要と思いますが，CTを撮像できるなら，頭部外傷時の頭部X線写真や急性腹症時の腹部X線写真は必要ないと考えています．単純X線写真を撮像してもわからないことも多く，結局CTを撮ることになります．この流れは無駄ではと思います．確かに，一部の人はよく単純X線写真を読影できると思いますが，それでも誰にとってもCT（もしくはUS）の方がはるかに情報量が多く有用です．単純X線写真に固執するあまり，タイミングを逸してはならないと思います．

当院のCT/MRI造影検査に関して急を要さない場合には，通常の同意書取得に加え，造影剤使用禁忌例には専用の同意書取得と主治医立ち会いというシステムにしました．その結果，造影剤使用禁忌例への無理な検査依頼も，造影剤副作用の発生も著明に減少しました．個々人への啓蒙よりは，安全対策部などと協力してシステムそのものを改変することが有効と考えます．

不必要と思われる検査に関しては，検査直前ではなく朝のうちもしくは当日までに，電話などで依頼医に説明します．依頼医に連絡もせずに検査を中止することはしません．実際は，依頼医が検査内容を把握しないでオーダーされることが原因で，説明することによりいったん理解は得られます．しかし，近年は最終的に再依頼が多くなってきています．臨床センスに欠ける医師ほど過剰な検査をする傾向があります．それが以前はえらい立場の人に多かったのが，最近では若い人に多くなっています．

MDCT（multi-detector-row CT：多列検出器CT）[9]出現以降，ダムが決壊したかのように画像検査数が著増しました．しかも，単なるスクリーニングの全身CT検査が増えています．依頼医が診察する前に画像検査が依頼をされ，依頼意図が放射線科医にとってわからないこともあります．現在では，放射線科医は診療の最前線に立っており，総合診療画像診断医と称しても良いのではと感じます．問題なのは，高解像度

画像を短時間に多量に得られるようになりましたが，それを読影する人間の能力・体力が追いつけなくなっていることです．

　放射線科医による検査数のコントロールはもはや不可能と感じています．CT/MRIの診療報酬が切り下げられた結果，誘発需要による検査増に伴い医療コストの更なる上昇も招いています．画像検査診療報酬の改訂，被曝の観点などからも法律規制で調整しない限り，ますます増え続けることでしょう．非常に危惧すべき問題です．画像検査数増加により放射線科医は疲弊し，レポートの質の低下を招きます．それにより，もはや画像をあまり見なくなった依頼医も患者さんも損をするからです．これはどうすれば解決できるのかは私にはわかりません．ただ，この調子で放射線科医がすべての画像診断の仕事を引き受けるにはもはや限界を超えているように感じます．

9 依頼医とのコミュニケーションについて

　私は，依頼医とのコミュニケーションに関しては以下のような考えを持っています．（初心者にも参考になるのではと思われるのは＊印をつけています．）

■ 1. 依頼医は必ずしも読影レポートを読んでいるとは限らない（＊）

　恐ろしいのは，依頼医がレポートを読んでいるかいないかが，わかりづらい点です．読影した患者さんのその後をフォローしてようやく気づくことがあります．近年では，画像情報の増加とともに読まれる傾向ですが，好意的に読まれているかどうかは疑問です．放射線科医がいる所へ依頼医が聞きに来ない施設ではあてにされていない可能性が高いです．聞きに来る医師が，研修医のみで中堅以上が来ない施設も危ないです．クレームをつけるのは面倒なので，不信感を抱いた依頼医はクレームを言わずに単にレポートを読まなくなるだけだと思います．

■ 2. 依頼状に臨床情報を記載しない依頼医には撮像範囲の詳細指示を記載してもらう

　放射線科医のレポートは不要と思っている医師は，依頼状に臨床情報の記載をお願いしても聞き入れてもらえません．そういった場合には，"ご自身が読影する際にしっかり写っていないと困るでしょうから撮像範囲の詳細指示を記載して下さい"，とお願いします．こう言えば，意外と多くのことを撮像指示という形で記載されます．さらに，"このような撮像法がよりよく描出されますよ"，などと依頼医に直接伝えます．その後，"次回からはそのより良い撮像法はレポートに書いておきますからね"，などと言って徐々にレポートに誘導します．そのレポートには，"！"マークを用いたりして気を引くようにします．さすがにその印の部分に目が行くだろうし，見落としていたと感じればレポートにも目を向けるようになると思われるからです．

■ 3. "結果ご教授お願いします" と記載しても, ほぼ効力はない (＊)

親しくなった医師は, 自然に結果を教えてくれるようになります. しかし, コミュニケーションのない依頼医に対して "結果ご教授お願いします" と記載しても, まず教えてくれることはありません. 依頼医の得意領域でない病気の際に, "○○科の○○先生などにご相談されたらいかがでしょう" と, 親しい医師名を記載してそちらから結果を教えていただくという技が効果的です.

■ 4. 他科医師とのコミュニケーション作りには, 他科カンファレンス参加や他科と放射線科の合同カンファレンス立ち上げ・参加が最も有効 (＊)

カンファレンスに参加をしている科では, 自分の意図するニュアンスが通じやすくなりフィードバックも容易に得られます. 不思議なことに, 各科においてよく読影できる人ほど, 真摯に意見を求めるように感じます. カンファレンスをしていない科には, レポートを読まれている自信はありません. 依頼状に記載されている臨床情報も, カンファレンスをしている科とそうでない科との差は感じます. 依頼内容の深さは, 放射線科レポートへの期待度をそのまま反映しています.

■ 5. 他科とのカンファレンスの立ち上げ方

他科とのカンファレンスは, 互いに負担を感じず, かつ得られるものがあるのが望ましいです. 放射線科医は他科へのサービス業と考えているので, 最初はこちらから出向き (その科の領域を学びたいと申し出る) かつ向こうの都合の良い時間に合わせます. 信頼が得られると, 自然に画像をまとめてくれたり, 時間を合わせてくれたり, 放射線科の方へ出向いてくれたりします. ある科とのカンファレンスで良い評判が立てば, 口コミで伝わりそれ以外の科から要望されるようになります.

■ 6. 他科とのカンファレンスにおける態度

カンファレンスでは, 親しくなっていない間は, 画像上は診断しやすい症例ばかりだったとしてもすべてを当たり前のように当てすぎてはいけません. 相手の話を聞いて共感した上で, "最近参加した研究会で学んだことですが", などと前置きをして話すようにします. 教えてあげるという感じは, 言語道断です. 自分と他科医師の考えの間に隔たりがある場合や他科内でも意見が2つに分かれているような場合があります. その場では自分の意見を強調せず, こんな文献もあったのですが, とカンファレンスの後にでも送ることにします. すべての医師は高い自尊心を有しており, 読影に関して自信・実力のある人もおられることを認識して, 言動に注意すべきです. 相手を理解し一緒に悩むというのも大切なことです.

本来, 診断とは all or none ではなく, 確率を上げていくための過程です. しかし, 依頼医は all or none を望まれます. 放射線科医は, 画像診断が確率を上げていくた

めの過程にすぎず，その限界を理解していただくよう説明する必要があります．この説明がなされると逆に納得され，それにより信頼を得ることもあります．最近では，依頼医がレポートのみ見て画像を見なくなりつつあります．そのため，カンファレンスでは私自身の失敗を適宜アピールして，依頼医自身も画像を見ていただくよう注意喚起をします．

■ 7. カンファレンス以外でのコミュニケーションを得る方法（＊）

カンファレンスをするのが他科とのコミュニケーションを得る最善方法ですが，時間的制約のため限界があります．そのため，検査室に患者さんと一緒に来られた主治医に，どういった患者さんですかと尋ねつつ，わからないことがあればお尋ね下さい，などと積極的に話しかけます．これで，カンファレンスに参加していない科の医師の10人に1人位は反応がよくなる印象があります．しかし，上のえらい人が放射線科に不信感を抱いておられる科は改善しづらいです．

私は，放射線科に不信感を抱く高い地位の医師に対して信頼を得る術を知りません．過去に，治療方針を覆すような診断をして（直接フィルム持参で言いに行った）から関係が好転したことがあったので，チャンス症例は逃さないようにすべきと思います．また，強い不信感を抱かれていた医師でも，その所属科の他の医師の信頼を得ることによって軟化したり，他科からの口コミで信頼を得たこともあります．時間が解決することもあるので希望は捨てたことはありません．私は，患者さんに対して真摯な主治医とは，こちらも真摯にしていれば必ずわかりあえるものだと信じています．

■ 8. 積極的に電話する（＊）

急がなくてはいけない疾患，依頼医が不得意ではと思われる病態に関しては，電話連絡をします．必要であれば，依頼医が外勤でも外勤先まで電話します．これは信頼を勝ちうる大きなチャンスです．その後の対応は依頼医以外の院内にいる依頼科医師と自分とで進めると，より感謝されます．依頼医が先に目を通した画像の読影レポートは基本的に読まれないと考え，見逃しては危ないのではと思う所見があれば，電話します．連絡した際には，必ずその連絡経緯（何月何日何時に誰に伝えたか）をレポートに記載します．

連絡時にはいきなり診断名を伝えるのではなく，このような可能性もあるのではという話し方をします．耳を傾けてくださらない依頼医もおり，未熟な私はカチンときます．しかし，電話をする前に頭の中でグラウンド10周走ってから連絡すると，うまくいきます．依頼医の事情をもっと理解し思いやることが大切だとわかっていますが，私はまだ完遂できていないようです．とにかく，レポート記載だけでなく電話連絡などにより，自分自身で自分のレポートに対する応援団のような行為をし続けるこ

とが最も大切で効果的と考えます．

■ 9. 正しさだけでは，人の心は動かせない（*）

自分で正しいと思っていることは，思いこみに過ぎない場合や実際の臨床では重要でないこともあります．依頼医が正確に私の意図した内容を理解して下さるようお伝えすること（そのため電話連絡する）がサービス業として必要と考えています．邪道と思われるかもしれませんが下記のようなこともします．自分が考えた診断名が非常に稀で依頼医にとって受け入れがたそうな場合には，診断欄には依頼医が最も想定しそうな診断名を1番目に記載して，自分の診断名を2番目に記載したりします．それでも，思いのほか依頼医は意をくみ取って感謝して下さるものです．

10 勉強会とのつきあい方について
"発言すれば，みんなヒーロー！"

自施設で，経験できる症例や出会える人は限られています．そのため，地元の症例検討会には積極的に参加します．そこで，他の人の素晴らしい読影や知識を見聞きするのを楽しみにしています．

症例検討会に参加する方は，画像診断が上手になりたいと思われていることでしょう．どうすれば上手になれるのでしょうか？提示された画像を覚えられるぐらいに丁寧に見ることだと思います．それを確実にする方法は，発言したり回答者になったりすることです．

しかし，間違うのが怖いし恥ずかしい，と感じる方が多いと思います．必ずしも診断名まで言う必要はありません．気付いた所見や疑問を口にするだけでも良いのです．それでも，発言しづらいと感じるかもしれません．しかし，まったく大丈夫なのです．実は，発言者である"あなた"が間違えようが変なことを言おうが，聴衆にとってはどうでもよいのです．聴衆は画像診断が上手になりたいわけですから，発言内容が良くなければ発言者ともども忘れ去るだけです．発言者が皆の記憶に残るのは，感心したときのみです．たとえ10回続けて間違った発言をしても忘れられるだけですが，11回目に素晴らしい発言をすればその瞬間に初めて皆の注目を浴びるのです．すなわち皆の記憶の中では，素晴らしい発言をした"あなた"しか残らず，まさに"発言すれば，みんなヒーロー"となるわけです．

この真実を知ってもなお不安な方へ，参考までに私の症例検討会における経験を述べます．

卒後2年目から，上司であるH先生に関西NR（神経放射線）勉強会に連れていかれ，毎回否応なく回答者にさせられました．いつも頭が真っ白の状態でした．
　一番悲惨な思い出は，MRIでflow voidを見る力もなく，遺残三叉神経動脈（persistent primitive trigeminal artery）に気付かず凍り付き，わからないまま他の回答者にバトンタッチされてしまったことです．長い間，この調子で連戦連敗が続きました．しかし，そのような私の支離滅裂読影を，関西NRの先生方は我慢して聞いておられ，いつもサポートして下さいました．しかし，サポートされても何をおっしゃっているのかさえわかりませんでした．
　今でも記憶している正解病名に，"ピーネット"があります．当時，脳腫瘍名といえば，"〜オーマ"しか知らなかった私にとっては腫瘍名とすら気付かず，UFO（未確認飛行物体）のような新しいカテゴリー疾患ではと思いました．この正解が公表されたときには，一人ぼっちで取り残された気持ちでした．その頃にはネットで調べることもできず，この疾患がPNET（primitive neuroectodermal tumor）であったことを知るのには時間を要しました．
　このような自分のだめさ加減がわかっていたため，関西NRの日が来るたびに憂鬱に感じていました．しかし，それにもまして関西NRでの他の先生方の素晴らしい読影を見聞きする楽しさの方が勝っていたため，参加し続けました．今ではH先生には，回答することに慣れるようにして下さったことを，他の先生方には恐怖感を取り除いて下さった優しさに大変感謝しています．当時は，症例検討会という短時間読影の場で，疾患名は無理でも異常所見に気付けるようにと日頃の読影量はがんばりました．これが効を奏してか，徐々に所見にも気付けるようになり，時にはいいところをついているのではという思いが自信につながったようです．
　次に自信を持ったとしてもどうすれば実際に発言できるようになるのでしょうか？表現するための語彙が必要です．まずは正確な解剖学用語です．いつでも使えるように日頃の読影から丁寧に解剖学用語を記載して訓練しておくことが大切です．画像を指しながら（できるだけ1点を指す）"ここ"とかではなく，解剖学用語を用いて発言した方が良いです．自分自身を落ち着かせる効果もありますし，他の人には格好良く聞こえます．画像診断において，正確な解剖表現は正解にたどり着くために必要です．次に病態や疾患に関する語彙習得です．前日や向かう途中でも，その会に関わる総説など1つでも目を通しておくと効果的です．私もそうしています．たった1つのことを述べるのでも，それのみでなくそれに関する数倍の知識がないと発言しづらいものです．勉強会でも日常臨床においても，画像診断において**"準備する"**ことが最も大切で効果的です．会の翌日には，問題症例を同僚に話したり文献で再確認したりします．

それでも自主的に発言するのは無理と思われるかもしれません．そうであれば，回答者に当てられるようにすればよいのです．私の場合は，先輩方にさまざまな勉強会で回答者に当てられることが多かったため幸運でした．そういうツテがない場合は，他の参加者と知り合いになることをおすすめします．お互い，参加者の顔は自然と覚えています．同じ画像を前にした時にでも，話しかければすぐ友達になれます．そうすれば間接的に回答者候補になれますし，画像を前にした話し合いから結構皆悩んでいるのだと気付き，気も楽になります．回答者に選ばれたときはチャンスと思い断らないでください．

　私は，正解や不正解はあまり重視しません．どのように読影して考えを進めたかを重視します．ですから，発言者が述べられた所見や考え方で，"確かにそう見えるよね" とか "それも考えられるよね" とか思いながら聞き，そこで感動して発言者のプチファンになります．多くの知識や経験を有して，それのみで正解に至っても感動はしません．また，多数のきらびやかな鑑別診断を挙げて1つの診断に絞らなくてもその中に正解があった場合，正解と判定されるのには首をかしげます．私の中では，結論なしという印象です．

　1つの診断名に固執するのは，当てものにすぎないとの意見もあると思います．しかし，経験を積んだ方なら，日常臨床の現場で何らかの決断を依頼医から要求され，その責任に緊張しながら対応したことがあると思います．この臨床現場での緊張感は，すでに結果のわかっている症例検討会での回答よりははるかにすごいわけですから，検討会で1つに絞ることはそれに対する訓練と捉えればよいのです．皆悩まれた症例を持参されているわけですから，難しいのは当然です．しっかり決断して1つに絞った結果，"間違えることは尊いこと" と私は思います．そもそも結果がわからないからこそ，皆悩んで考えながら正解に近づこうとしています．ここに画像診断学の最も尊い行為のひとつがあると考えます．ですので，解答が出る前に発言もせずに結果が出てからさもわかっていたかのような発言だけは，なくなってほしいなあと願っています．

　自分の考えていることを相手が理解できるように話すことは難しいです．ましてや聴衆の面前で緊張しながら，理解してもらえるよう回答をすることは大変難しいです．一度でも回答者を経験された方であれば，その大変さは熟知されているでしょう．その大変さを参加者の多くが発言することによって共感すればするほど，勉強会の雰囲気はより発言しやすいものになるのではと期待しています．

　回答者に当てられた人以外にも，多くの人が討論している会が望ましいですが，難しいです．場を盛り上げるためには，司会者の技量も関わってきます．司会者は，参加者を把握していた方が進行しやすいと思いますので，1～2年以上は固定するのが

望ましいです．適度な緊張感は必要と思いますが，威圧するような雰囲気，えらい人への追従が目立つのはどうかと思います．発言が少ないからといって議論を長引かせたり，"まだ正解が出ていないようです"といった進行やヒントは，できるだけなされない方がよいのではと思います．画像診断で無理なものは存在するのだと謙虚に受け止め，他のどのような検査・臨床情報が診断の根拠となるのかを後で検討すれば，それで良いのだと思います．

　私は，症例検討会やフィルムリーディングで，珍しい疾患だろうなどとひねって考えるよりは，素直に日常臨床と同じ考え方で臨んでいます．この方がトータルでの正答率は高くなる印象があります．問題の難度はさまざまで，画像から素直に考えたものがベストなように感じます．私の印象では，症例検討会でのフロアーからの回答は，後になればなるほど外れていくように感じます．たぶん，討論の最初は画像所見を中心に検討していたのが，時間が経つと誰かのコメントに対する蘊蓄合戦になり，画像所見に根ざした検討ではなくなっていくためではと考えています．

　会に参加し続けると，そこでの知識・討論に慣れ傾向を把握でき，当てられるようになります．だから，参加当初にまったくついていけなくても心配する必要はありません．私自身は，参加しなくなればついていけなくなるだろうなと思っています．会では，参加し続けている人々の間で暗黙のソサイエティーが形成されます．このソサイエティーは，功罪の両方があると思います．多くの会に参加する方は，職場によっては参加することが難しい方がおられるということを理解していただきたいと思います．

　症例検討会やフィルムリーディングでは，異常があり結果がすでにわかっているという前提で話し合われます．実際の臨床現場と異なります．失うもののない詰め将棋のようなものです．ですので，症例検討会と同じスタンスで，日常臨床に取り組むことは危険です．我々は，症例検討会やフィルムリーディングのためでなく，患者さんへ還元するために勉強しているのです．また，会に参加しないと知識が収集できないというのは問題です．日常臨床，教科書・雑誌・ネットなど自分で収集できるもので習得するのが大切です．

　関西のおすすめの会を列記します．

- **関西 SKR 勉強会**（骨軟部領域）は，参加者の半分が放射線科医で半分が整形外科医であるため，幅広い意見があり治療方針まで学ぶことができます．（バイエル薬品株式会社共催）
- **関西 NR 勉強会**（中枢神経領域，http://kansai-nr.kenkyuukai.jp/）は，開催回数は多いもののアットホームな雰囲気なためか常時 100 人前後の参加があります．（バイエル薬品 / コニカミノルタヘルスケア株式会社共催）

- 関西 Body CT 道場（中枢神経以外すべて）は，自由度も高く日常臨床に役立ちます．（第一三共株式会社共催）
- 救急放射線画像研究会（救急領域）は，テーマ別に救急疾患を勉強できるため放射線科医以外の多くの若手医師も参加しています．（第一三共株式会社共催）
- 関西 GUR 研究会（泌尿生殖器領域，http://www.gur.jp/）は，東京から北九州までの参加があり，ミニレクチャーもあり準学会のようで充実しています．（バイエル薬品株式会社共催）
- 胸部画像検討会（胸部領域）は，呼吸器科医や病理医も多数参加しています．（第一三共株式会社共催）

臓器別画像症例検討会に同じ施設のその臓器専門の他科の先生を誘って一緒に参加することは，仲良くなるきっかけにもなり信頼も得やすくなります．

11　放射線科医の魅力，なって良かったこと，私の目指している姿

画像（放射線）診断学はとても面白いです．医療において，診断する過程が最も面白い部分のひとつですから，いいとこどりをしている医学と思います．また，臨床医学ほぼ全領域に関われるため，飽きも来ないと思います．

画像を前にすれば，学生からえらい先生や他科医師にいたるまで，公平な立場で考え意見を交換しあえます．これが，画像診断の素晴らしさだと思います．医者の世界は年功序列的な部分がありますので，この公平さは特筆すべきと思います．

私は，自分の診断能が高まり他科から必要とされることが，最も嬉しく思います．同じプロであり最も患者さんのことを把握している他科医師が，わざわざ相談しに来られ，私（放射線科医）の意見を採用して下さることは，すごいことだと思います．依頼医にすすめた何らかの検査・治療がなされるより，すすめた単なる経過観察をしていただくことの方が，信頼されていると感じます．経過観察のため何もなされないで待っている患者さんの不安感を依頼医が受け止めて下さっているのは，有り難いことです．感謝だけでなく注意されることも，丁寧に自分のレポートを読んでいただいているのだなと有り難く思います．放射線科医は，他科医師によって育てられているといっても過言ではありません．

真摯に仕事をしていると，主治医から，"先生のおかげで本当に助かった"とか，"何か恩返しをさせて欲しい"などと言っていただけることもあります．院内の他科医師の口コミから，院外の他科医師が電話・メールで相談して下さることはよくあります．

院外から画像データ持参で直接相談しに来てくださることすらあります．いったん信頼を勝ち得れば，放射線科医は多くの医師から本当に必要とされます．

　患者さんから直接，謝意を受け取る機会は少ないものの，経験します．それはたいてい，異常でないとか治る病気と指摘したことが証明され，主治医が放射線科医のおかげだと伝えて下さったケースです．読影時には"病気を診断する"のに勤しみがちですが，"大丈夫である"ということをしっかり診断する方が，患者さんにとっても主治医にとっても最も喜ばしいことなのだと思います．何かよくわからない場合でも，"少なくとも悪性腫瘍ではない"というレポート文面も主治医に喜ばれるようです．

　自分のしていることが常に正しく役立っていると医者が思いこむのは危険だと考えています．医者なんて，患者さんが進む道を誤らないように補助するぐらいの存在と思っている方が健全ではないでしょうか．自分自身の正しいと思う方向に患者さんを誘導し，苦しい思いをさせていることに気づかない場合もありますが，そうはなりたくありません．放射線診断医は，他科医師から評価されやすい立場にあるため，批判されることもあります．しかしこの批評にさらされ続けることにより，我々放射線診断医は，慢心もせず進歩し続けられるのではないかと考えています．

　私は，病変の質的診断，特に浸潤範囲などの評価は，放射線科医より実際に患者さんを診て手術などもしている主治医の方が読影できうると考えています．同じ土俵で勝負するには，患者さんを診ていないためにかなりの努力が必要ですし，その一分野にかまけていると他の分野はおろそかになります．

　私が目指しているのは，バランスの良い誰からも好かれる交通整理のおまわりさんです．画像には，主治医の気づいていない事実が隠れています．それを指摘したり，主治医の得意分野ではない疾患だと説明することが信頼を一番手っ取り早く得られ，放射線科医の技能を発揮しやすい部分だと思っています．だから，specialistにのみなってしまうのは危険だと感じています．specialistのみで本当に役立ちうる放射線科医は一握りです．そのような放射線科医で許される施設は，日本では限られています．できることなら，generalistでかつ一部specialistであることが望ましいです．しかし，進歩も仕事量増加も著しい現状では，本当のgeneralistになることは不可能ではと思います．私自身は，自分の働いている職場において可能な限りgeneralistでかつ一部specialistを目指し続けたいと考えています．

　私は，過去に素晴らしい放射線診断医と出会い，その人と同じようになろうと思って努力してきました．しかし，なれないということがよくわかりました．現在では，自分の性格に応じた自分なりの放射線科医を追求すれば良いのだと気づき，自分の良さそうな面を生かすよう努めています．

これからの人へは，実際臨床を通じて私が持っている知識・技能のすべてと画像診断の面白さを伝えていきたいと考えています．しかし，教育は一方通行では成立しません．どれほど良い施設で研修し素晴らしい師匠に恵まれ多くの勉強会に参加しても，それだけではだめです．自分自身の目で見て，能動的に勉強して，自分で考えて，自分の言葉で表現するようにしない限りは，画像診断は上手になりません．これからの人が作るであろうより素晴らしい画像診断を見ていきたいと考えています．

　放射線科医になってからを振り返りますと，本当に人生は因果応報だなと感じます．私がちょっとでも良いことをと依頼医などにしたことに対し，その翌日とかではなくもっと時間がたって，その相手やその周囲から助けていただくことを経験します．逆も然りで，その結果自分の仕事がしづらくなります．自分を居心地良くするのもつぶすのも自分自身が原因です．人は思いのほか，他人を見ているものだとつくづく感じます．臨床医として真摯に自分の仕事を依頼医や患者さんに役立つようにしていれば，必ず報われると思います．

　じっくり（遊び心を持って）考えたり勉強したりする時間と心の余裕がなければ，私自身は今まで述べてきたことはできません．現在の医療状況ではなかなか困難ですが，余裕をもった環境になるよう心がけていきたいものです．

A-1 │ 私のおすすめベスト30

　2003年以降のものを中心に取り上げていますが，それ以前のものも含まれています（第3章の注目本リストも同様です）．また，2003年以前のものは「画像診断を考える」初版のリストをご参照ください．

- Taybi and Lachman's Radiology of Syndromes, Metabolic Disorders and Skeletal Dysplasias, 5th ed
- Atlas of Normal Roentgen Variants That May Simulate Disease: Expert Consult - Enhanced Online Features and Print, 9th ed
- よくわかる脳MRI 第3版（画像診断別冊 KEY BOOK シリーズ）
- 新版 所見からせまる脳MRI
- 神経内科疾患の画像診断
- エキスパートのための脊椎脊髄疾患のMRI　第2版
- Osborn's Brain : Imaging, Pathology, and Anatomy
- Pediatric Neuroimaging 5th ed

- 頭頸部画像診断に必要不可欠な臨床・画像解剖(「画像診断」Vol. 31 No.11 2011年臨時増刊号)
- Head and Neck Imaging Two-Volume Set 5th ed
- 胸部画像診断の勘ドコロ(これだけおさえれば大丈夫 2)(新版が 2014 年 3 月 25 日刊行予定)
- 極める！胸部写真の読み方 小三 J 読影法と症状・症候からせまる胸部画像診断学(旧版「胸部写真の読み方と楽しみ方」も一緒におすすめ)
- High-Resolution CT of the Lung 4th ed
- Imaging of the Chest, 2-Volume Set: Expert Radiology Series
- 心臓腫瘍学
- Gastrointestinal Imaging 4th ed: The Requisites
- 肝胆膵の画像診断— CT・MRI を中心に(画像診断別冊 KEY BOOK シリーズ)
- 知っておきたい泌尿器の CT・MRI(画像診断別冊 KEY BOOK シリーズ)
- Textbook of Uroradiology 5th ed
- 婦人科 MRI アトラス(画像診断別冊 KEY BOOK シリーズ)
- 骨軟部疾患の画像診断 第 2 版(画像診断別冊 KEY BOOK シリーズ)
- 骨腫瘍の病理
- 骨関節画像診断入門 第 3 版(原著の最新版は「Fundamentals of Skeletal Radiology 4th ed(2013)」)
- Diagnosis of Bone and Joint Disorders 5 Volume Set 4th ed
- Imaging of Soft Tissue Tumors 3rd ed
- Diagnostic Imaging: Breast 2nd ed
- どこを見る？何がわかる？画像による新生児症例カンファランス
- Caffey's Pediatric Diagnostic Imaging, 2-Volume Set 12th ed
- 急性腹症の CT
- FDG-PET マニュアル 検査と読影のコツ

A-2 おすすめの雑誌
(☆印：特におすすめのもの．好きなもの順)

1) 職場を変わっても，購読（もしくは無料で入手）して（気に入った論文のみ）目を通し続けているもの．
- The New England Journal of Medicine (NEJM, http://www.nejm.org/) ☆
  [リスト p.332]
- American Journal of Roentgenology (AJR, http://www.ajronline.org/) ☆
  [リスト p.333]
- American Journal of Neuroradiology (AJNR, http://www.ajnr.org/) ☆
  [リスト p.333]
- Neurographics (http://asnr.publisher.ingentaconnect.com/content/asnr/ng) (電子ジャーナル, 無料) ☆ [リスト p.334]
- RadioGraphics (http://pubs.rsna.org/journal/radiographics) ☆ [リスト p.334]
- 臨床放射線 (金原出版, http://www.kanehara-shuppan.co.jp/) ☆ [リスト p.341]
- Journal of Computer Assisted Tomography (JCAT) (http://journals.lww.com/jcat/pages/default.aspx) (購読料上昇が激しいので止めるかもしれない)
  [リスト p.335]
- Insights into Imaging (http://www.i3-journal.org/cms/website.php) (電子ジャーナル, 無料) [リスト p.335]
- Skeletal Radiology (http://link.springer.com/journal/256) [リスト p.336]
- Neuroimaging Clinics of North America (http://www.neuroimaging.theclinics.com/) [リスト p.338]
- Radiology (http://pubs.rsna.org/journals/radiology) [リスト p.334]
- Japanese Journal of Radiology (JJR) (http://www.radiology.jp/modules/formember/index.php?id=3) (日本医学放射線学会の英文学会雑誌) [リスト p.335]
- 日獨医報 (http://www.bayer-diagnostics.jp/index.php) (バイエル薬品株式会社より無料配布) [リスト p.342]
- European Radiology (http://www.european-radiology.org/cms/website.php) (日本医学放射線学会員なら申し込んで無料と思われる) [リスト p.335]

2) 気に入った号のみ目を通すもの（ときどき購入したり借りて読むもの）
- 画像診断 (学研メディカル秀潤社, http://gakken-mesh.jp/) ☆ [リスト p.341]
- 臨床画像 (メジカルビュー社, http://www.medicalview.co.jp/) [リスト p.342]

- 病理と臨床（文光堂，http://www.bunkodo.co.jp/） ☆ ［リスト p.343］
- 日本消化器病学会雑誌（日本消化器病学会学誌，http://www.jsge.or.jp/member/kikanshi/index.html） ［リスト p.343］

3）図書館（電子ジャーナルを含め）や医局，他の人から借りられたりする場合に，目を通す可能性のあるもの．

- Abdominal Imaging（http://www.springer.com/medicine/radiology/journal/261） ［リスト p.336］
- Pediatric Radiology（http://link.springer.com/journal/247） ［リスト p.337］
- Journal of Thoracic Imaging（http://journals.lww.com/thoracicimaging/pages/default.aspx） ［リスト p.337］
- Radiologic Clinics of North America（http://www.radiologic.theclinics.com/） ［リスト p.336］
- Neuroradiology（http://www.springer.com/medicine/radiology/journal/234） ［リスト p.337］
- The American Journal of Surgical Pathology（AJSP）（http://journals.lww.com/ajsp/pages/default.aspx） ［リスト p.340］
- 他科の学会誌や専門雑誌

A-3　おすすめのサイト

- Yottalook（http://www.yottalook.com） ［リスト p.347］
  放射線医学に特化した検索エンジン．
- GO RAD（http://www.isradiology.org/gorad/revistas.php） ［リスト p.355］
  International Society of Radiology（http://www.isradiology.org/isr/index.php）の内部サイト．世界中の放射線医学雑誌から選ばれたオープンアクセスできる総説論文を見ることができます．
- AuntMinnie.com（http://www.auntminnie.com/） ［リスト p.350］
  Case of the Day（比較的易しい teaching file）など教育コンテンツが満載の放射線医学関連ポータルサイト．一部の teaching file をメールマガジンとして配信してくれます．
- 急性腹症の CT 演習問題（http://www.qqct.jp/） ［リスト p.366］
  急性腹症の CT を実践的に学べる素晴らしい teaching file サイト．

第 1 章 General Radiologist への道

市井画像診断医雑感

自衛隊中央病院放射線科 **藤川 章**

A-1 役立つもしくはおすすめの教科書

- 胸部 X 線写真の読み方 第 2 版
- 1 枚の画像から 厳選 100 例（臨床放射線第 50 巻別冊）
- 1 枚の X 線写真から 鑑別診断の進め方と考え方
- 腹部単純 X 線写真のよみ方
- 神経内科疾患の画像診断
- 骨系統疾患 X 線アトラス
- めざせ！外来診療の達人 外来カンファレンスで学ぶ診断推論 第 3 版
- CT・MRI による結核の画像診断（画像診断リファレンス）
- Fundamentals of Diagnostic Radiology 4th ed
- ここまでわかる急性腹症の CT 第 2 版
- 臨床のための解剖学
- Imaging of Soft Tissue Tumor 3rd ed
- 骨・関節の X 線診断
- 小児神経の画像診断－脳脊髄から頭頸部・骨軟部まで－
- Genitourinary Radiology The Requisites, 2e（Requisites in Radiology）
- Cardiac Radiology The Requisites, 3e（Requisites in Radiology）
- Arhtritis in Black & White 3rd ed
- 頭頸部の臨床画像診断学 改訂第 2 版
- Primer of Diagnostic Imaging, 5e

A-2 いつも目を通されている，もしくはおすすめの雑誌

- Radiology (http://pubs.rsna.org/journal/radiology) ［リスト p.334］
- AJR (http://www.ajronline.org/) ［リスト p.333］
- RadioGraphics (http://pubs.rsna.org/journal/radiographics) ［リスト p.334］

A-2 (続き) | 電子ジャーナルで目を通されていますか？それとも紙で購読されていますか？

紙で購買しています．病院では PC 端末のアクセスが悪いのですが紙ならどこでも見ることができます．

A-3 | 役に立つもしくはおすすめの web サイト，電子書籍 など

病院内の PC 端末アクセスが悪いので通常 website は利用しておらず，PubMed（http://www.ncbi.nlm.nih.gov/pubmed/）［リスト p.347］くらいです．

A-3 (続き) | 文献や実際の画像診断に際してなどの検索方法としては，何を利用されていますか？

PubMed

A-3 (続き) | 特別な検索技などあればご教授下さい．

特別な検索技は知りません．疾患名を入力することが多いです．

A-4 | 論文や教科書にある内容や頻度への信用度は？また，勉強する際の注意・注目点は？

論文は批判的に読むようには心がけますが，evidence としては論文しか頼るところがないように思います．論文は abstract を読んで取捨選択します．写真，表，グラフ，caption（図説明）は目を通すようにしています．精読の場合に重視するのは方法と結果です．

A-5 | 読影能力の維持・向上のために日頃されている勉強法や情報収集の方法は？また工夫点されている点は？

特別なことはやっていません．日常出会った症例について面倒くさがらず調べたり，周辺疾患との鑑別を考えたりしています．できるだけ勉強会には出席して耳学問に励んでいるつもりです．

A-6 | 検査・診断について

1 検査の適応に関してどの程度こだわりますか？依頼内容に不足がある場合はどうしますか？また検査依頼数は制限不可能でしょうか？

社会的適応（主治医の泣きが入るような）もありますので，患者さんに医療的，金銭的に不利益がなければスケジュールの許す（技師との相談のうえ）限り検査をするよう

に心がけています．「とりあえず CT, とりあえず MRI」という依頼はすでに予約が入っている場合はしょうがないですが，飛び入り検査のときはお断りします．依頼内容の不足は主治医のクセがよくわからないときはすぐ PHS で discussion します．検査依頼数の増加は置かれた状況によると思います．営利追求型病院だと受け入れざるを得ないのではと思います．

2 検査はプロトコール化していますか？それともできる限り個別化していますか？

できる限りシンプルなプロトコール化をしています．技師との意思疎通が容易で，かつ後で比較するのに便利だからです．検査の最後に画像をチェックして追加が必要かどうかを決定します．

3 診断をするにあたってどのような筋道で行いますか？

a. 読影を始めるにあたって依頼状をどの程度見ますか？どの段階で見られますか？

プロトコールを決定する前に依頼内容を確認します．

b. 読影はどのような順序でされますか？系統的？上から順？

最初に全体をさっと見て，自分で重要性の優先順位を考えてから重点的に見ます．

c. どのようにして異常に気づかれますか？(気付き方のポイントなど)

理想的には系統的なチェックがよいと思いますが，いつも"ピンとくるかどうか"というやり方で経験に頼っているのではと反省しています．

d. どういった所見を重視されますか？(所見の優先順位の決め方など)

患者の訴えの原因となるか？　依頼医の疑問や関心に答えるものか？

e. どちらともとれるような所見に関してはどのくらいの重きをおいて，思考過程の中でどのように処理されますか？

レポートに「画像からだけではどちらか迷っている」と素直に書きます．

f. 臨床情報は，思考過程の中のどの段階で参考にされますか？

臨機応変ですが，患者の訴えは重要視しています．

g. 鑑別診断はどのくらいの数を通常，所見に記載されますか？

できるだけ 3 つ以内に絞ります．多すぎてまとまりのつかないときは非特異的所見という表現になります．

h. 疾患により異なると思いますが，鑑別を絞り込む時に重視する点は何でしょう？

この検査の後に行われるであろう，別の検査，生検，手術，内科的治療などの決定にどのようにつながっていくかを考えて鑑別します．

i. 存在診断，局在診断，鑑別診断，以外に特に気をつけている事項は？

前述と重なりますが，依頼医の decision making（意思決定）に寄与できるかどうかです．

j. 解剖学的変異などはどの程度記載されますか？

治療に関わるようならレポートします．

k. 最終診断をされる前に，その疾患に伴いうる所見をもう一度チェックされますか？
ここで，どちらともとれるような所見に関してはどのように処理されますか？

チェックします．どちらともとれるような所見はその旨をレポートします．

l. 検査モダリティ別に所見の乖離が見られた場合，どのモダリティの所見を重視しますか？

信頼性の高い所見を前面に出しますが，気にかかる相違点はその旨をレポートします．

m. 診断の当て方にコツがありますか？あるとすればどういったことでしょうか？

コツはありません．丹念に鑑別診断を考え，確定診断のために依頼医に何が今後必要かを納得できるかたちで伝えることを心がけます．

n. 画像での診断の限界を感じるときがありますか？ それはどのような場合でしょうか？

いつも感じています．画像モダリティごとの限界を知っておくことも画像診断医ならではの役目と思います．

o. 読影をするにあたって依頼内容に不足がある場合にはどのように対応されていますか？

PHS で主治医と直接話すようにします．

p. 通常の読影時に見落とさないようにするためには，どういったことをすればよいと思いますか？

とにかくいらいらせず，落ち着くように努力します．でもいらいらします．

q. 読影の時間が限られていてどうしても急いで数をこなさなければならないとき（救急の場面は除く），特に気をつけている点は何ですか？

読影レポートの簡素化．とにかくいらいらしない．

r. 救急・緊急症例の読影で特に気をつけている点は何ですか？

治療につながる大切な所見を口頭で先に伝える．その後にゆっくりレポートにとりかかる．

s. レポートの記載方法はどうされているか，もしくはこうすることが望ましいというお考えがあれば，ご教授下さい．

主治医の疑問や関心事，目的に応じて，それに画像コンサルテーションとして返答するように結論することを心がけています．

t. レポートの書き方として「○○疑い」「○○を否定できない」「臨床情報との照合をお願いします」などの表現をどの程度使われますか？

「疑い」の強さの程度をレポートするようにしています．「疑い」を用いるときはその記載自体が今後の治療に影響を及ぼさない場合です．

結論が出せない場合は，その理由を素直にレポートし，次のステップを提案します．

A-7 他科医師とのコミュニケーションに関して

1 読影をした際，重要な所見があった場合や急な対応が必要な場合にはどうしますか？

とにかく PHS でもなんでも直接話すようにします．

2 院内での他科とのカンファレンスの有無とその内容，おすすめのカンファレンスの方法やどのようにしてカンファレンスを立ち上げたらよいかなどご教授下さい．

時間や人員の制約のため院内で他科との画像カンファレンスはしていません．しかし，読影室はオープンな雰囲気にしてあると思っているので，相談，質問があれば出入りしての discussion はいくらでもあります．

A-8 レポートは，黙っていても依頼医に読んでいただけると思っていますか？
もしくは，読んでいただくようにするためや，他科の医師から放射線診断医が必要とされたり，信頼を得るためには，どのようなことが必要で有効と感じておられますか？

読まれているかどうかのチェックはしていませんが，質問や結果報告（外れているときは嬉しそうに）のための他科医師の訪問があるので読んでいる人は読んでくれているようです．患者にとって大切ならどんな相手でも PHS で伝えて discussion します．レポートが読まれないための delayed diagnosis, delayed treatment の責任の一端は画像診断医側にあることも肝に銘じるようにしています．

A-9
結果はどの程度の割合で知るように努力されていますか？
結果をフォローすべき症例は，どのような基準で選び，どのような方法でチェックし，どのぐらい期間を空けて，どの程度まめにフォローされますか？
手術結果や病理以外にもチェックされる項目などありますか？
またどのように今後に反映しますか？

　教育的な所見，個人的に興味深い所見はメモに書き留めて，暇を見つけてはあらゆる手段で確認をとるようにしています．

A-10
地元での他院の放射線科間における院外勉強会にどの程度参加されておられますか？
参加すれば参加する程良いでしょうか？
その時間はどのようにして捻出するようにしていますか？
勉強会に参加された場合にはどのような態度・準備で参加することが望ましいでしょうか？

- NR懇話会：月1回．（バイエル株式会社共催）
- 骨軟部おたくカンファレンス (Tokyo Bone Club)：八重洲クリニックにて3か月に1回程度．沼津市立病院放射線科の藤本肇先生が世話人．（日本放射線科専門医会会員サイト内：https://www.smartcore.jp/jcr/index.php/group/group_home/QjJaV1pBPT0=）
- 小児放射線診断勉強会：（東邦大学大橋病院にて月に1回．国立成育医療研究センター放射線診療部の野坂俊介先生が世話人．
- Neuroradiology film reading club：東京都立神経病院にて月に1回．通称 柳下カンファ．

　私はできるだけ参加するように心がけています．勉強会の雰囲気やレベルにあわせて呈示できる症例があれば持参するようにしています．

A-11
それ以外の勉強で心がけていることがありましたらお教え下さい．

　特にありません．

A-12 働きやすい読影環境の作り方，楽しい読影室の作り方や粋なPACS利用法などの実践的なお考えなどがあればお願いします．

特にありませんが，他科の医師が気軽に出入りできるオープンな環境がよいように思います．

B 先生ご自身のことを少しお教えください．

1 現在，どのような職場におられますか？

ベッド数が約500床の公立の職域病院で一応オープン化しています．正式な放射線科所属医師のポストは少ないのですが，現在のところ治療と診断併せて3名です．私自身は同じ施設内の臨床科ではない他部署に属しており放射線科兼務ということで業務をしています．私が他で見聞きしているほど多忙ではないと思います．

2 学生時代の勉強の程度，特に画像診断関係の勉強の程度はいかがだったでしょうか？

学生時代に画像診断の勉強はしていません．

3 キャリアとして放射線科を選択したきっかけ，その中でも画像診断を選んだ理由は何でしょうか？

私の学生時代はMRIが出始めた頃で，CTもhelical（ヘリカル：螺旋状に回転して撮像する方法）ではありませんでした．Vascular IVR[24]が華やかし頃だったと記憶しています．当時のT教授が講義でMRIや治療の難解な数式と理論を楽しそうに黒板に書かれていたのをみて，面白いかもしれないと感じたのがきっかけです．実は当初は放射線腫瘍学を希望していましたが，F先生に治療には診断が必要とすすめられ，診断の勉強をしているうちに気がついたら現在に至りました．

4 画像診断の分野もしくは医学全般において，自分の考え方に強い影響を与えた先生，講演，論文などをご教授下さい．

いろんな先生にお世話になりましたがS.O.先生の影響が大きいように思います．うまく言えませんが勉強すればするだけ，より多くの患者情報を画像から抽出できる画像診断の面白さのツボにはまってしまったのではと感じます．

5 普段の生活で臨床,研究,教育の割合をどの位にしているのでしょうか?

7:1:2.普段は他科のローテーション研修医に対しての教育が多いです.医療以外の業務もやっています.

7 人生における格言,好きな言葉,新人に送るエールなどございましたらご教授下さい.

"よく励める者,それはよく学び取る者である."
[「Humor in Medicine」(1989) by Benjamin Felson より]

C これからの画像診断医の予想される姿,あるべき姿,理想とすべき資質などの私見も含めてご意見を賜ればと存じます.

1 大量の情報が氾濫している現在,CTなどをとればすぐわかるようなことでも単純写真からじっくり考えて診断すべきでしょうか?
できる限りすべての画像診断に対応すべきでしょうか?モダリティや領域によっては重視しなくてもよいものがあるでしょうか?

おかれている立場・状況によって異なると思います.CT検査が簡単にできない環境にある医師と接することが多いのでそう†感じます.

†安易にCTに頼らず,最新画像機器をコンビニエンスストアのように利用しない,利用できない状況がたくさんあるということを肝に銘ずるということ.

2 画像診断の進歩した現在,その適応に関しては全般的にどのように考えられていますか?

現在の画像検査の適応はいい加減に感じます.営利目的や,もしくは,よく考えない「とりあえず」「念のため」検査が頻繁に行われたり,アカデミックな好奇心からか,すべてのモダリティ検査を揃えることに執着する姿勢には抵抗感があります.患者にとってだけでなく,おおげさかもしれませんが,大きな視点から国費さえも圧迫するのではないかと危惧します.

3 美しくて高解像度の大量の情報が得られますが，すべてを扱いきれますか？また必要でしょうか？
すべてを薄いスライス厚で配信して，可能な限り多断面の MPR や 3D 画像を最初から添付すべきでしょうか？
それとも多少は量を減らしてフィルムが視野内に収まるように，もしくはスライス厚を厚めにして見る画像を中心として読影するほうが好ましいでしょうか？

理想的には，あればあるだけよいと思いますが，サーバーの容量次第です．私のところでは制限大ですので標準を決めて提供し，必要に応じて MPR[11] や 3D を作成します．

4 画像は各科にどの程度提供すべきと思われますか？
Key image のみですか？

標準画像セットを決めて提供すればよいと思います．紙上に Key image のみとするのは CD を容易に閲覧できない医療連携の場合のみです．

5 論文や学会で報告されているような非常に丁寧な検査方法を実際にどの程度行う必要があるでしょうか？ 臨床情報をきっちり把握すれば，そこまで検査しなくても診断可能でしょうか？

おかれている立場・状況によります．一般市中病院では必要ないと思います．

6 3次元画像などの後処理が必要な画像に関してはどのように対応していますか？処理は誰が行うべきですか？ 依頼に関してはどの程度受けますか？

冠動脈画像などおおまかに画像が決まっているものは技師がやってくれますが，そのほかは必要と考えた場合，もしくは他科医師に泣きつかれたものは放射線科医が作成します．個人的には work station（ワークステーション）で芸術的な画像を作成するのは苦手です．

7 放射線科医は画像診断に関し全領域をオールマイティにできなければならないでしょうか？それとも限られた領域の専門家と対等に話ができるようになることの方が大切でしょうか？

おかれた状況と立場によります．どちらも大切です．

8 医師としてどの程度の時間を医学にささげるのが理想とお考えですか？

細くできるだけ長く，が私の理想です．

D | 画像診断医の魅力，なってよかったと思う事象，モチベーションの理由など，画像診断医の長所を挙げていただけるとありがたいです．

　医者が使命を担っているといってもある程度は職業という側面があるため，個人の向き不向きがあると思います．狭めて画像診断医という職業となるとなおさら人によって向き不向きがあるでしょう．私がすべての専門科医を体験するわけにはいかないので他科との比較やその魅力を説くことはできません．ただ画像診断医になって満足しているのは性に合っているからだと感じます．

　画像診断医には様々な活躍の仕方がありますが，私の個人的な意見として画像診断医の重要な役割のひとつに QC（quality control）があると思っています．他科の医師と communication をとりながら，検査の indication（適応）を吟味し，検査の適正で効率的な protocol（プロトコール）を考え，interpretation（解釈）で有益な情報を引き出す作業は地味です．しかしながら患者と向き合うのとは違った側面から医療の品質を担保していると信じています．反論がある方がおられるかもしれませんが，私は自分のことを地味な人間であると思っています．

　上記とは別に，ひとりの画像診断医の努力は画像診断医もしくは画像診断という組織のイメージを形成し定着させることができるのでは，ということを何となく実感できることが幸せに思うことがあります．私の親戚でさえ放射線科医，画像診断医と聞いて正確なイメージはできず自分の職業の説明に苦労します．いろんな施設にいろんな放射線科の形が存在しているので，下手をすると医師同士でさえも放射線科医をイメージすることができない方がおられるようです．そのような現状で理想と現実のギャップで悩んでおられる方もあるかもしれません．しかし，イメージの定着が不十分であるがゆえに個人の努力次第でその個人が属する組織内の他者が持つイメージを作り上げることもできるのではないでしょうか．腹部放射線診断で有名なDr.マイヤースの自称弟子と名乗る人物に昔話を聞いたことがあります．彼曰くDr.マイヤースは外科医が自分の読影レポートを信じないと，窓を開けてニューヨークのビルの谷間に向かって吠えていたそうです．米国でさえ一昔はそうだったのかと感じました．

第1章　General Radiologist への道

My life in radiology

近畿大学医学部放射線医学講座放射線診断学部門　**松木　充**

A-1　役立つもしくはおすすめの教科書
（☆印は特におすすめ）

- 脳 MRI 1～3（脳 MRI 1.正常解剖 第2版，脳 MRI 2.代謝・脱髄・変性・外傷・他，脳 MRI 3.血管障害・腫瘍・感染症・他）　☆
- エキスパートのための脊椎脊髄疾患の MRI　第2版　☆
- 神経内科疾患の画像診断　☆
- ここまでわかる頭部救急の CT・MRI
- 頭頸部の CT・MRI　第2版
- 骨軟部疾患の画像診断　第3版（画像診断別冊 KEY BOOK シリーズ）　☆
- 膝 MRI　第2版
- Osborn's Brain: Imaging, Pathology, and Anatomy　☆
- Caffey's Pediatric Diagnostic Imaging, 12th ed　☆
- Atlas of Normal Roentgen Variants That May Simulate Disease, 9th ed　☆

A-2　いつも目を通されている，もしくはおすすめの雑誌

- 臨床放射線（金原出版，http://www.kanehara-shuppan.co.jp/）[リスト p.341]
  もちろん原著論文も掲載されていますが，症例報告がたくさん掲載されています．これほど症例を一挙に見ることができる雑誌はなく，非常に勉強になります．
- 画像診断（学研メディカル秀潤社，http://gakken-mesh.jp/）[リスト p.341]
  毎月ある特集（例えば急性腹症の画像診断，頭蓋底，膵炎・膵腫瘍の画像診断など）に関して，その領域のエキスパートが分担して解説している本で，その領域を一挙に学ぶには非常に役立つ本です．
- 臨床画像（メジカルビュー社，http://www.medicalview.co.jp/）[リスト p.342]
  前出の「画像診断」とほぼコンセプトが同じ本で，放射線科医によく読まれている本の1冊です．「画像診断」でもそうですが購読してもよし，自分が興味ある特集を買うもよし．

- 神経内科（科学評論社，http://www.kahyo.com/）
  この本は放射線科医にとってとっつきにくい内容も多いが，神経内科領域の最近のトピックを学ぶには良い本です．どちらかと言うと神経放射線を学ぶ人向きの本です．
- 胃と腸（医学書院，http://www.igaku-shoin.co.jp/）
  消化管領域の最新情報を取り上げた雑誌で，もちろんX線，内視鏡所見を中心に解説されている雑誌ですが，形態学に馴染みのある放射線科医にとっては読みやすい本で，消化管の病理を勉強するのにも役立ちます．
- AJNR（American Journal of Neuroradiology, http://www.ajnr.org/）[リスト p.333]
  神経放射線関係の論文雑誌です．臨床ベースの症例報告や収集した症例からの検討などが多く含まれていて読みやすい内容が満載です．神経放射線に興味ある方は読まれることをおすすめします．
- RadioGraphics（http://pubs.rsna.org/journal/radiographics）[リスト p.334]
  北米放射線医学会（RSNA）が運営する放射線科の医学生涯教育のための隔月刊誌です．RSNAの教育展示などで推薦された発表が総説として解説されているため教育的資料として非常にレベルが高いです．画像やイラストなどが豊富で，他に類をみない素晴らしい雑誌です．

A-4 論文や教科書にある内容や頻度への信用度は？また，勉強する際の注意・注目点は？

　教科書，論文内容は，基本的には信用して読んでいます．しかし，その内容に対し現在の知識で納得できないあるいは疑問を感じる内容があれば他の論文を参考にします．自分自身も論文，依頼原稿を書く場合は，もちろんエビデンスの高い論文を参考あるいは引用して記載しますが，どうしても現時点での自分の知識，経験でもって記載するわけですから，必ずしも完璧とは言えません．また，筆者は文献を引用し，なるべく最新の内容を記載するように努めていますが，その引用文献を読むと原著ではなく他の論文から引用した文章であったり，かなり古い結果だったりすることもあるので注意が必要です．また新しい疾患概念は，流行りですぐに沢山の症例報告が発表され，総説でも取り沙汰されますが，その後症例が蓄積しreviewされれば流動的に変わるので，参考にする際は注意し，今後の動向をチェックする必要があります．

　自分自身の論文の読み方は決まっていて，まず論文題名と抄録から入り，画像診断系の雑誌であればfigureとfigure caption（図説明）を見れば，論文の大筋の内容や質がわかるのでそこで取捨選択します．それで興味深い論文と感じたら，discussionを読みます．

A-5 読影能力の維持・向上のために日頃されている勉強法や情報収集の方法は？また工夫点されている点は？

　日常臨床で読影あるいは経験して気になった症例を症例用ノートに記載しておきます．最終的な臨床診断，病理診断がでると，正解であろうとなかろうと正確な診断に行きつくための読影過程を再考します．**そこには論理的な思考過程をもって診断に行きつくことが重要です**．画像でしか解明できない病態もあり，そのため思考を重ね，文献検索を行います．

　例えば，この症例（図1）は右乳突蜂巣炎に合併した化膿性髄膜炎の症例で，CT（図1-A, B），MRI（非提示）にて右小脳橋角部に脂肪（図1-B：→）を認めます．3か月前のMRI（非提示）では同部位に異常を認めませんでした．つまりdermoid cyst（類皮嚢腫）の破裂ではないことを示唆します．「なぜ化膿性髄膜炎に脂肪が？」と1週間以上思考を重ね，中枢神経領域の論文を検索しても同様の報告は見つかりません．そんな時，そういえば骨軟部領域の論文で骨髄炎周囲の浸出液あるいは関節包に脂肪を認めたという報告を思い出し，数本の論文報告を見つけました．そこでは骨髄炎による骨壊死によって骨髄内の脂肪滴が放出されるという推測がなされていました．つまり，乳突蜂巣炎に錐体尖部の骨髄炎を合併すれば化膿性髄膜炎に脂肪を認めてもよいことになります．このように画像でしか見つけられない病態を解明するのも放射線科の醍醐味のひとつです．また自分で考え，文献などで得た知識は極力，研究会，学会で発表するように努めます．発表する目的として，自分の学習以外に症例を提示することによって他の医師の診断アプローチを聞くことができ，また気に留めていなかっ

A　単純CT（骨条件）　　　　　　B　単純CT（軟部条件）

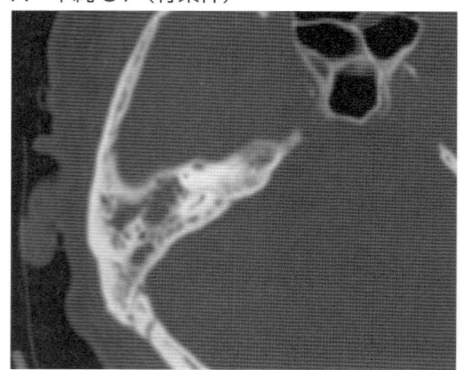

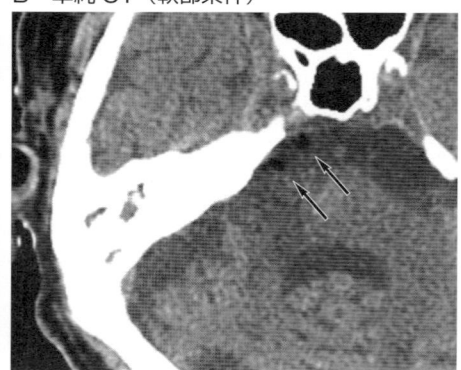

図1　化膿性髄膜炎

た，あるいは重要視していなかった所見を指摘されることによって自分自身の診断の幅が広がります．

一方，新しい知識を得るためには最新の雑誌を読む必要があります．その場合は1週間の間で決まって読む時間を設定するようにします．日常業務，教育，研究に時間を費やすとついついすべての時間をこれらに費やしてしまう危険があります．特にコンピューターに向かうと論文，依頼原稿，発表用のスライド作成に時間を費やし，あっという間に時間が過ぎてしまいます．よって決まった時間を設定し（現在は月曜日の13：00～15：00，金曜日の12：00～13：00），その時間帯は机に山積みになった新しい雑誌を読みあさるようにします．そのためにもコンピューターから離れて読める紙ベースの書籍は便利です．

A-6 検査・診断について

1 検査の適応に関してどの程度こだわりますか？依頼内容に不足がある場合はどうしますか？また検査依頼数は制限不可能でしょうか？

依頼された検査はよほど患者さんに不利益が生じない限り行います．また受けた検査依頼の内容が不十分な場合は電子カルテなどでチェックしますが，それでも欲しい情報が得られない場合は主治医に連絡します．依頼内容や臨床情報によって最終的にチェックする注目ポイントが変わり，正確な診断に至るケースは少なからずあります．

例えば，この症例（図2）は40代，男性で心窩部

A 上腸間膜動脈解離（単純 CT）

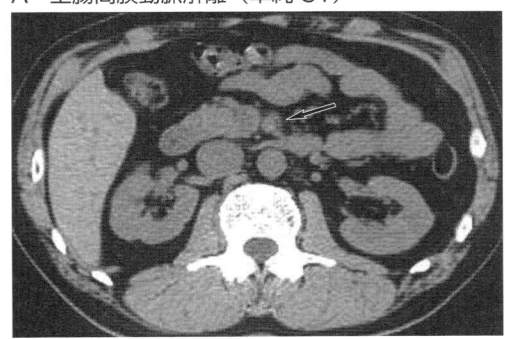

B 大動脈解離（造影 CT）

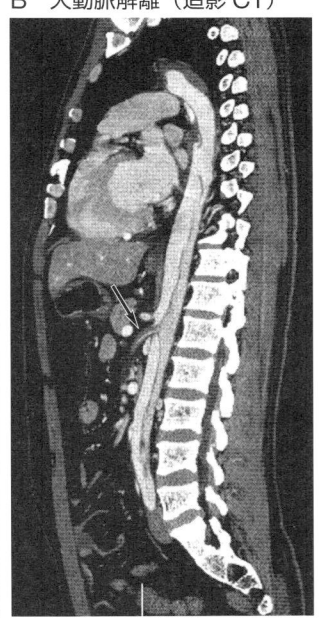

図2

痛を主訴に夜中救急受診し，当直の消化器外科医は単純 CT を撮影し，問題ないが念のため入院するように指示しました．翌朝，私がこの患者の CT を読影し，依頼目的には心窩部痛のみで，異常がはっきりしなかったので十二指腸潰瘍などによる心窩部痛かと思っていた時，突然その外科医が読影室に入ってきました．ちょうど読影している患者のことを聞きに来られ，彼が言うには「種々の鎮痛薬を投与しても効果なく，今朝の血液データでは腎機能まで悪くなってきました．なにかありませんか？」．"鎮痛薬も効かない心窩部痛"，"進行する腎機能低下" となれば注目ポイントは血管系になりますよね．よーく見ると上腸間膜動脈（図 2-A：→）が少し太く，周囲の脂肪濃度が高く，intimal flap（内膜剥離）らしき所見も認めます．これは大動脈解離が起こり，腎動脈，上腸間膜動脈に及んでいる可能性が高いと指摘し，すぐに心臓血管外科医に連絡し，腎機能が悪いですが造影 CT（図 2-B）を撮影しました．やはり上腸間膜動脈（→），右腎動脈にも及んでいる Stanford B 型の解離でした．自分の読影力の甘さと臨床情報の重要性を再認識させられた症例でした．**依頼内容や臨床情報は読影にとって非常に重要で，その重要性を伝えるには依頼医とのコミュニケーションと今から医師を始める研修医に対する教育が大切です．**

検査依頼数の増加に関して制御可能か否かは，事前に依頼内容をチェックしてその検査が必要か否かあるいは緊急性などを判断し，コントロールするように努めています．しかし，施設，診療科の考え方によってなかなかコントロールしづらいのも現状です（：_：）．

2 検査はプロトコール化していますか？それともできる限り個別化していますか？

我々の施設は，診療放射線技師が対応しやすいように疾患別，領域別で，撮影すべきプロトコールを決めています．これらのプロトコールは，情報として外れの少ないダイナミック造影検査，シーケンスなどを設定しています．例えば，膵臓の造影であれば，造影 1 相，ダイナミック造影 2 相，3 相を検査依頼の選択欄に設定し，主治医に自由に選択してもらいます．それを主に診療放射線技師がチェックし，放射線科医と相談し，場合によってはダイナミック造影を造影 1 相に変更したり，その逆のパターンもあります．放射線科医が事前に依頼内容をチェックし，必要なプロトコールを記載し，個別化することは検査時間の短縮につながり，一部の領域で行っていますが，すべてに実施するのはなかなか時間的に難しいのが現状です．

3 診断をするにあたってどのような筋道で行いますか？

a. 読影を始めるにあたって依頼状をどの程度見ますか？どの段階で見られますか？

最初から依頼内容を見て読影します．しかし，**その依頼内容に引っ張られすぎないようにすることが重要です**．

b. 読影はどのような順序でされますか？系統的？上から順？

いかなる依頼内容であっても，まず上から順番に読影を行い，所見を拾っていきます．続いて依頼内容にとって重要な部位，臓器などを丹念に観察し，所見を拾っていきます．そして診断した後，異常があればそれに合併あるいは付随しうる所見を再度チェックします．**所見を拾ってから最終的に診断します**．また，いかなる場合もウインドウ幅を広げて，骨，free air，異常ガスを観察します．さらに腹部CTや頭頸部CTでも撮影範囲内に入っている肺野を肺野条件で観察します．また腰椎MRIでは後腹膜，骨盤領域あるいは頸椎MRIでは肺尖部なども観察し，依頼目的の臓器以外の画像内に映っている臓器をすべて観察するように癖づけています．よくあるのは腰椎MRIで偶然，腎細胞癌が発見されたり，頸椎MRIでPancoast肺癌が発見されたりします．

c. どのようにして異常に気づかれますか？（気付き方のポイントなど）

領域ごとに観察すべきポイントを決めて日頃から観察していないと正常と異常の区別がつかず見落としてしまいます．例えば頭痛を主訴で単純CTを見た場合，脳実質を観察するのは当たり前ですが，それ以外に側脳室下角の開大の有無，シルビウス裂の左右差，前大脳縦裂，高位脳溝，迂回槽の状態，静脈洞の吸収値（特に大脳鎌とのコントラスト），骨，副鼻腔，中耳，体表などを観察します．これらの所見はおわかりのようにCTにおけるくも膜下出血，静脈洞血栓，髄膜炎などの読影ポイントです．

この症例（図3）は，30代，女性，意識障害を主訴に頭部単純CT（図3-A）を撮られました．漠然と読んでいると気付かない所見ですが，側脳室下角が拡大し（図3-A：→），迂回槽の狭小化（図3-A：►）を認めます．日頃から正常例（図3-B：→：側脳室下角，►：迂回槽）を注意して観察していないと異常に気付きません．この症例はCTより水頭症および後頭蓋窩の病変あるいは小脳の腫脹が疑われ，最終的に神経サルコイドーシスと診断されました．

また，耳鼻科領域では翼口蓋窩（図4）が日頃から注意して観察していないと異常が気付かれない場所のひとつです．翼口蓋窩は大部分が脂肪組織で占められ（図4-A：右健側→），内部に上顎神経，翼口蓋神経，神経節，顎動脈末梢枝といった微細な構造が存在するのみです．よって図4-Aの軟口蓋腫瘍術後の症例では左翼口蓋窩に軟部腫瘤を認め（►），神経周囲の再発を示唆します．また図4-Bでは両側翼口蓋窩の脂肪組

A 神経サルコイドーシス（単純 CT）　B 正常例（単純 CT）

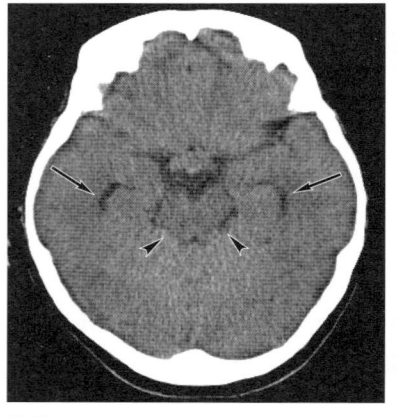

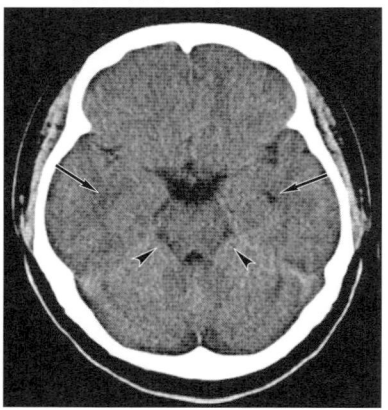

図 3

A 軟口蓋腫瘍術後再発（単純 CT）　B IgG4 関連疾患（単純 CT）

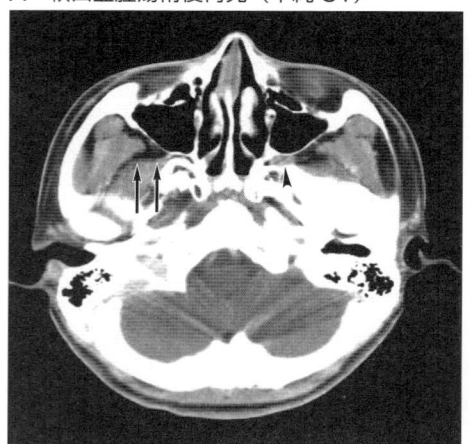

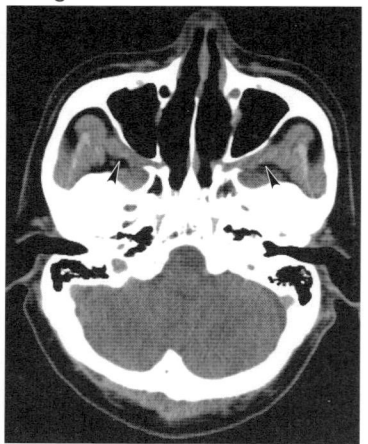

図 4

織の消失（►）を認め，異常とわかります．この症例（図 4-B）は両側眼窩下神経の腫大も認め，IgG4 関連疾患による三叉神経病変と診断できます．**やはり日頃から観察すべきポイントを設定し，丁寧に読影しないと異常所見に気付かない危険性があります．**

e. どちらともとれるような所見に関してはどのくらいの重きをおいて，思考過程の中でどのように処理されますか？

　どちらともとれるような所見，例えばこれが正常か異常なのか判断に難しい場合は

所見に記載し，判断が難しいということを記載し，さらに他のモダリティでの精査あるいはどのくらいの期間でフォローすべきかを記載します．良性，悪性か鑑別が困難な場合は，悪性の可能性を示唆する根拠を十分に記載し，同様に他のモダリティでの精査，生検あるいはどのくらいの期間でフォローすべきかを記載します．

f. 臨床情報は，思考過程の中のどの段階で参考にされますか？

　依頼内容を最初に読みますが，まずは画像所見をくまなく拾ってから診断するようにしています．臨床情報に引っ張られて読影すると，自分に都合の良い所見を拾い，誤った診断に陥る危険性があり，さらに臨床上で問題となっている疾患以外の異常所見を見落とす危険性があります［例えば，胸部 CT で乳腺腫瘍が見落とされるケース，大動脈瘤のフォローの CT で胃癌や大腸癌，GIST（gastrointestinal stromal tumor：消化管間質腫瘍）が見落とされるケース，肺動脈血栓症，下肢静脈血栓の CT で膵癌が見落とされるケースなどなど］．

　この症例（図 5）は 40 代，女性，右卵巣腫瘍の手術のために入院しました．術前の下肢静脈超音波検査で偶然深部静脈血栓が指摘され，肺動脈血栓の精査のため造影 CT が撮影されました．CT では肺動脈に血栓を認めず，予定通り手術が施行されましたが，術中になんと浸潤性膵管癌が指摘されました．そこで肺動脈造影 CT を振り返ってみると，最後のスライス（図 5）に膵尾部から連続して腹腔動脈幹周囲に広がる膵癌（→）が写っていました．これは依頼目的となる肺動脈ばかりをみて，特に横隔膜より下の撮影範囲をないがしろにした結果だと思います．**まず依頼目的が如何なるものであっても，画像所見をくまなく拾ってから診断することが重要です．**

肺動脈造影 CT

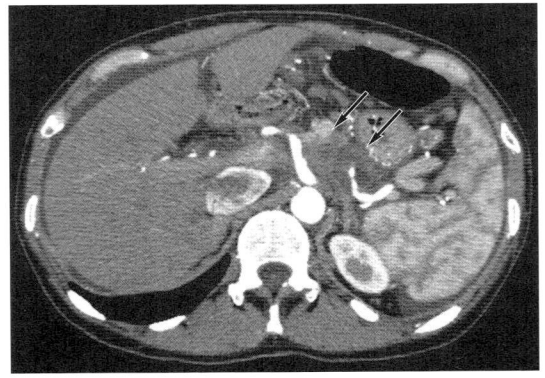

図 5　浸潤性膵管癌

g. 鑑別診断はどのくらいの数を通常，所見に記載されますか？

　5個以内，通常は3個程度に留めています．その場合も「○○を強く疑います．鑑別に○○，○○を挙げます．」あるいは「○○疑い＞○○，○○の可能性あり」と記載し，一番疑わしい疾患をまず挙げるようにしています．鑑別診断は沢山挙げても，依頼医を惑わすだけで，特にいけていない鑑別では，鑑別診断が多いどころか，良性，悪性の疾患が入り交ざって挙げられ，依頼医がこれからどう対応していいのかわかりません．私は鑑別診断は5個以内に絞りますが，**放射線科医にとって重要なことはそれらを鑑別する上でどのような臨床所見あるいは検査が必要なのか，次なる道筋を示すことだと思います．**

h. 疾患により異なると思いますが，鑑別を絞り込む時に重視する点は何でしょう？

　画像で鑑別に困った場合は，年齢，性差，血液所見，腫瘍マーカー，症状などすべてを参照するようにします．そのなかの比重は疾患によって異なってきます．これらの臨床情報を意識してチェックし，症例を積み重ねるとあまり教科書に記載されていないその疾患の特徴をつかむことが出来ます．

i. 存在診断，局在診断，鑑別診断，以外に特に気をつけている事項は？

　もちろん悪性腫瘍であればステージング，術前であれば手術に必要な解剖学的情報を提供しています．

j. 解剖学的変異などはどの程度記載されますか？

　解剖学的変異や正常変異はもちろん所見に記載するようにします．**重要なことはその変異が「病的意義がない．」あるいは「解剖学的変異（正常変異）です」と記載すること**です．これらの変異をレポートに書かずに慣れない依頼医が異常と判断した場合や所見のみを記載して依頼医が病的と誤解した場合，過度な検査や不必要な治療を招く恐れがあり，注意が必要です．

　例えばこの症例（図6）では，脳外科医が，「頭蓋骨のランゲルハンス細胞組織球症（Langerhans cell histiocytosis：LCH）の術後の患者ですが，骨シンチグラフィ[20]で後頭骨に集積があって，多発病巣が疑われます．至急MRIを撮ってもらいたいのですが．」と僕のところに来られました．画像と所見を見ると，わざわざ骨シンチグラフィとCTのfusion画像（図6-A：CT，図6-B：fusion画像）を作成しているにも関わらず後頭骨の集積（→）について何も記載されていません．やはり，見慣れない医師のためにも「CTで溶骨性変化がなく，後頭骨の集積は外後頭隆起の正常集積と考えます．」と記載すべきです．このような臨床医が誤解しやすいピットフォールを知り，所見に配慮することは，他の診療科とのコミュニケーションやカンファレンスで培われます．

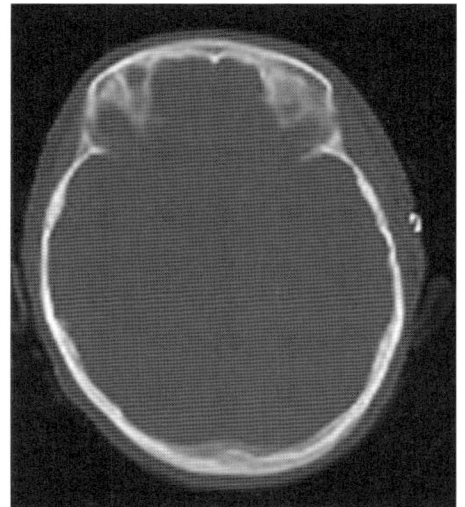

A 単純CT　　　　　　　　　　B CTと骨シンチグラフィのfusion画像

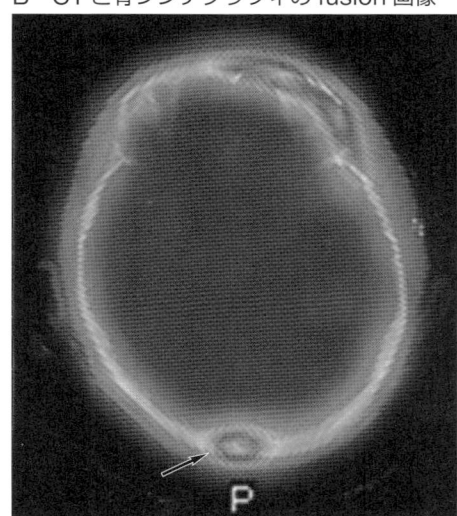

図6　外後頭隆起　　　　　　　　　　　　　　　　　　　（本来はカラー写真↑）

k. 最終診断をされる前に，その疾患に伴いうる所見をもう一度チェックされますか？

　もちろん，チェックします．特に全身疾患が疑われた場合は他の所見で確診度が上がったり，他の所見を見つけることによって引き続いて行う検査などを指示し，早期治療に貢献することは多々あります．

　例えば，頭部MRIで，下垂体柄のランゲルハンス細胞組織球症が疑われれば，撮影範囲内の骨を再チェックしますし，胸部レントゲンやCTなどが撮影されていると他病巣がないかチェックしたり，また自己免疫性膵炎が疑われれば，大動脈周囲，腎臓などにIgG4関連疾患が合併していないか再度チェックします．

l. 検査モダリティ別に所見の乖離が見られた場合，どのモダリティの所見を重視しますか？

　この乖離が見られるのはまず骨腫瘍だと思います．骨腫瘍の診断では単純レントゲン，CTでその疾患に特徴的な画像所見を認めれば，診断はほぼ決まりで，もしMRIで周囲の広がりや浮腫のような所見を見た場合，その疾患の特徴なのかあるいは骨折などによる副所見なのかを検討します．反対に単純レントゲン，CTで特徴に欠ける画像所見を呈すれば，MRIでの所見を重視して読影することが多いと思います．しかしなかなか一概には言えず，その症例ごとに比重は調整しています．

n. 画像での診断の限界を感じるときがありますか？ それはどのような場合でしょうか？

　列挙した所見から論理的に解釈して限界を感じる場合はもちろんあります．そのような場合も画像だけに固執することなくその他の検査所見，臨床症状などから診断のヒントがないか検証します．また他のモダリティが診断に有用と考えれば所見に記載し，至急検査が必要な場合は依頼医に連絡して検査の手配をすることもあります．

o. 読影をするにあたって依頼内容に不足がある場合には，どのように対応されていますか？

　必要に応じて，電子カルテを開いて臨床所見，検査所見を参考にします．知りたい情報が記載されておらず，知ることの重要性を感じた場合は直接依頼医に聞きます．

q. 読影の時間が限られていてどうしても急いで数をこなさなければならないとき（救急の場面は除く），特に気をつけている点は何ですか？

　読影手順は通常と同じです．慢性疾患だろうが，救急疾患だろうが，診断手順を変えずに，上のスライスから所見を拾い，通常の軟部条件，ウインドウ幅の広い条件の2つの条件で読むという通常のスタイルを変えないように気を付けています．

s. レポートの記載方法はどうされているか，もしくはこうすることが望ましいというお考えがあれば，ご教授下さい．

　私は上から読影するので，腹部CTでは肝臓，胆嚢，脾臓……の順で．今は読影端末の変換キーを活用できるので「かん」と打つと「肝臓，胆嚢……は異常を認めません．」に変換できるようにしています．ここで注意するのは「肝臓，胆嚢，膵臓は異常を認めません．」とすると"脾臓"を見るのを忘れることがあるので，大したことではないですが「肝臓，胆嚢，膵臓，**脾臓**は異常を認めません．」と"脾臓"も入れます．また"副腎"を見るのも忘れることがあるので，「じん」と打つと「腎，副腎とも異常を認めません．」と変換するようにしてさらっと流しがちな臓器の見落としを防いでいます．

t. レポートの書き方として「○○疑い」「○○を否定できない」「臨床情報との照合をお願いします」などの表現をどの程度使われますか？

　「○○疑い」は頻繁に使用します．画像的に典型的な症例の場合でも「○○を強く疑います」と記載します．また生検で病理診断され，画像上も合致する所見を見た場合でも「○○を強く疑います」と記載します．所見ごとに「○○を疑います．」や「○○を強く疑います．」と少し重みづけを変えながら記載します．「○○を否定できない．」あるいは「○○に矛盾しません．」も稀に使います．例えば「臨床上○○という疾患が疑わしくて，画像上はどうですか」という依頼で，画像上からも○○が疑わしければ「○○に矛盾しません．」と記載するし，反対に画像上○○が疑わしければ「画像上からむしろ○○を疑います．」と記載します．**放射線科として重要なのはそのあとのフォロー**

と思います．肝腫瘤で単純 CT にて均一な低吸収を呈し，ダイナミック造影 CT [3] 動脈相にて辺縁部に大動脈と等吸収の早期濃染を認め，門脈相または平衡相で高吸収あるいは中心部への造影効果の広がりを認めれば，「血管腫を強く疑います（あるいは血管腫と考えます）．」と自信を持ってレポートします．しかし，この典型的な所見と異なり，例えば動脈相で辺縁に大動脈ほどの強い濃染を認めない場合や造影 1 相のみで周囲肝実質より強い濃染を認めた場合は，「肝血管腫を疑います．」と記載してもそのあとに「胆管細胞癌，転移性肝腫瘍など否定できず，US（超音波），MRI にて確認ください．」と付け加えます．「肝血管腫疑い」というレポートで放置され，大きくなってきて最終的に肝細胞癌，胆管細胞癌，転移性肝腫瘍や細胆管癌だったりするケースがあります．

この症例（図 7）は，60 代，男性で肝腫瘤が指摘され，ダイナミック造影 CT（図 7-A）を撮影されました．単純 CT で低吸収，平衡相で周囲肝実質より高吸収に濃染し

A　ダイナミック造影 CT［単純 CT・造影 CT（動脈相）・造影 CT（平衡相）］

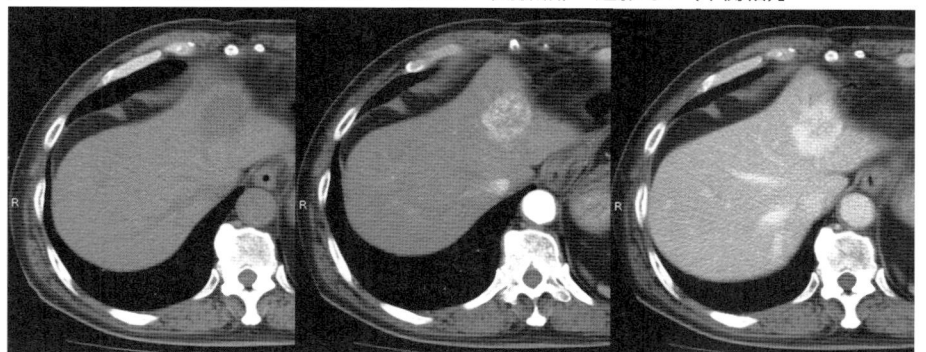

B　T2 強調画像

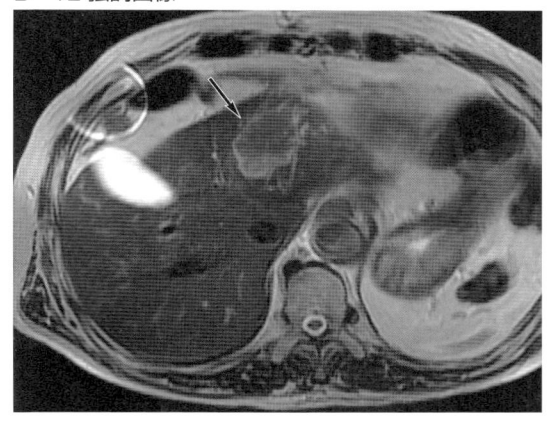

図 7　胆管細胞癌

ていますが，動脈相では辺縁優位でなく中心部も濃染し，大動脈ほどの濃染も指摘されません．このように典型的な肝血管腫の所見と異なった場合でも，不用意に「肝血管腫疑い」で診断を終える人も少なからずおられるのでは……．この症例は MRI を撮影し，T2 強調画像（図 7-B）で辺縁部が高信号ですが，内部は典型的な血管腫と異なり低信号（→）を呈し，線維性間質を有した腫瘍が疑われます．手術にて胆管細胞癌と診断されました．

「臨床情報との照合をお願いします」というより「臨床上〜をチェックして検討ください．」という文章は稀に使用します．これは画像からある特定の疾患が疑われますが，さらにある臨床情報が加われば確診度が増すのに，カルテに記載されていない場合に使用します．

A-7 他科医師とのコミュニケーションに関して

1 読影をした際，重要な所見があった場合や急な対応が必要な場合にはどうしますか？

画像にて早急な処置が必要な疾患が見つかった場合，あるいは重大な疾患が見つかり，電子カルテ上依頼医が気付かず患者を帰し，次回の外来まで日が空いている場合など担当医に直接連絡します．所見が正しくても**それが依頼医に伝わらない，あるいは伝わることが遅れることによって患者に悪影響を与えることは，放射線科医にとって重大な責任**だと思っています．特に最近は電子カルテを読むことによって依頼医がどのように考えているかがわかるようになり，連絡しやすくなったと思います．カルテが紙媒体だった時代は連絡するとプライドの高い先生は，そんなこと言われなくてもわかっているわというような口調で返答されたりもしました［本当は知らなかったくせに・・・（#・・）］．

例えばこの症例（図 8）は，60 代，男性で，「主訴：腰背部痛，発熱．尿管結石疑いで単純 CT を撮影ください」と内科から依頼された症例です．この画像（図 8-A）を見た放射線科医は「腹部大動脈周囲に軟部影（→）があり，その周囲の脂肪濃度上昇を認め，感染性大動脈瘤が疑われます．至急造影 CT を依頼ください．」と直接，依頼医に連絡しました．依頼医は，CT を見て異常なしと判断し，患者に抗生剤を渡して帰宅させようとしたところでした．そこで造影 CT（図 8-B）が撮影され，依頼医は一部血栓化した嚢状の腹部大動脈瘤と周囲の脂肪濃度上昇に納得し，感染性大動脈瘤の診断のもと緊急入院させました．適切に抗生剤点滴を開始し，炎症所見は改善しましたが，これもよくあるパターンですが感染性大動脈瘤の壁は脆弱で日単位，週単位で

A 単純CT

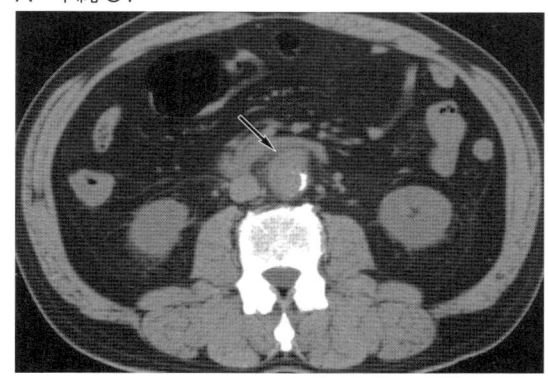

B 造影CT （入院日）　　（7日後）　　（10日後）

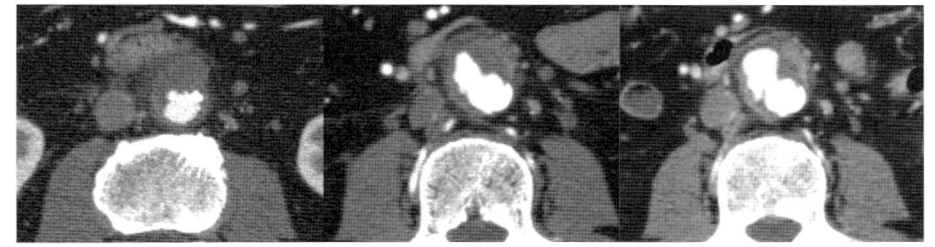

図8　感染性大動脈炎

大きくなり（図8-B），入院10日後に手術となりました．もし放射線科医がきっちり読影していても依頼医に連絡せず，患者を帰宅させていたら，次回の外来を待たずして大動脈瘤が破裂していた可能性があります．このような場合，もし連絡しなかったら放射線科医の責任にはならないのでしょうか？いやいや，**他の診療科と連携し，患者の命を救うのが放射線医の大きな役割と思います．**

2　院内での他科とのカンファレンスの有無とその内容，おすすめのカンファレンスの方法やどのようにしてカンファレンスを立ち上げたらよいかなどご教授下さい．

カンファレンスは他科とのカンファレンスも重要ですが，放射線科内のカンファレンスもそれ以上に重要です．特に放射線科内の症例検討会は，自分自身のスキルアップ以外に若手放射線科医の教育のため，また研究あるいは学会発表の材料を見つけるためにも有用です．頻度は少なくとも週1回，できれば2回が必要と思います．カンファレンスでは診断に困った症例や結果が出て興味深かった症例を提示し，若手にも少なくとも1例は提示させ，全員参加型でいろいろな意見を出し合いながら画像診断のポ

イントを学びます．研修医も意見が出せるような雰囲気づくりをして，楽しく，有意義な会にすることが重要です．

　他科とのカンファレンスはなるべく持つようにしています．当初，呼吸器内科・外科とのカンファレンスしかありませんでしたが，消化器内科・外科，神経内科・脳神経外科，救急診療科，病理などとカンファレンスを持つようになりました．新しくカンファレンスを作るのは難しいこともありますが，相手に認めてもらえるように努力をすれば問題ありません．以前，ある病院に出向した直後に消化器外科の部長に「朝8：00からカンファレンスしませんか？」と言うと「忙しいからな」と断られました．しかし赴任後，外来患者の当日撮影のCT，MRIなどを即座にレポートし，診察時には所見が届くようにすると1か月後から週2回カンファレンスをするようになりました．

　放射線科医のなかにはカンファレンスは退屈でつまらないと言う人もいます．確かにカンファレンスで質問もされず，淡々と進行すればつまらないものです．そこで相手から意見を求められるようにするには相手に自分の能力を認めてもらうしかありません．もちろん丁寧なレポートを書くことが重要だと思いますが，僕自身がよく使う手法を紹介します．

　カンファレンスの最後に，放射線科サイドから診療科より依頼された興味深い画像を提示し，それに関連した論文あるいは似たような過去の症例をパワーポイント数枚で発表し，臨床医と話題を共有すると，見る目も少しずつ変わってきて，質問される回数も増え，カンファレンスが楽しくなってきます．「放射線科が参加して，その場所でアドバイスすることは重要で，それによって治療が変更されることがあります．」という名台詞をよく講演で聞き，本で見たりしますが，実際はそう簡単なものではないです．しかし，我々の工夫，地道な努力が臨床医とのコミュニケーションを広げ，放射線科医の地位の確立，向上につながります．

A-8
レポートは，黙っていても依頼医に読んでいただけると思っていますか？
もしくは，読んでいただくようにするためや，他科の医師から放射線診断医が必要とされたり，信頼を得るためには，どのようなことが必要で有効と感じておられますか？

　依頼医がレポートを読むかどうかあるいは参考にするかどうかは相手をみて判断しています．依頼医の方が患者情報をたくさん持ち，病状を把握しているので，信用で

きない放射線科医からレポートをもらっても読まないのは当たり前です．でも相手（＝放射線科医）が信用できる場合は，依頼医はもらった所見を読み，その所見を詳しく聞きに来られたりします．そのためにはまずは丁寧なレポートを書くこと，カンファレンスに参加すること，またいつでもdiscussionできる体制を作ることです．この努力を続けると人づてに広がって，コンサルトされる機会が増えてきます．

最近，スーパーの野菜売り場に行くと出荷した農家の顔写真がよく貼られています．これによって消費者も安心します．さすがにレポートに顔写真を貼るのは無理ですが診断医の名前を見ただけで，依頼医がその放射線科医の顔を思い浮かべ，安心して所見を読んでもらえればこっちのものです．

A-9
結果はどの程度の割合で知るように努力されていますか？
結果をフォローすべき症例は，どのような基準で選び，どのような方法でチェックし，どのぐらい期間を空けて，どの程度まめにフォローされますか？
手術結果や病理以外にもチェックされる項目などありますか？またどのように今後に反映しますか？
また，仮にカルテだけ取り寄せたり電子カルテを覗いて結果を知ることができても，詳細を知るために主治医と連絡を取る必要性を感じますか？

先ほど述べたように診断が難しかった症例や診断が正しかったかあとで確認したい症例を症例用ノートに記載しておきます．症例によりますが大体1週間後に一度チェックするようにします．手術症例であれば術中所見，病理所見をチェックし，それ以外の症例であれば臨床経過，最終診断をチェックします．ここで重要なことは，画像診断が最終診断に一致していたか否かでなく，診断過程が正しかったかどうかです．論理的な診断過程を再度検証し，例えば病理結果でも納得いかなかったら病理医としばしばdiscussionします．病理結果といえども生検失敗の場合もあり，また病理医はどうしても臨床情報やgross（全体）の情報が少ないため，誤った診断をしてしまうことがあります．

この症例（図9）は，40代，男性，意識障害を主訴に入院となりました．頭部CT（非提示）にて視床下部に高吸収な腫瘤を認め，MRIにて腫瘤はT2強調画像で軽度高信号（図9-A：→）を呈し，造影T1強調画像で濃染します（図9-B：→）．放射線科医はランゲルハンス細胞組織球症（LCH）［あるいは非ランゲルハンス細胞組織球症（non-LCH）］あるいは胚芽腫疑いと診断しました．しかし，生検の結果は毛様細胞性

A　T2強調画像　　　　　B　造影T1強調冠状断画像

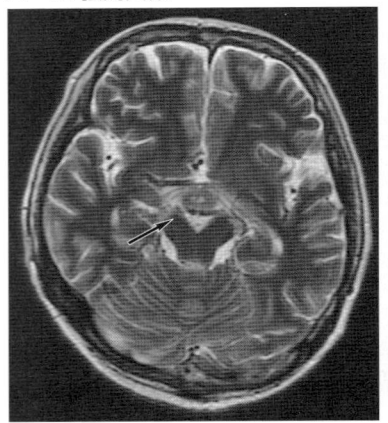

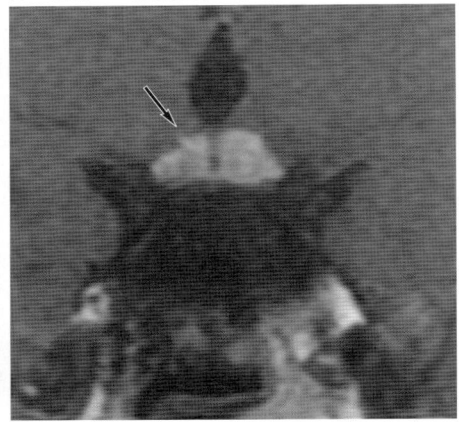

図9　ランゲルハンス細胞組織球症

星細胞腫（pilocytic astrocytoma）でした．これを見た瞬間，えっと思いました．もちろん，主治医の神経内科医，生検した脳神経外科医はその結果に疑問を持ちません．でも，画像から見れば毛様細胞性星細胞腫だったら CT は等～低吸収で，T2強調画像の信号も高いので，画像と病理結果が合いません．病理医とそのことを discussion すると「提出された生検組織は少なく，正常の脳組織に近いため毛様細胞性星細胞腫としか診断しようがなかった．しかし，正常部位を生検した可能性も充分あります．」との答えでした．その1年後に左鎖骨に腫瘤が出現し，手術にてランゲルハンス細胞組織球症の診断を得ました．よって視床下部の病変もランゲルハンス細胞組織球症で，画像所見が正しかったと言えます．このように病理結果といえども絶対と言えないこともあり，**臨床所見，画像所見，病理所見を照らし合わせながら正確な診断をすべきで，これを冷静に判断できるのも放射線科医と思います**．

A-10 地元での他院の放射線科間における院外勉強会にどの程度参加されておられますか？参加すれば参加する程良いでしょうか？その時間はどのようにして捻出するようにしていますか？勉強会に参加された場合にはどのような態度・準備で参加することが望ましいでしょうか？

　地元の勉強会にはどの領域に限らず，たいてい出席することにしています．また出席するなら必ず1症例持参することに努め，これは皆に推奨しています．市中病院でも"これおもしろいな～"あるいは"あ！失敗したなぁ"という症例があるはずです．そのような症例を数枚のフィルムやスライドと簡単な臨床情報で多くの人たちとdiscussionできるなんて，放射線科ぐらいですよ．神経内科の症例検討会にも参加しますが，見開き2ページにかけて現病歴，血液所見，髄液所見，神経学的所見，脳波所見などなどびっしり書かれていて，相当の時間をかけ，大変だと思います．また脳外科の症例検討会でも，脳腫瘍の手術ビデオや血管内治療のビデオを編集し，これも大変な作業と思います．それに比べ，放射線科医の症例検討は気軽に提示できるので，どしどし提示しましょう！

　研究会の開始時間は通常18：30～19：00なのでそれに仕事が終えられるように工夫し，終えられなくても翌日は朝早く出勤してみんなで捌くなどの工夫をすればよいと思います．実際，研究会に出てまで勉強したい者はそれに向けて工夫します．

　もし勉強したいのにどうしても参加できなかった場合は，研究会に参加した者がどのような症例が出て，どのような結果でどのようなdiscussionになったかを翌日などに発表するようにすれば，参加できなかった者も勉強になり，発表者は知識の整理になり，有効だと思います．

　では，おすすめの研究会を紹介します．ホームページがある会は連絡先や開催日時，開催場所などはそちらを参考にして下さい．会の形式，雰囲気はかなり私見が入っていることをお許しください．

■ 関西

● 関西NR勉強会（http://kansai-nr.kenkyuukai.jp/about/）

　神経放射線（Neuroradiology）を学ぶ会で，毎回6～7例の症例検討を行っています．稀な症例を持ち寄って検討することが多いですが，結果より診断過程を学ぶとういう点ですごく勉強になる会だと思います．神経放射線というと硬そうな人の集まりに思えますが，意外と（？）アットホームで，参加しやすい会となっています．（バイエル

薬品株式会社共催）
- **関西 GUR 研究会**（http://www.gur.jp/about/）

　GUR とは genitourinary の略で，泌尿生殖器領域の画像診断に関する研究会です．この会の特徴は3例の症例検討にミニレクチャーも実施され，これから泌尿生殖器領域の画像を学ぼうとする方にもおすすめです．症例検討自体も一例一例に丁寧な discussion がなされ，解説も充実しています．（バイエル薬品株式会社共催）

- **関西 SKR 勉強会**

　SKR とは Skeletal Radiology の略で，骨軟部領域の画像診断に関する研究会です．最近は，骨のレントゲンを読まなくなったり，市中病院では骨腫瘍や軟部腫瘍を経験する機会が少なくなっています．10 例弱の症例検討が行われ，詳しく解説していただけます．日頃遭遇しない多彩な症例が見られ，入門者は少し勉強して教科書を持参されることをおすすめします．（バイエル薬品株式会社共催）

- **救急放射線画像研究会**（http://eric.igaku-gakkai.jp/）

　数例の症例検討とミニレクチャーで構成されています．救急放射線と聞けば，「うちは2次や3次救急はやっていないので」と言って敬遠される人もおられますが，症例は市中病院の日常臨床で遭遇する疾患が主で，むしろ明日からの臨床に役立つ症例が多いです．またミニレクチャーは若手に興味を持ってもらうという趣旨のもと common disease が取り上げられるので勉強しやすい会になっています．（第一三共株式会社共催）

- **放射線診療安全向上研究会**

　数例の症例検討とミニレクチャーで構成されています．当初は各施設の経験例を持ち寄ってインターベンショナルラジオロジー（IVR）[8]の技術向上を目的とした会だったと思います．最近では画像診断領域も多く取り上げられ，診断する上でのピットフォールを症例を通じて学ぶことができます．ミニレクチャーもインターベンショナルラジオロジーのときもあれば画像診断のときもあり，非常に実践向きの会になっています．（バイエル薬品株式会社共催）

- **胸部画像検討会**

　胸部領域の数例の症例検討会です．以前は間質性肺炎と病理を対比した症例が多い印象でしたが，最近は感染症，血管炎，腫瘍など多岐にわたって提示されます．この領域のエキスパートの放射線科医のみならず病理の先生も沢山参加され，非常に深い discussion がされます．若手の先生にとっては難しい症例が多いですが，胸部画像の所見の取り方や解釈を学ぶ上で勉強になります．（第一三共株式会社共催）

● 関西 BODY CT 道場

　そもそも関東で行われている BODY CT 道場の領域構わず，全身の画像をみましょうというコンセプトを導入した会です．10 例弱の症例検討で，受付で番号札を渡し，番号を呼ばれた人が症例を読影するというシステムになっています．人前で読影するのは恥ずかしいと思う人もおられますが，結局はみんなで気軽に意見しながら症例検討するフレンドリーな会ですので是非参加してください．（第一三共株式会社共催）

● 大阪神経内科の集い

　神経内科による症例検討会です．5 例ほどの症例を検討する会で，前もって症例の現病歴，検査所見，神経学的所見，画像などが載った冊子を閲覧することができます．たいていの症例は画像が掲載されていますが，もちろん画像が診断の Key とならない症例もあります．この会では神経内科医が使われる医学用語から診断法まで，放射線科医の研究会では学べないことを勉強することができます．（会場：〒 541-0045 大阪市中央区道修町 2-6-8 大日本住友製薬大阪本社，大日本住友製薬株式会社共催）

■ 関西以外

● NR 懇話会（東京，http://kanto-nr.kenkyuukai.jp/information/）

　約 20 例の神経領域の症例が提示され，これほど多くの珍しい症例を見られる会は他にないと思います．神経放射線領域で錚々たる先生方が症例を提示，解説し，非常に勉強になる会です．あまりにも多い症例をテンポよく，提示，解説されるので，積極的に会に参加しないと頭に残らないので注意ください．（バイエル薬品株式会社共催）

● BODY CT 道場

　1 回/月．約 8 例の症例検討を前出の関西 BODY CT 道場と同様の形式で進行します．関東の経験豊富な先生方による診断プロセスを学ぶ会で，症例数以上に得られるものが多く，日常臨床に役立ちます．症例検討の領域を月ごとに頭頸部・胸部領域，腹部領域と交互に分けて行われますので，自分の興味ある領域を選択することもできます．（会場：JR 東京総合病院病棟 15F 第 5 会議室，19：00 ～ 21：00．第一三共株式会社共催）

● 池添メモリアル・胸部画像診断セミナー

　毎年 8 月．胸部領域の画像診断についてエキスパートの先生方による教育講演約 10 演題が行われます．基礎的なことから最新の疾患まで一挙に聞くことができ，また病理，呼吸器内科の先生が加わり，中身の濃いセミナーです．

● ニューロイメージングリフレッシャークラブ（NIRC）

　毎年 11 月．テーマに合わせて中枢神経領域の画像診断についてエキスパートの先生方が約 7 演題の教育講演をします．日常臨床で出くわす疾患や最近のトピックまで

多岐にわたって話を聞くことができ，新しい知識の習得と知識の整理に非常に役立ちます．（テルモ株式会社共催）

● 日本骨軟部放射線診断セミナー（http://www.kotsunanbu.jp/）[リスト p.360]

毎年8月．骨軟部領域の画像診断に関して10演題以上の教育講演を聞くことができます．その年によってテーマが異なりますが，この領域のエキスパートの先生方が沢山の症例を提示しながら，commonな疾患からrareな疾患まで取り上げてお話しされるので，若手医師の参加も多いです．

● 日本小児放射線学会教育セミナー
（日本小児放射線学会 http://www.jspr-net.jp/）[リスト p.359]

小児領域の画像は，一般的な放射線科医にとっては非常に取っつきにくい領域とされていますが，この苦手意識を少しでも和らげることがコンセプトのように感じます．この領域のエキスパートの先生が約6演題お話しされ，この領域を身近に感じ，臨床に役立てるには毎年の受講をおすすめします．

● JSAWI(Japanese Society for the Advancement of Women's Imaging)[リスト p.361]

毎年9月開催．特に婦人科領域の画像，治療，病理について放射線科医，婦人科医，病理医が一堂に集まって2日間みっちり多くのレクチャーやワークショップを聴き，最新の情報を得ることができます．またポスター展示も多く，時間をかけて多くの症例報告をみることもでき，非常に有意義な会です．（開催地：淡路：淡路夢舞台国際会議場．連絡先：http://www.jsawi.org/）

A-11 それ以外の勉強で心がけていることがありましたらお教え下さい．

いやいや英会話は常にコンプレックスで勉強したいのですが，英会話教室に通っても長続きせず，また現在，通勤の往復2時間の車中で英会話のCDを聴くようにしても，すぐ飽きてしまいFM osakaに変えてしまう始末です．むしろいい勉強方法を教えて欲しいぐらいです．コンピューターの知識の習得もしたいのですが，すごく苦手で…．まあ，ここで学生や研修医に言えることは放射線科医になるには英会話やコンピューターが苦手でもno problemです．

B 先生ご自身のことを少しお教えください．

1 現在，どのような職場におられますか？

大学病院．病床数 941 床，外来数 2,400 名 / 日．放射線科医のなかで診断学講座に所属している人数 23 名，CT 4 台，MRI 3 台，1 日の読影件数 CT 160 件，MRI 65 件．

2 学生時代の勉強の程度，特に画像診断関係の勉強の程度はいかがだったでしょうか？

学生時代の勉強の程度，成績とも中の下程度だと思います．部活（ちなみに剣道部）は熱心にしていましたが，勉強の方は……（^_^;）．もちろん学生時代に読んだ画像診断関係の本は 1 冊もありません．まあ，ここで学生や研修医に言えることは学生時代に勉強していなくても no problem です．

3 キャリアとして放射線科を選択したきっかけ，その中でも画像診断を選んだ理由は何でしょうか？

卒後すぐに内科に入局しました．その理由は，その内科は当時では珍しく各領域（循環器科，呼吸器内科，神経内科など）を 3 か月ごとにローテートできる画期的なシステムを導入し，当時は全身を診る general な医師に憧れていたので魅力を感じ入局しました．しかし，3 か月ごとのローテートでは学べることはごく一部で，2 年後には結局専門を選択するため，全身を診るには限界があると感じ，1 年で転科しました．このローテートの期間で日常臨床における画像診断の重要性を感じ，また技術（胃透視，注腸，血管造影，超音波検査，内視鏡など）の習得にも興味が湧き，放射線科に入局し，画像診断の道を選びました．

5 普段の生活で臨床，研究，教育の割合をどの位にしているのでしょうか？

臨床 50％，研究 25％，教育 25％．

6 日常生活における趣味は何ですか？

以前は大学時代のクラブ，趣味の延長で剣道［ちなみに 4 段です(^-^)/］やスキーを楽しんでいましたが，ここ数年ほどは子供の受験とかで，これといって趣味を持っていませんでした．しかし最近，知り合いの先生方にゴルフをすすめられて始めました．先日，ゴルフ練習場に 2 回行っただけでラウンドし，散々たる成績でしたが，ゴルフにはまる人の気持ちがわかりました（僕もはまりそうです）．もうひとつは趣味と言っ

て良いのか，研究会のあとに後輩や他施設の先生方と飲みに行くことです．勉強した後の一杯は格別で，意外と医学や私生活の話題で盛り上がり勉強となります．（注：あまり飲みすぎるとその日に勉強した内容を忘れてしまいます．）

C これからの画像診断医の予想される姿，あるべき姿，理想とすべき資質などの私見も含めてご意見を賜ればと存じます．

3 美しくて高解像度の大量の情報が得られますが，すべてを扱いきれますか？また必要でしょうか？
すべてを薄いスライス厚で配信して，可能な限り多断面のMPRや3D画像を最初から添付すべきでしょうか？
それとも多少は量を減らしてフィルムが視野内に収まるように，もしくはスライス厚を厚めにして見る画像を中心として読影するほうが好ましいでしょうか？

提供すべき画像は，エキスパートの放射線科医だけがわかる画像ではなく，一般的な放射線科医，臨床医にとっても診断しやすく，かつ理解しやすい画像であるべきと考えます．CTのスライス厚は，現在腫瘍効果判定に用いられるRECISTガイドライン（response evaluation criteria in solid tumors）が推奨するように，5mm厚が必須であると思います．それに加えて，1～2mmのthin sliceデータをどうするかですが，少なくとも保存しておくべきと考えます．現在では放射線科医が読影端末や簡便なワークステーションでMPR（multiplanar reconstruction：多断面再構成像）[11]や3次元画像を作成することができるので，必要に応じて転送し活用すべきと考えます．また後々に読影した症例を振り返って検証する際にthin sliceデータがあればいろいろな角度から評価が可能で有用な場合があります．

5 論文や学会で報告されているような非常に丁寧な検査方法を実際にどの程度行う必要があるでしょうか？ 臨床情報をきっちり把握すれば，そこまで検査しなくても診断可能でしょうか？

診断だけを求めるなら，ルーチンの撮影法による画像を観察すれば問題ないと思いますし，特殊な撮影を加えても画期的に診断能が向上するとは思いません（もちろん一部では診断に寄与します）．しかし，最先端な撮像方法は，解剖，生体物理，病態解明にとっては非常に役立つことがあり，また新しい撮像法が今後改良されることによって診断に寄与する可能性もあり，特に大学病院のような施設では積極的に撮影すべきと考えます．

6　3次元画像などの後処理が必要な画像に関してはどのように対応していますか？ 処理は誰が行うべきですか？ 依頼に関してはどの程度受けますか？

　3次元画像処理は，基本は診療放射線技師が行っています．最終的な診断は，心臓の3次元画像は循環器内科あるいは心臓血管外科，頭部，頸部の3次元画像は脳神経外科，その他は放射線科医が行っています．CTコロノグラフィ[1]は放射線科医が作成し，読影しています．3次元画像は診断以外に治療あるいは手術支援に有用で，この領域も積極的に放射線科医が参入し，診療放射線技師，他の診療科とコラボレーションすることが理想と思います．

7　放射線科医は画像診断に関し全領域をオールマイティにできなければならないでしょうか？ それとも限られた領域の専門家と対等に話ができるようになることの方が大切でしょうか？

　私は，全身の診断を行うオールマイティを目指していますが，これは医師を目指した時点から全身を診られる医師になりたいという気持ちが強かったからです．かっこよく聞こえますがオールマイティを目指した背景は，振り返ってみれば幼少時から人がやっているスポーツやゲームが気になって一度はやってみたり，大学の頃も流行っていたスキューバーダイビングやウィンドサーフィンを友達とかじってみたり，まあそんないろんなことに興味が湧く性格からなんでしょう．ある特定の領域を詳しく解明するスペシャリストと全身をひと通りみるオールマイティは比較するものでなく，オールマイティな人からは多臓器を介して独創的な発想が生まれますが，これもスペシャリストが作り上げてきた臨床あるいは研究実績から生まれたものでこの2つは共存し合うものです．はっきり言えることは，放射線科はオールマイティやいろいろな領域のスペシャリスト，またオールマイティとまで広げなくても例えば骨軟部と中枢神経系の2つのスペシャリストになるなど，多数の選択肢があることもとても素晴らしい点だと思います．

E その他，ポリシー，フィロソフィー等，何でも書いていただいて結構です．

　画像診断の魅力は，患者さんの現在の病気や病態をみつけるだけでなく，今までの患者さんの長い歴史（例えば無意識にかばってみられる筋萎縮や骨の変形などを知ることができる），またどうしても本人が意識していなかったり主治医に言えない病気やその原因などをつき止めたりすることができることです．

　例えばこの症例（図10）は，30歳，女性で全身倦怠感を主訴に入院されました．当初は膠原病が疑われ，種々の検査がなされたがわからず，頭部MRIを撮影したところT2強調画像（図10）で両側大脳半球白質，内包後脚に異常高信号を認めました．これのみではHIV（Human Immunodeficiency Virus：ヒト免疫不全ウイルス）脳症や一酸化炭素中毒（間欠型）なども疑われますが，もうひとつ疑うべき疾患としてトルエン中毒があります．トルエン中毒と言えばシンナー吸飲が有名ですが，職業中毒もしばしば問題になります．そこで主治医に連絡し，職業歴をしつこく聴取してもらったところ2年前から窓，換気扇のないビルの一室でトルエンを含有した接着剤を用いて不法でカバンを製造していたことを聴きとり，トルエン中毒と診断することができました．

　このように放射線科医は主治医にとって予想が付かない展開をもたらし解決するこ

T2強調像

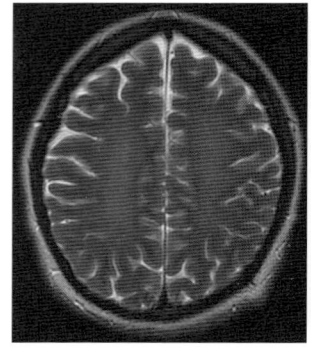

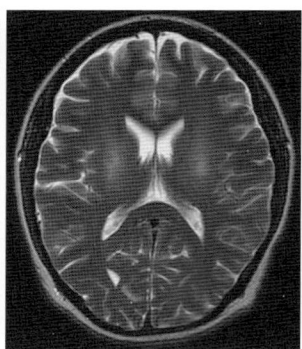

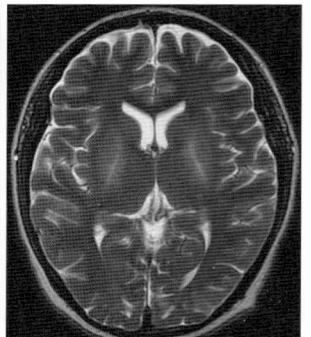

図10　トルエン中毒

とができ，カッコよく言えばドラマ『相棒』に出てくる杉下右京を演じることができます（……ゴメンナサイ，少し言い過ぎたかな）．これこそ画像診断の醍醐味です．

　私の好きな格言は，月並みですが「努力に勝る天才なし」，「継続は力なり」です．これは画像診断にも通じるものがあり，画像診断というのは決して難しいものではなく，毎日丁寧に画像を読影し，カンファレンスなどで意見を交換し合うことによって日々進歩していくものです．また画像診断は形態診断だけでなく，新しい核種や造影剤を用いたり，新しい撮像法で撮影することによって様々な機能診断にも迫れ，幅広い夢ある分野だと思います．

　この本を読んでいる君，「放射線科って，難しそう…」，「難しい疾患名を覚えられるかな？」，「パソコン苦手だけどな…」，「子育てしながら出来るかな？」，「趣味も充実させたいな」，「収入ってどれくらい？」，「放射線科で開業できるかな？」などの悩みがあると思いますが，心配いりません．もし，これらで悩んでいるなら一度身近な放射線科医に相談してください（このフレーズ，電車内でみかける法律事務所の広告っぽいかな）．放射線科はチーム医療の側面もありますが，個人個人のペースで仕事ができ，自由に時間設定もでき，本当に仕事しやすい環境だと思います．

第1章 General Radiologistへの道

それでも見落としはなくならない

神戸市立医療センター中央市民病院放射線診断科 　上田浩之

A-1 役立つもしくはおすすめの教科書

　画像診断を勉強する上で役に立つ，具体的な本は他の先生方が良書を紹介してくださると思いますし，最近では出版物，ネットなどの情報は過剰といえるほど氾濫しています．おそらく読者の先生方も十分すぎるほどの情報をお持ちと思います．
　したがっておすすめの本はあえて割愛させていただきます．
　割愛するだけでは芸がないので本を選ぶ上で気を付けていることを列挙します．
■1　ちゃんと勉強するつもりの本は自分で購入したほうがよいと思います．書き込みができますし，高い金を出して買った，という意識はどこかにあるので，職場や図書館においてあるものよりちゃんと読むことが多いです．非常時には食料にもなるかもしれません．
■2　最近，よくまとまったコンパクトな本がたくさん出回っています．非常に使い勝手がいいのですが，体系的な知識を得るためにはちゃんとした教科書も一通り読んだほうがよいと思います（Meyers，Resnick，Som，Barkovich，Caffey など．全部の文章を読むのは大変なので斜め読みでも良いと思います）．
■3　人の意見を参考にしてもかまわないと思いますが，本屋や学会の書籍売り場，ネットなどで自分の感覚だけを頼りに買うのもおすすめです．これは当然のことながら外れをつかまされるリスクがあるのですが，当たりだけ買っても人生面白くないでしょう？
■4　放射線科の本だけ読んでいてはだめだと思います．内科や病理の本も読みましょう．

A-2 いつも目を通されている，もしくはおすすめの雑誌

　こちらも割愛．特殊なことは何もしてません．昔から勉強にかなりムラが多いので読むときには大量に読みますが，半年くらい何も読まないこともあります．正直，「画像診断を考える」の第一版が出たときに著者の先生方がすすめておられる本を見ましたが，みなさんこんなに勉強しておられるのか，と驚きました．
　ジャーナルの購読は紙でも電子版でもどちらでもよいと思います．自分にあったも

のでいいのでは．私は寝転がって本を読むくせがあるので紙媒体を好んでいますが，iPad mini は寝転がってでも使えるので最近は電子版を読んでいることもあります．

このところ不満なのは症例報告の数が減ったことです．症例報告はできるだけ目を通すようにしています．またクイズも目に入れば読むようにしています．クイズは最近は面倒なので投稿していませんが，自分で問題を解いて投稿，自分の解答を検証するのは悪くないと思っています．特に稀な疾患の典型例を覚えておくのには良いと思います．画像と解答はほぼ正しいのですが，解説は時々牽強付会[†]な論理が用いられていることがあるので注意は必要です．

†牽強付会（けんきょうふかい）：都合の良いように無理に理屈をこじつけること．

A-3 役に立つもしくはおすすめの web サイト，電子書籍 など

AuntMinnie.com (http://www.auntminnie.com/) ［リスト p.356］の "case of the day" は一応定期的にやっています．メールを送ってきてくれるのでものぐさな私でもなんとか続けられています．数例まとめてやることが多いです．他は適当．

A-4 論文や教科書にある内容や頻度への信用度は？また、勉強する際の注意・注目点は？

教科書はある程度信用しています．論文，特に統計処理してあるものは眉に唾をつけて読んでいます．ケースレポートについては少なくとも画像の加工はされていないと信じています．したがって画像は見ます．ただし，著者によって記載された画像所見はバイアスがかかっているので斜め読みしかしません．特に「後づけ」された画像所見はあまり信用していません．

A-5 読影能力の維持・向上のために日頃されている勉強法や情報収集の方法は？また工夫点されている点は？

- わからないことは，はずかしがらずに人に聞く（他科の医師を含む）．当然自分の部下や初期研修医にも聞きます．
- 結果はこまめにリサーチ，フィードバックする．
- 見落とした症例，外した症例はかならず反省，原因を明らかにしたうえで対策を練る．

最近，稀な疾患でもネットを調べるとかなりの情報が出てきます．以前のように文献を探しまくる手間は省けるようになりました．したがって，所見さえちゃんと拾えていればあとは検索を工夫すればかなり稀な疾患でも診断することができることがあります．

勉強方法ではないのですが，このような時代にあって読影能力の向上のため重要なことを考えてみました．だいたい以下のような点を押さえておけばよいのではないかと考えます．

● **解剖をしっかり勉強する．**

　MDCT[9]，高精細のMRなどで以前より細かい解剖が観察できるようになりました．したがってより細かい解剖学的知識が要求されるようになってきています．すべてを頭に叩き込むのは難しいかもしれませんが，こまめに解剖のアトラスを見る癖をつけたほうがよいと思います．解剖のアトラスは断層解剖で絵合わせするだけではだめでちゃんとした本で3次元的に理解する必要があります．

● **基本的な疾患の把握．**

　医者になって20年，いまだに基本的な疾患がみせる多彩な像を把握してないと思い知らされることが多いです．「知っている疾患」だと甘く見ずに疑問に思ったことはちゃんと調べる癖をつけるべきです．

● **見落としをしないこと．**

　これは以前にもまして重要な要素になっています（見落としをしない工夫については後述）．

● **以前の画像との比較を「的確に」する．**

　以前の画像との比較をするのは当たり前ですが，実は陥穽（罠）に陥っている場合があります．よくレポートに「…の画像と比較しました」と記載があります（あちこちでみます）が，はっきり言って私は好きではありません．私の部下の研修医には原則禁止しています．なぜかというと，逆にとれば「…の画像以外とは比較していません」という宣言にもとれるからです．血管疾患や良性腫瘍，経過の長い悪性腫瘍などでは数年の単位で変化が観察できることがあります．このような場合，前回の画像のみとの比較では不十分なことが多いです．（前回と著変なしとひたすら記載されていて，数年前に遡ってみたら増大していた，ということはよくあることです）．

　場合によっては可能な限り古い画像との比較，もしくは様々なモダリティ間での比較ができてこそ画像診断医の存在価値はあると思います．直近かつ同一モダリティの画像とのみ比較して変化がない，というレポートは確かに嘘を書いているわけではありませんが，態度としてはかなり無責任だと思いますし，書いてあることが「正しく」ても役に立たないレポートだと考えます．

　私は次のようなことをよく研修医に言っています．「建前としてはすべてのフィルムを見るべきである．もちろんすべてのフィルムに目を通すのは不可能なので，それらのうちでどれを選択するかは先生方のセンス次第である」．

- 異常なことをしない．
  基本的には常識的な判断を優先したほうがよいです．
- 病変を作り出さない．
  よくできる初学者に多いのですが，臨床情報を与えると病変が「見えてくる」人がいます．なまじ診断としては「当たって」たりするのでやっかいなのですが，自分の頭の中に画像を判断する基準がなく画像以外の情報をもとに診断する人はそれ（画像以外の情報）が誤っていた時にとんでもないミスを犯す可能性があります．我々は基本的に画像情報をもとに判断すべきで，それには，自分の頭の中に基準となる画像を持っておく必要があります．
- 自分の書いたレポートが与える影響を考える．
  公文書としてのレポート作成は問題になることがあっても実際にレポートが患者のマネージメントに与える影響についてはあまり大きく取り上げられることがなく，鈍感な人が多いと感じています．
  例えば，放射線科医が気楽に「脳動脈瘤疑い」と書いたレポートによって患者がうつ状態になった，ということは実はよくあることです．また，悪性腫瘍の可能性がかなり高いのに，フォローしてください（便利な言葉らしく昔から結構な頻度で使われている），と気楽に書いたがために手遅れになってしまった，という事態も今までに何度も経験してきました．我々放射線科医は作成したレポートにより依頼医がどのようなアクションをとり，それが患者にどのようなアウトカムをもたらすか想像しながらレポートを作成する必要があると考えています．当然依頼側の専門，キャリアによっても書く内容は変わってくるでしょう．またこのご時世，患者にレポートが読まれるという事態も想定しておくべきですね．

A-6 検査・診断について

1 検査の適応に関してどの程度こだわりますか？依頼内容に不足がある場合はどうしますか？また検査依頼数は制限不可能でしょうか？

オーダーした医師は何かしら医学的，社会的理由があってオーダーしたはずなのでよほど的外れであったり，些細なことで片端からオーダーして来たりするのでない限り検査自体は断りません．ただし異常に時間がかかる検査（MRで多部位同時撮影など），当院でできない検査，若年者で被曝が問題になる場合，などはお断り，もしくは検査内容の変更をお願いすることがあります．また，他のモダリティのほうが望ましいと思われる場合には連絡して変更していただくことがあります．

基本，我々への検査依頼は他科受診と同様，と考えています．したがって，依頼箋

に他科受診依頼と同程度の記載はあってしかるべきと考えています．

　依頼内容に不足がある場合ですが，撮影が可能であれば撮影だけして，所見をつけません（「依頼内容の不足」の定義がなかなか難しいのですが）．

　依頼内容がどの程度記載されていれば所見をつけるか，ということですが，私は次のように対処しています．多少なりとも症状，状態の記載が行われていれば所見を付けることが多いです（電子カルテでどのあたりを見ればよいかあたりがつくので）．症状や，患者の状態の記載すらない場合には原則所見をつけません（診断名のみが記載されている場合もなぜその診断名がついているのか多少なりともわからなければ所見をつけません）．撮影すら不可能な場合は，（ほとんどないのですが）しょうがないので，問い合わせた上でなぜ依頼内容の記載が必要か説明します．この場合，所見が必要なら依頼内容を書き換えてもらいます．　依頼内容が不足しているために，ターゲットが異なった検査を施行してしまい本来評価すべきところが評価ができない，ということはありえますがこれは依頼者側の問題であり我々の知ったことではない，依頼者が責任をとればよいことと考えています（患者に不利益がでるのでは，という意見もあるかもしれませんが，そこまで面倒はみきれません）．書き忘れなどで主治医から直接連絡があった場合はその旨，内容を所見の冒頭に記載します．

　所見を付けない場合ですが，しばらく放置して様子を見ていれば，必要なら依頼側から連絡があります．

　だいたい次のようなやりとりになります．

依頼側「なんで所見がついてないのですか」とか「所見がついてないのですが……」etc.
私「先生はこのような依頼で我々が所見をつけることができるとお考えなのでしょうか」とか「この依頼内容では所見をつけることができません」etc. 具体的に説明する．

　まともな医師であればこの会話で納得していただけ，以降は所見が必要な場合には基本的にちゃんと依頼文を書いていただけるようになります．稀にまともでない人がいますが，これははっきり言ってどうしようもないです．適当にあしらってください．

　時々撮影内容まで指示（主に MR での造影，シーケンスなど）してこられることがありますが，医学的に問題がなく，かつ当施設で可能であればできるだけ要望に応えるようにしております．もちろん過剰，あまりに不適切と考えられる場合は無視します．

　検査依頼数の増加についてですが，勤務時間内に施行できる分は仕方がありません．ただし，読影数が増えると見落としの可能性が高くなるので，一定数以上の読影はやらないようにしています（撮影範囲，内容にもよりけりだが一応 60 ～ 70 件がまともに読影できる限界．今のところなんとか読影できているが，そのうち所見を付けないケースがでてくるかも）．なお，予約の待ち時間を減らすため検査機器の台数を増やせ

という圧力はあるのですが，新たな需要を掘り起こし（必ずしも施行しなくてもよい検査も増える），しんどくなるだけのこともあり得るので慎重に行ったほうがよいと思います．

2 検査はプロトコール化していますか？それともできる限り個別化していますか？

プロトコール化した上で症例に応じて変更しています．

3 診断をするにあたってどのような筋道で行いますか？

a. 読影を始めるにあたって依頼状をどの程度見ますか？どの段階で見られますか？

　一通り画像を見たうえで依頼を見るようにしたほうがよいと思うのですが，最近は忙しく，依頼内容を見てから読影にかかることが多いです．ある程度の期間同一施設にいると，依頼科，主治医，撮像部位を見ただけでおおよそ依頼内容がわかってしまうことがあります．もちろん患者の名前を見ただけで依頼内容がわかることもありますし，画像を見ただけで患者が誰かわかってしまうこともあります．

　読影の手順にはあまりこだわりません．時々依頼のみで画像を見ずに所見を書いていることもあります（もちろん検証はしていますが）．

b. 読影はどのような順序でされますか？系統的？上から順？

　上から順に読んで後で臓器別に見直しているようです．最後にチェックポイント（見落としやすいところ．骨，脊柱管，皮下など）をチェックしています．あまり自分がどのようにやっているのか考えたことがありません．最終的には上から下まで一通り見直します．まあ，どうでもいいことです．

c. どのようにして異常に気づかれますか？（気付き方のポイントなど）
d. どういった所見を重視されますか？（所見の優先順位の決め方など）

　自分の仕事を客体化したことがないのでよくわからないです．優先順位は生命にかかわる所見を優先．

e. どちらともとれるような所見に関してはどのくらいの重きをおいて，思考過程の中でどのように処理されますか？

　自分が最も望まない結論がおそらく正しい，と考えるようにしています．ただし，その所見を有意ととることで患者のアウトカムに重大な影響があると考えられる場合は，何人かに画像だけを見せて意見を聞きます．

　overdiagnosis（過剰診断）の方がよいと考えられる場合，underdiagnosis（過小診断）にしてもあまり影響がない場合などありますのでその患者がおかれた状態によって考えればよいと思います．

例えば膵癌で多発肝転移がある人の肺に，単発のごく小さい結節がある場合を考えます．これに対して「転移の可能性があります」と書こうが無視して「肺には異常なし」と書こうが全体には影響はありません．逆に早期胃がんで同様に単発の結節が肺に見られた場合に「転移の可能性があります」と書くと大事になります（あまりにばかげているので無視されるかもしれませんが）．

f. 臨床情報は，思考過程の中のどの段階で参考にされますか？

画像だけで決めている場合，双方参考にしている場合，画像などほとんど見ていない場合（ただし当然ですが全体のチェックは必要です），全部あります．

g. 鑑別診断はどのくらいの数を通常，所見に記載されますか？

少なければ少ないほどいいです．多くの人が言っていることですが多くて3つ．でも肺の疾患など炎症なのか腫瘍なのかさえ絞れないこともありますし，絞ることがむしろ有害な場合もあります（まったく的外れな絞り方をするとあとあと迷走することもありうる）．そのような場合は無理に鑑別診断を挙げず，素直にわからない，と記載します．わからない場合でもどのような疾患なのか（炎症なのか，腫瘍なのか，良性なのか，悪性なのか）はわかる範囲で記載します．「個人的意見ですが，」として記載することもあります．また当然のことですが，次に施行すべき，施行したほうがよいと考えられる検査を記載することは多いです．

h. 疾患により異なると思いますが，鑑別を絞り込む時に重視する点は何でしょう？

画像所見の軽重（重視すべき所見なのか，どちらでもいい所見か），各所見の関連性．既往，病歴（当たり前ですね）の他，受診状況（昼間？夜間？救急車？），患者住所，家族構成，人種（神戸はいろいろな国の人がおられます），頻度，嗜好（飲酒，喫煙），皮下脂肪の厚さ，筋肉量，いろいろです．但しあくまで参考．

i. 存在診断，局在診断，鑑別診断，以外に特に気をつけている事項は？

当たり前ですが，病変の広がり，悪性腫瘍であればステージ（病期）は可能な限り記載します．ただし他のモダリティで判断したほうがよい場合，多くのモダリティで総合的に判断したほうがよい場合はあえて記載しないこともあります．他に気をつけていることは，既にかなり書いてきましたが，自分の書いたレポートが診療の中でどのように使われるのかある程度予想する，ということです．

j. 解剖学的変異などはどの程度記載されますか？

基本的に記載．専門外などで依頼医に知識がないと予想されるときにはカッコして解剖学的変異です，と記載しています．

k1. 最終診断をされる前に，その疾患に伴いうる所見をもう一度チェックされますか？

します．あたりまえのことでは？それでも外れますし，見落とします．ついでに上記のようにその疾患と関係のない所見もチェックします．

k2. ここで，どちらともとれるような所見に関してはどのように処理されますか？

患者さんの運命が変わらないようであれば，その時の気分で処理しています．

運命が変わりそうな場合は困ってしまうのですが，とりあえず，誰かに意見を聞きます．迷っているときは人に聞くのが一番です（1人で頑張っておられる先生，ごめんなさい）．

どうしても1人で結論を出さなくてはならない場合は次のような対応を行います．
- 臨床情報なしで画像のみを見たのであればどう判断するか考える
- 1時間くらい頭を冷やしてから（別の仕事をやってから）もう一度見る．
- 異常かどうか迷った場合には同じような患者さんの画像をレビューする．
- それでも迷ったら素直にわかりませんと記載する（この所見が有意であった場合○○○．有意でない場合xxx，などと記載することもありますが，乱発するのは問題かもしれませんね）．

l. 検査モダリティ別に所見の乖離が見られた場合，どのモダリティの所見を重視しますか？

ケースバイケース，としかいいようがありません．

m. 診断の当て方にコツがありますか？ あるとすればどういったことでしょうか？

「診断名」はあたらなくてOKです．「診断名」があたればいいのはフィルムリーディングだけ．ただし面倒な症例をあてると感心され，信頼度は上がるので，芸を見せる意味では時々あてておくのはよいかもしれません．基本は「外さない」ことだと思っています．

「外さない」というのは誤解を招くかもしれませんが，診察→検査→治療という流れの中で「異常なことをしない」「イレギュラーな情報を発信しない」ことだと考えています．

一番まずいのは見当違いの所見を書くこと．これは確実に信頼を失うし，患者に害をなすことも多いです（まったく信頼されなくなればそれはそれでよいのかもしれません．中途半端はよろしくないです）．（見落としについては後述のようにどうしようもない部分がありますが）どのようなレポートがまずいのか，具体的な症例を出せればいいのですが，出版するには差し障りのあるものが多く，割愛します．

「外す」パターンをいくつか挙げます．既に書いてあることと重複しますがご容赦を．
- **人の言うことを安易に信用する．**

　一番多いのが，依頼医が書いてある鑑別診断に沿った画像診断のでっちあげです．我々は最終的には画像をもとに判断すべきで症状，検査データに振り回されるべきではありません（前述）．

- **些細な所見にこだわりすぎる．**

　拾った所見がすべて同じ重要度であるわけではありません．微妙な所見でもこだわらないとまずい場合，ばっさり切り捨てて考えたほうがよい場合，両方ありえます．このバランス感覚が悪い人ははっきり言って診断に向いていません．

- **以前見た症例に拘泥†する．**

　その症例が例外的である場合もあります．必ずしも2匹目の泥鰌がいるとはかぎりません．

†拘泥（こうでい）：こだわること．

n. 画像での診断の限界を感じるときがありますか？ それはどのような場合でしょうか？

　限界があるに決まっています．口癖のように「そんなん知らんがな」とか「わかるもんか」とか「画像で判断することではない」と言っております．ただし，画像診断の限界なのか自分に知識がないだけなのか不明なことも多いです．

　そもそも画像診断医なんかいなくても多くの場合医療は成立すると考えています．実生活での必要度におきかえてみるとパソコン程度でしょうか（パソコンに怒られるかも）．

o. 読影をするにあたって依頼内容に不足がある場合にはどのように対応されていますか？

　しつこいが，**所見をつけない．**これが一番ストレスが少ないです．つけてほしい症例であれば向こうから連絡とってくるし，どうでもよければそのまま放置で差し支えありません．「所見をつけなければならない」という強迫観念を捨てるとずいぶん楽になります．

　一時期「この依頼内容では所見をつけるのは不可能です．ちゃんと記載するか，もしくは所見不要でオーダーしてください」とレポートに書きまくったら，必要なものについてはほとんどちゃんと書いていただけるようになりました（当院では「所見不要」というオプションがオーダリングで選べるようにしてあります．画像診断管理加算2との兼ね合いが難しいところですが，このオプションはおすすめです）．また，初期研修医が救急を回っているときにオーダーの仕方をレクチャーしています（なぜ依頼文をちゃんと書かなければならないかなどを丁寧に説明しています）．

p. 通常の読影時に見落とさないようにするためには，どういったことをすればよいと思いますか？

- **チェックポイントを作っておく．**（骨条件はどんな症例でも必ずチェックする，上腹部なら各臓器を1つずつチェック，胸部では心臓と気管支は必ずチェックなど）
- **疲れたら仕事をしない．**（当然緊急は除きます．ただし口頭で所見を伝え，正式なレポートはあとから作成しています）
- **急かされた仕事は，ゆっくりやる．**（緊急検査の場合は即死しそうな所見がないことは確認します）
- **前述したが見落としが発覚した症例については見落した原因を必ず考察する．**（その日の天気，曜日，前日の飲酒量，見落としが発生した時刻，体調なども考察対象）

残念ながらそれでも見落としはなくなりません．

私が思い浮かぶ見落とさないための唯一の方策は「読影しない」ことだけです．

q. 読影の時間が限られていてどうしても急いで数をこなさなければならないとき（救急の場面は除く），特に気をつけている点は何ですか？

そのような事態を生じないようにしています．そんな状態で仕事をしても見落すだけです．いい加減，1日に読影してもよい件数を専門医会などがガイドラインとして出してほしいです．

r. 救急・緊急症例の読影で特に気をつけている点は何ですか？

とにかく相手のテンションに巻き込まれて急がないこと．相手に急かされた場合は，死にそうな所見の有無のみ口頭で伝え，正式な所見は30分くらい待つようにお願いします．これで相手は引き下がります．もちろん重大な所見があった場合は速やかに連絡をとります．

緊急ではありませんが，外来などで急がれている場合もとりあえずは口頭で伝え，正式な所見は最長30分待つようにお願いしています．これで文句を言われたことはありません．

s. レポートの記載方法はどうされているか，もしくはこうすることが望ましいというお考えがあれば，ご教授下さい．

大事なのは内容をちゃんと伝えることでフォーマットはどうでもいいことだと考えています．一応，私は下記のようにしております．

重要な所見を最初に書きます．経験的に，レポートの後の方に重要なことを書いても読んでもらえないことがしばしばあります．手書きの時は赤線を引く，などやっていましたが，これはレポーティングシステムではできないので，とにかく最も読んでほしい所見を一番最初に記載するようにしています．ただし大事な所見を強調できる

ようなレポーティングシステムであれば後のほうに書くのもありかもしれません.

でも，全臓器の記載って記載のない臓器が必ず出てくると思うし（筋肉とか脊柱管とか全部書いている人はいるのでしょうか？），最近のように撮影部位が多くなると記載するだけで頭が痛くなりそうです.

内容を伝える，ということについては「公文書」としての側面と，「依頼医に対する返信」としての側面があり，後者については依頼側の理解できないような用語（略語），わかりづらい言い回し，もってまわったような表現は避けるようにこころがけています．当然依頼医の専門や日常の言動から推定される医師としての知識，能力なども考慮して文章を作成します．診断名は書くこともありますが，内容を詳しく読んでほしい場合はあえて書かないこともあります.

フォーマットでは，改行を利用して全体が見やすくなるようにしています.

もう一つ，大したことがないレポートは短く，重要なことが書いてあるレポートは長くなるようにしております．まあ，あとは施設や科長の方針などで適当にすればいいのではないでしょうか？

t. レポートの書き方として「〇〇疑い」「〇〇を否定できない」「臨床情報との照合をお願いします」などの表現をどの程度使われますか？

「疑い」ですが蓋然性は高いものの確定までできない時には使います．否定できない，は原則的に使いません．これを使い始めると「なんでもあり」になってしまう可能性があるからです（この言葉を使いたがる研修医には次のように言っております「先生の体の中にがん細胞があることは否定できないですよね」）．ついでに語感自体も嫌いなので部下には原則的に使用を禁止しています.

（これは多分に個人的な好悪も入っているが）「臨床情報との照合をお願いします」も原則使いません．照合が必要な時には担当医と直接連絡するか，カルテで確認しています.

「原則」と書いてあるのはこれらの単語を使わざるを得ないシチュエーションが稀ながらありうる（というか私の言語能力ではうまく他の言葉を使えないことがある）からです.

A-7 他科医師とのコミュニケーションに関して

1 読影をした際，重要な所見があった場合や急な対応が必要な場合にはどうしますか？

重要だがさほど急がない所見については，担当医が誰か（ちゃんと所見を読んでくれ

る医師かどうか），外来の場合は次回の受診予定がいつか，といったことを調べ，「所見の記載のみ」「電子カルテもしくはメールなどでのアラート」「直接連絡」のいずれかにします．なお，担当医がちゃんと対応してくれたかどうかはチェックします．

　緊急の場合は担当医師に直接連絡をとります（あたりまえですね）．担当医がつかまらない場合はその科の医師を適当につかまえて（当院では救急当番が決まっているのでその医師に連絡をとることが多い）対応をお願いします．

2 院内での他科とのカンファレンスの有無とその内容，おすすめのカンファレンスの方法やどのようにしてカンファレンスを立ち上げたらよいかなどご教授下さい．

　救急：平日毎朝，時間外に撮影された画像をレビューしています．ついでに救急の先生，研修医に画像の読み方もレクチャーしています．おかげで一般的な救急疾患はかなりちゃんと読んでもらえています．

　以下の科とカンファレンスを行っています．
・脳外科・神経内科・消化器内科・外科・泌尿器科・産婦人科・呼吸器内科・小児科
科によって時間，進行方法は異なります．

　そもそもこういうことはマニュアルのような本を読んでどうこうしようというのが間違っています．カンファレンスをどうやって立ち上げるか，どのように運営するかくらいは自分で考えてみたほうがよいと思います．カンファレンスの立ち上げに失敗したところで誰か死ぬわけではありません．過去いくつか立ち上げましたが，運営方法などカンファレンスごとにバラバラです．基本は相手にあわせる，ということになるのかもしれません．試行錯誤するうちにうまくいくでしょう．

A-8　レポートは，黙っていても依頼医に読んでいただけると思っていますか？
もしくは，読んでいただくようにするためや，他科の医師から放射線診断医が必要とされたり，信頼を得るためには，どのようなことが必要で有効と感じておられますか？

　黙っていても読んでもらえる場合と無視されている場合の両方があります．最近はなぜか読まれていることが多くて困ります．整形外科の骨，呼吸器内科の肺，循環器内科の血管など，ある程度自分で読んでほしいですね．

　なお，もともと放射線科のレポートを読んでいない人に無理に読ませようと思っても無駄です（最近まったく読んでいない人はどうも極少数みたいです．私が医者になったころは放射線科のレポートなど読まん，と公言する医師が多かったことを考えると隔世の感があります）．そういう奇特な人には（特に専門外で）重大な所見があった時

には連絡してあげるようにはしています．

A-9
結果はどの程度の割合で知るように努力されていますか？
結果をフォローすべき症例は，どのような基準で選び，どのような方法でチェックし，どのぐらい期間を空けて，どの程度まめにフォローされますか？
手術結果や病理以外にもチェックされる項目などありますか？またどのように今後に反映しますか？

　結果を知りたい症例はレポーティングシステムでチェックしておき，時間のあるときにまとめて結果を見ています．基準は特にありません．診断時に結果がわかってないものは原則チェックするように心がけてはいます．
　主治医に雑談がてら結果を聞くことも多いです．
　手術結果や病理以外にも「症状が改善したかどうか」「生きているかどうか」などをチェックすることがあります．
　チェックした結果を今後反映させるかどうかはケースバイケース．例外的な事象というのは時々あるので，チェックした結果をすべて敷衍†して一般化するのは的外れな診断の原因ともなりうる，と考えています．

†敷衍(ふえん)：おし広げること．

A-9（続き）
また，仮にカルテだけ取り寄せたり電子カルテを覗いて結果を知ることができても，詳細を知るために主治医と連絡を取る必要性を感じますか？

　場合によりけりです．うるさがられることもある．

A-10
地元での他院の放射線科間における院外勉強会にどの程度参加されておられますか？
参加すれば参加する程良いでしょうか？
その時間はどのようにして捻出するようにしていますか？
勉強会に参加された場合にはどのような態度・準備で参加することが望ましいでしょうか？

　最近私の居住する関西ではどの勉強会も規模が大きくなり，自由に議論できる場が少なくなったので不規則発言が好きな私は参加するのが面倒になってしまいました．でも症例を見ること自体は勉強になると思います．また，一流の先生が読影されているのは勉強になりますし，どの研究会にも自分の範とすべき先生が参加されておりますので，様々な理由で参加が困難，不可能でない限りあまり考えずにどんどん参加されればよいと思います．そのうちどれに出席すべきか判断できるようになります．

　1つ注意してほしいのは勉強会で「余所行きの」読影をする先生がかなりおられることです．鑑別診断はまあ，どうでもいいのですが，所見自体の拾い上げが明らかに日常診療と「ぶれている」先生がおられます．見ていたらわかるので，そのような読影はたとえ診断が当たっていたとしても真似をしないほうがよいと思います．

A-11　それ以外の勉強で心がけていることがありましたらお教え下さい．

　中途半端な勉強はしないほうがよいかもしれません．むしろ正常な判断力を養う方が大事だと思っています．よく知られているように「無能な働き者，これは処刑するしかない」のです．研修医を指導する立場としては部下が「無能な働き者」にならないように指導する必要があります．

　もう一点，すでに書いたことですが，画像を判定するうえで自分なりの基準を持っておく必要があると思います．これがないと症状や検査データに振り回され，ありもしない病変をでっちあげたり，見えないものが見えてきたりします．これを確立するためには小手先の画像所見を覚えるだけではだめで解剖学，物理学，病態生理学といった知識が必要となります．

A-12 働きやすい読影環境の作り方，楽しい読影室の作り方や粋な PACS 利用法などの実践的なお考えなどがあればお願いします．

　これは人それぞれだと思いますが，ある程度合理的な環境ならそれでいいのでは．まあ，照明が調節できるとか人に邪魔されない環境である，とかは大事だと思いますが．

　なお，診断を当てる楽しさとかやりがいとかを否定するものではありませんが，あくまで仕事なので楽しみとかやりがいを求めすぎないほうがよいと思います．なにかと面倒くさいことも多い日常臨床を淡々とこなす中で楽しみとかやりがいがでてくるのではないでしょうか．

B | 先生ご自身のことを少しお教えください．

1 現在，どのような職場におられますか？

市立病院．3次救急あり．ベッド数約700．放射線科（画像診断，核医学，IVR[8]）8名．1日CTとMRで200〜250件．PET-CT[17] 9〜10件．IVRが週5〜6件．この他，消化管透視あり．

2 学生時代の勉強の程度，特に画像診断関係の勉強の程度はいかがだったでしょうか？

画像診断は何も勉強していません．試験までさぼり，追試でなんとか通りました．当時おられた伊藤春海先生のポリクリはインパクトが強かったですが，他は何も覚えていません．

3 キャリアとして放射線科を選択したきっかけ，その中でも画像診断を選んだ理由は何でしょうか？

楽そうだった（残念ながら間違っていた）のと，オン，オフがはっきりしてそうだった（これはある程度あたり）のと，かつて面倒な対人関係は苦手であった私は人間より機械相手の方がストレスが少なくてよかった（と思ったが結局人間相手の仕事になっている）．

4 画像診断の分野もしくは医学全般において，自分の考え方に強い影響を与えた先生，講演，論文などをご教授下さい．

放射線科，他科，多くの先生に影響を受けています．いちいちいうのは気恥ずかしい．

5 普段の生活で臨床，研究，教育の割合をどの位にしているのでしょうか？

研究はしておりません．したがって仕事内容は臨床と教育ですが，境界はあいまいです．

6 日常生活における趣味は何ですか？

いろいろ．いちいちいうのは気恥ずかしい．

7 人生における格言，好きな言葉，新人に送るエールなどございましたらご教授下さい．

好きな言葉：「明日できることを今日やるな．」
部下によく言っている言葉：「無能な働き者．これは処刑するしかない．」（既出）

C これからの画像診断医の予想される姿，あるべき姿，理想とすべき資質などの私見も含めてご意見を賜ればと存じます．

1 大量の情報が氾濫している現在，CT などをとればすぐわかるようなことでも単純写真からじっくり考えて診断すべきでしょうか？

そのようなことは多くの場合時間の無駄です．ただ単純写真はスキルとして読めた方がよいとは思いますし，読めると何かと便利なので（特に胸部と骨）修行期間のうちにどこかで習得しておくことをすすめます．

1-2 できる限りすべての画像診断に対応すべきでしょうか？ モダリティや領域によっては重視しなくてもよいものがあるでしょうか？

施設次第．基本的にその領域の専門家がいる場合は任せても良いと思います．認めたくない人もおられるかもしれませんが，**専門領域では放射線科よりよく画像が読める先生はたくさんおられます**．当院でもおられますが，このような場合はその先生の専門領域外の所見がないかどうかチェックしてます．これからは他の科の先生にもある程度読影できるようになっていただいた方が我々の負担は減ると思います．

2 画像診断の進歩した現在，その適応に関しては全般的にどのように考えられていますか？

自分の考えることではない，というのが結論です．まあ，時代とか経済とか裁判の判決とかの影響で刻々変わっていくので，あまり目くじら立ててもしょうがないかな，と思っています．いやになったらやめるつもりです．

3 美しくて高解像度の大量の情報が得られますが，すべてを扱いきれますか？ また必要でしょうか？
　すべてを薄いスライス厚で配信して，可能な限り多断面の MPR や 3D 画像を最初から添付すべきでしょうか？
　それとも多少は量を減らしてフィルムが視野内に収まるように，もしくはスライス厚を厚めにして見る画像を中心として読影するほうが好ましいでしょうか？

できるだけ厚いスライスでスライス枚数を少なくなるようにして配信，読影しておりますが，迷ったときには細かいデータは見ます．人が作った MPR[11] や 3D 画像はあまり見ません．元画像を自分で再構成していることは多いです（ただし自分がやる IVR 用以外では配信しないことがほとんどです）．

4 画像は各科にどの程度提供すべきと思われますか？
Key image のみですか？

　こちらが読んでいる画像は原則すべて提供します．けちってもしかたないでしょう．

5 論文や学会で報告されているような非常に丁寧な検査方法を実際にどの程度行う必要があるでしょうか？ 臨床情報をきっちり把握すれば，そこまで検査しなくても診断可能でしょうか？

　自分の読影も含めたスループット†が確保できない検査は原則やりません．そもそも画像の枚数が増えれば見落としも増えると思ってます．したがって可能な限りシンプルな検査をやったほうが読影も楽ですし，見落としも減ります．スタンダードとして認識されている検査方法はある程度やります．「鶏を割くのに牛刀を用いる」ような事態にはならないようにしたいものです．

　読影件数が1日20件くらいですみ，かつ1件5万円くらい自分の懐に入るのならウルトラ丁寧な検査をやってもいいですが．

†スループット(単位時間当たりの処理能力)

6 3次元画像などの後処理が必要な画像に関してはどのように対応していますか？処理は誰が行うべきですか？ 依頼に関してはどの程度受けますか？

　依頼は原則受けています．作成は原則技師さん任せです．自分は元画像を勝手にワークステーションで操作してます．病変がわかりやすいキーフィルムをPACS[14]に流すことはあります．IVRに必要な画像は自分で作成しています．

7 放射線科医は画像診断に関し全領域をオールマイティにできなければならないでしょうか？それとも限られた領域の専門家と対等に話ができるようになることの方が大切でしょうか？

　知識量の増大，深化によりすべての領域をその専門家と同等に見る，という意味ではオールマイティというのは不可能です．

　全身を見るかどうかは施設次第でしょう．一般病院にいれば嫌でも全身を見なければなりません．その場合，とりあえず，苦手な部分は一般的な知識は持っておいて，変な所見を書かなければよい，くらいに思っておけばいいのではないかと思います．

　まあ，自分の置かれた立場で最良のパフォーマンスを発揮できるよう各自考えればよいことかと．

8 医師としてどの程度の時間を医学にささげるのが理想とお考えですか？

　勤務時間内＋アルファ．人生には医学以外にもやることがあります．アルファの部分は人によってかわる変数で，$\alpha \geq 0$ であることが望まれます．ほとんど医学に人生

を捧げる人，勤務時間内しか仕事をしない人，両方あってよいと思います．一応，勤務時間内はまじめに仕事をしたほうがよいかと．

D 画像診断医の魅力，なってよかったと思う事象，モチベーションの理由など，画像診断医の長所を挙げていただけるとありがたいです．

ふにゃ．

E その他，ポリシー，フィロソフィー等，何でも書いていただいて結構です．

残念なことに人様に開陳できるようなポリシーとか哲学なぞ持ってません．

第1章 General Radiologistへの道

より良い放射線科医になるための工夫
How to become a better radiologist: *13 secret ways*

筑波大学臨床医学域・放射線医学　**南　　　学**

　「画像診断を考える」の初版（2003）においてはアンケートの各質問に答える形式で書かせていただいた（http://www.shujunsha.net/image_diagnosis/minami.pdf）ので，今回は重複を避ける意味でも，画像診断全般について日頃から考えていることを中心に述べさせていただく[†1]．ただし初版からすでに10年が経っており，その間に画像診断はアナログからデジタルにほぼ完全に移行し，それに伴い放射線診断医を取り巻く環境がすさまじく変化してきたため，新たな点については最後に質問にも答える形で少し補足したい．

†1：以下の原稿は2013年6月1日，第443回日本医学放射線学会関東地方会で行ったランチョンセミナーの講演を元にしている．

　「良い放射線科医とは何か」という問いについて，時にTVドラマにあるように「手術が非常にうまいが冷徹な外科医」と「手術の腕前は人並みだが優しい外科医」のどちらが良いかという問いと同じ系列で扱ってもらえることは通常期待できない．すなわち「診断は人並みだが優しい放射線診断医」というのをほとんどはよしとしてくれない．というのも外科医の場合はその良悪の判断は主に患者からなされるが，我々の評価は通常，同じプロフェッショナルである他科の医師から行われるからである．言い換えれば，放射線診断医は診断が当たってナンボの世界で働いているのであり（この点では最終診断を下せる病理診断医とも少し異なる），我々は非常にシビアな環境に置かれて仕事をしているとも言え，私にとってはそれがある意味，誇りでもある．

　本稿ではその「より良い放射線科医 *a better radiologist* になる *become*（良い放射線科医 a good radiologist や最高の放射線科医 the best radiologist ではなく，またbecomeであってbeではない）」ために，自分なりに少し気をつけてやってきたことを中心に，格言形式でまとめてみたいと思う（格言などにまとめるという行為自体，私自身がだんだんと年寄り地味てきているのを表しているのかもしれない）．

　自分自身の読影法について考えてみると，卒後1〜2年目に放射線科医として研修し始めた頃，診断のローテーションで今でも印象深いのは，東大の読影室にあった山のようなティーチングファイルである．そして「M先生の頭の中にはあの画像がす

べて入っている」というように伝説の如く伝えられ，実際その先生が読影する際には「あっ，これと同じ症例は右端の棚のどこそこにあるから，お前，とって来い」という感じで行って見るとすっとそのファイルが出てくるということもしばしばであった．そこで思ったのは「診断がうまくなるためにはとにかく読影の数をこなして暗記力を高めなければいけない」ということであり，たった100年の歴史の放射線診断学ではあるが，当時は先人の遺産のその膨大な量にただ圧倒されるばかりだった．

　卒後4年目に幸運にも奨学金を得て，米国 Milwaukee の Medical college of Wisconsin に半年間，留学することができた．そこで米国式の教育に直に触れ，systematic reading（系統的読影法）とは何か，Gamut approach（可能性のある診断すべてからしらみつぶしに迫る読影法）とは何か，を目の当たりにした．研修医たちは常に教科書を持ち歩き，暇があるとシャーカステンの明かりのもと，教科書にラインマーカーを引いていた．実際1か月に教科書600ページを読むべし，というような must reading list がきちっと決まっており，お経のように鑑別診断を述べることに加え，珍しい疾患を知っておくことも重要であることを知らされた（故板井悠二教授は Gamut 方式を「馬鹿げている」と常におっしゃっていたが，私自身はある時期には野球の素振りのごとく必要なことと考えている）．とにかく，何も知らなかったレジデントが1か月，胸部放射線診断の部門を回っただけでちょっとした専門家のような読影能力と知識を身に着けていくのには本当に驚いた．

　留学から戻った1987年頃，板井教授と当時がんセンターにいらっしゃった森山紀之先生が Body CT 研究会を立ち上げられた．そこで，画像診断では一つ一つの所見を丁寧に拾い上げ，それを病理組織学的所見に照らし合わせて考えながら論理的に積み上げていくことが正しい診断に向かう重要な過程であることを身に染みて感じさせられた．何しろそれまでの自分の方法では診断が当たらなかったのだ！　一方，やはりもう一度レジデントかフェローとして米国式の教育を自ら体験してみたいと思っていたので，卒後11年目に米国 Houston の MD Anderson Cancer Center に Clinical fellow として留学した．そこでは毎日大量の画像が生み出され（当時で CT 件数は1日180件以上あり，日本の3倍程度であった），局所解剖や術後変化などをよく学ばなければ臨床に役立つ読影はできないことを学んだ．Section Chief であった Prof. Charnsangavej からは体内におけるリンパ流や腹水の流れに注目して読影する手法を盗ませていただいた（血流については板井先生から多くを学んでいた）．AFIP（The Armed Forces Institute of Pathology）での研修を含めた1年余りの留学後，東大に戻りしばらくして Body CT 研究会を中心となって運営させていただくようになった．しかし毎月珍しい症例がこれでもかと出てきて，「少しできるようになったかな？」と

思った自信がいとも簡単に崩されることばかりで，そのような間違いの中からどのようにしたら正しい診断にたどり着けるか，鑑別に有用な新たな所見はないか，臨床推論において誤った点はどこか，を常に意識するようになった．そして現在感じるのは画像診断における過ちの多くは，読影者側の認知と論理の組み合わせの誤りから生じるものである，ということである．

■ 画像診断における格言1

Images do not tell a lie; radiologists themselves will do that.
（画像はうそをつかない：うそをつくのは放射線科医自身である）

(Manabu Minami, M.D.)

もしかの有名な William Osler 卿が現代の放射線科医であったら，"**Observe images carefully; they are telling you the right diagnosis.**（画像を注意深く観察しなさい：きっと正しい診断を示してくれているでしょう）"と述べていたかもしれない，とつくづく思うほど，現在の CT/MRI/US（超音波）の画質は向上したが，それでも誤診が生じるのは装置の限界以上に，臨床推論の過程の過ちによることが大きい．

■ 画像診断における格言2

Try to observe images systematically and think logically as possible.
（画像をできる限り系統的に読んで，できる限り論理的に考えよう）

(Manabu Minami, M.D.)

診断においてはまず見逃しを防ぐことが基本であるが，それには1にも2にも系統だった方法でいつも同じ見方で見る以外にないと常々考えており，一見時間がかかるようでも慣れてくればそれに要する時間は短縮し，結局それが最も時間効率の良い読影法であると信じている．その方法として胸部単純X線写真では「骨から初めて（一番嫌なもの，難しいものからまず始める），肺は最後に！（図1）」とか，骨の単純X線写真全般の ABCDE'S や関節炎の ABCD'S（表1）が古くから知られている．そして異常所見・正常所見を拾いだした後はそれをいかにして正しく伝わるように記述し（図2），その所見を論理的にどう結び付けて鑑別診断にもっていくかである．その鑑別の方法にも，系統的に鑑別をしらみつぶしに行う方法（表2），病態生理学的に攻める方法，画像-病理相関を中心に行う方法，画像所見を中心に行う方法（図3），など様々である．私は研修医に"**Don't observe images with your eyes; observe them behind the eyes.**（画像を目で見てはいけない：目の後ろで診なさい）"（*Manabu Minami, M.D.*）と言ってはよく嫌がられている．

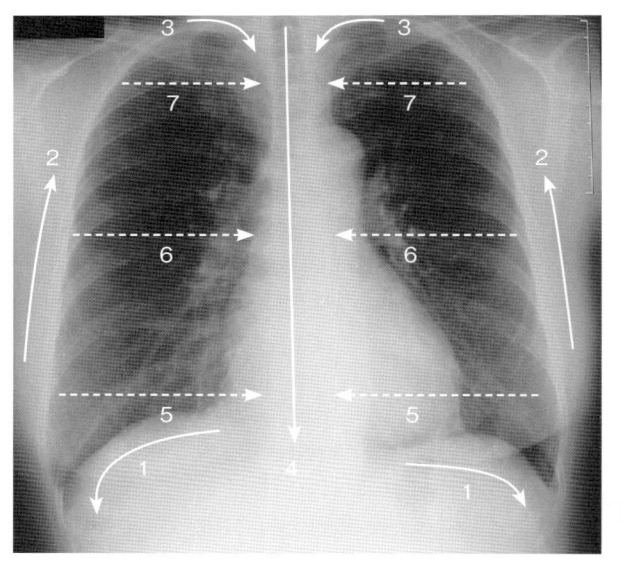

図1 Systematic Reading（系統的読影法）の実際

胸部単純X線写真において読影の順序は人それぞれ違いがあるが、私自身は最も見落としやすい骨を読影した後、図のように腹部、胸壁、頸部、縦隔、心臓と進み、最後に左右の肺野を比較しながら読んでいる．

表1 骨単純X線写真の読影の順序

骨単純X線写真のABCDE'S	関節単純X線写真のABCD'S
A：alignment：骨・軟部組織の配列	A：alignment：骨の配列
B：bone：骨皮質・骨梁	B：bone：骨皮質・骨梁・びらん
C：canal：骨の孔（多くは神経孔）	C：cartilage：軟骨（関節裂隙）
D：disc/cartilage：関節裂隙	D：distribution：分布
E：enthesis：靱帯・腱・関節包	S：soft tissue：軟部組織
S：soft tissue：軟部組織	（逆順に見ていく）

表2 系統的な鑑別診断のリスト

INDICATIVE

- I：infectious
- N：neoplastic
- D：degenerative (atrophic)
- I：inflammatory/immunological
- C：congenital
- A：accumulative/acquired (toxic)
- T：traumatic
- I：iatrogenic/idiopathic
- V：vascular
- E：endocrine/metabolic

これはDr. Collins RDの名著「Dynamic Differential diagnosis」(1981)にあったVINDICATEを，画像診断用に改変したものである．VINDICATEという単語がなじみがなかったこともあるが，IとしてinfectiousとinflammatoryImmunologicalをどうしても別個にしたかったことが大きい．

図2 CTにおける肺結節の所見の記述

画像所見の記述は「電話の相手にも伝わるように」とよく言われる．それぞれの記述自体が果たしてどのような画像所見を示すかを考え，その記述から表現される像と実際の画像を見比べ，その違いを時々チェックすることが重要である．またそれにより有用な所見を新たに拾い出すきっかけになることもある．
LDA：low density area

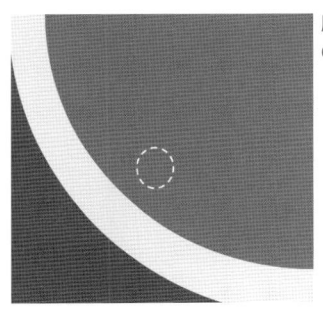

肺野に楕円形の腫瘤

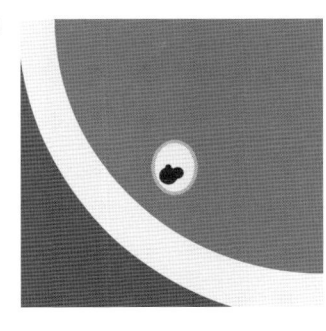

肺野に楕円形の軟部濃度の腫瘤，境界やや不明瞭，内部にbubble-like LDA

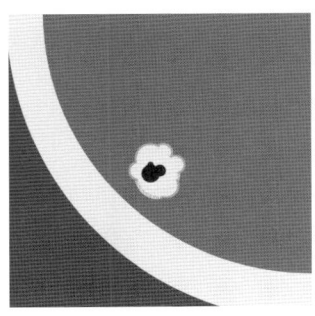

肺野に楕円形の軟部濃度の腫瘤，境界やや不明瞭，内部にbubble-like LDA，辺縁にnotch

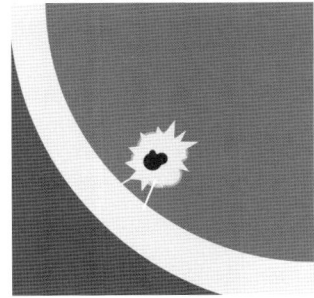

肺野に楕円形の軟部濃度の腫瘤，境界やや不明瞭，内部にbubble-like LDA，辺縁にnotch・spiculaあり，胸膜陥入（+）

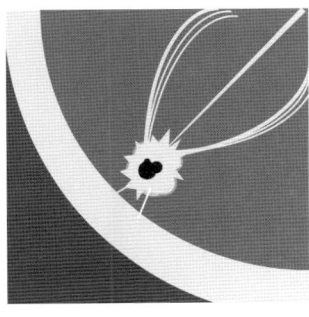

肺野に楕円形の軟部濃度の腫瘤，境界やや不明瞭，内部にbubble-like LDA，辺縁にnotch・spiculaあり，胸膜陥入（+），肺静脈が中心に入り区域をまたがる，肺動脈・気管支の引き込みあり

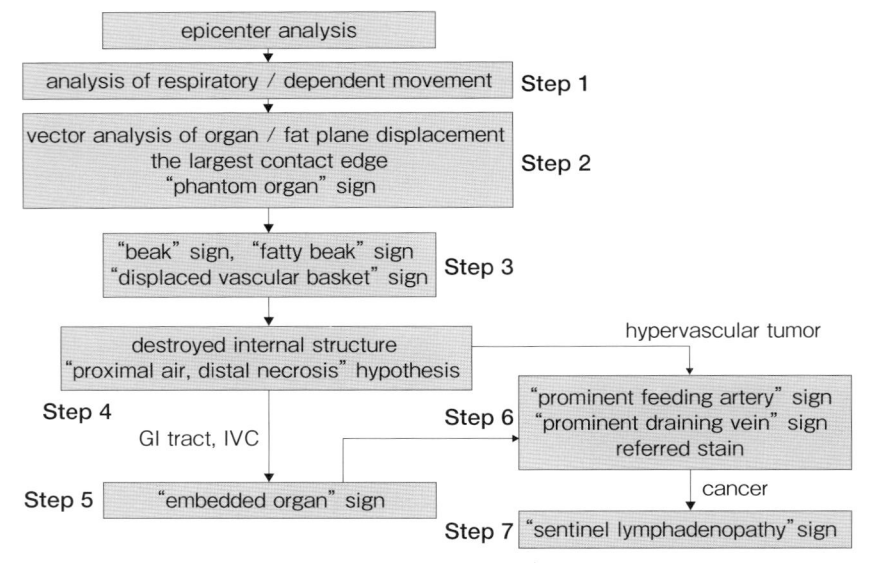

```
                    epicenter analysis
                            ↓
         analysis of respiratory / dependent movement        Step 1
                            ↓
         vector analysis of organ / fat plane displacement
                  the largest contact edge                   Step 2
                     "phantom organ" sign
                            ↓
             "beak" sign, "fatty beak" sign
             "displaced vascular basket" sign                Step 3
                            ↓
              destroyed internal structure        hypervascular tumor
           "proximal air, distal necrosis" hypothesis ─────────┐
                            ↓                                  ↓
    Step 4          GI tract, IVC           Step 6    "prominent feeding artery" sign
                            ↓                         "prominent draining vein" sign
                                                            referred stain
    Step 5        "embedded organ" sign ──────────────────────┐
                                                         cancer ↓
                                           Step 7   "sentinel lymphadenopathy" sign
```

図3　CT/MRI による腹部腫瘍の起源の同定のアルゴリズム（南：北米放射線学会 2004 にて展示）

腹部には多数の臓器が存在し，腹部腫瘍がどの臓器に由来するかを判断し誤ると，後に続く鑑別診断はまったく別のものになってしまう．このアルゴリズムはその腫瘍の起源を CT/MRI で同定する方法を記載したもので，単純 CT でもわかる所見から始まり，ダイナミック CT でなければわかりにくい所見や頻度の低い所見へと進む形で並べてある．なお，詳細はスペースの関係で省略させていただく．

■ 画像診断における格言3

Human will see only what he knows.
（人は知っているものしか見えない）

(Lewis Carroll "Through the looking-glass")

　この言葉は Lewis Carroll の「鏡の国のアリス」に出てくるというのを聞いたことがあるが自分自身では出典を実際に確かめられていない．板井先生はそのような状態を**「見れども見えず．」**とおっしゃっていた．実際，知っていなければそこに異常があってもまったく見えない（見逃されてしまう）！したがって放射線科医にとっては日々の勉強・知識の吸収がどうしても重要となる．

　このことも関連してか，1999 年の春のある日，腹部 CT で腸管と腸管の間にある黒い背景の中には腹膜があることを突如，意識するようになった．きわめて当たり前，といえば当たり前なのだが，それまではあまり腹膜の存在を意識していなかった

のがいったんそれを意識するようになると腹腔内の様々な構造・病態・物質の動きが想像できるようになってきたことは私にとって非常に意味が大きい[**"Imagine the invisible!**(見えない腹膜を想像しよう！)" *Manabu Minami, M.D.*].

■ 画像診断における格言4
その画像所見の背後にある病態を見る．

(*Yuji Itai, M.D.*)

板井先生は画像の背景にはその所見が出てきた理由があり，それを考えなければいけないといつも強調されていた．私自身は"**Read the reasons of findings (3Ps+G) behind the images!**（画像の背後にあるその理(ことわり)を読み解こう）"(*Manabu Minami, M.D.*) と替えさせていただいているが，ここでいう3PsとはPathology，Pathophysiology，Pharmacologyである．病理の先生方にも増して，我々は種々の薬剤の薬理作用によって生じる機能・形態の変化についても知識を蓄えておかなければならない．また最近では，G：Genetics (Genomics) に関しても知っておく必要が出てきた．

■ 画像診断における格言5
Read many books beyond the field of radiology and think always how the knowledge can be imaged.
（放射線医学以外の本をたくさん読んで，そこに書かれていることが画像化できないかを常に考えよう）

(*Manabu Minami, M.D.*)

上でも述べたが，放射線診断医にとって日々の勉強は重要である．それは，
1) 画像が物事を客観的に記録できること（これは，いつでも後から振り返れることを意味する），
2) 知らなければ異常として意識されないこと（逆に言えば，知っている人から見ると何でもないことが「また放射線科のレポートで見落とされている」ということになる），
3) 読影時に依頼医から与えられる情報が彼らに比べると圧倒的に少ないこと，
4) 現在の画像では症状が強い場合にはその部分を見れば何かしらの異常が見えてしまうこと（これはその異常が必ずしも真の病態を表していない場合もあるが，症状の部位をよく知っている側からすると「見逃し」と捉えられてしまう可能性がある），
5) 病理診断や臨床的な事項のみからでも確定できる最終診断と常に比べられること，

のハンディを背負っているからである．したがって，画像診断の本に限らず他科の教科書などもできる限り積極的に読む必要があるし，そこに書かれていることが何とか画像で表現できないかということを常に意識して読むのも重要である．私は病理の教科書でマクロ写真・ルーペ像が豊富に載っている本をよく白黒コピーするが，その白黒の図と画像を見比べながら画像—病理相関を行ってみるとなかなか楽しいものである（図4）．また他科の知識に精通することは非常に良いことである一方，我々はそれに捉われることなく，依頼医とは異なる見方をすべきであると考えている[**"Observe images and patients in a different way from physicians'.**（依頼医とは異なった見方で画像と患者さんを診よう）."*Manabu Minami, M.D.*，図5]．そのようにして基盤の異なる2人の専門家の意見が一致すればその診断はおそらく正しいであろうし，異なっている場合には両者の間でよく討論しなければいけない．少なくとも，どちらの専門家の方がよく読めるか，というような議論の問題ではないと考える．

（本来はカラー写真↓）

図4 HRCT からの病理の推定

現在．肺の HRCT[6] ではルーペ像レベルの分解能の画像が得られる．病理画像やプレパラートをグレースケール化（簡単には白黒コピー）し必要に応じて階調を反転させた画像と，実際の画像を比べてみるとその相関がわかりやすくなる．

グレースケール化

階調反転

画像病理相関

radiologic-pathologic correlation

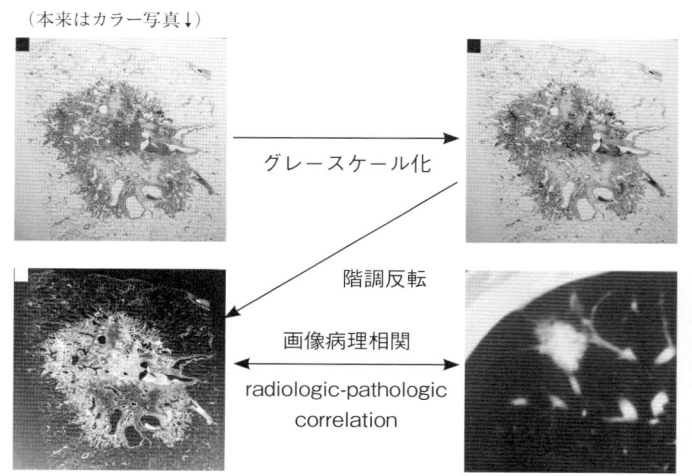

図5 患者に対する見方

患者．特にその画像を見る場合．その見方はできる限り検査依頼医とは異なる見方をすべきであると考える．中でも患者を実際に見ている場合のバイアスの影響を最小限にし，かつ systematic reading ができるかどうかが放射線診断医にとっての真骨頂と言える．

検査依頼医

患　者
＋
画　像

放射線診断医

■ 画像診断における格言6

Comparison with previous studies is like history taking. Viewing today's study is like physical exam.
How can you imagine a physician diagnosing his patient only by physical exam?
(過去の画像と比較するのは病歴を取るのに等しい．今回の検査を見るのは身体診察をするようなものである．身体診察だけで患者さんを診断する医者がどこにいようか？)

(Manabu Minami, M.D.)

　目の前にある今回の検査画像を丁寧にチェックし，一つ一つ異常所見・正常所見を拾い上げていくのはあたかも患者の身体診察を行うかのごとくである（かつそれは非常に客観的で記録的）．しかしその所見はあくまで現在の状態を示しているだけであり，その経過を見るためには過去の画像を振り返る必要がある．これは患者に対して問診を行い病歴を取る行為に相当するといえる．問診も行わずにいきなり身体診察のみ行って診断する医師がどこにいようか？よく言われていることであるが，振り返るのはできるだけ古い画像がよい．また必ずしも同じ種類の検査でなくてもよく，例えばCTに対して過去の単純写真でも十分に役立つことがよくある．ただこれは頭でわかっていても時間のない時，調子の悪い時などはなかなか難しいものである．しかし過去の画像を振り返ることによって正しい診断を得ることができた経験，振り返らなかったばかりにきちんと診断ができなかった経験がこれまでにどれだけあるだろうか！

■ 画像診断における格言7

Many "non-specific" words will make many non-specific radiologists.
Many "specific" words, however, will make many alarmist ones.
(非特異的とばかり言っていては非特異的な放射線科医にしかなれない．ただし特異的を連発していると人騒がせな放射線科医になりかねない)

(Manabu Minami, M.D.)

　画像所見の多くは非特異的である．しかしいつも「その所見は非特異的」とばかり言っていると，結局のところ進歩はストップしてしまい特異的な診断はいつまでたってもできず，非特異的な放射線科医にしかなれない．一方，いつも「特異的（いわゆるpathognomonic）」とばかり言っていると，今度は人騒がせな狼少年のようになってしまう．

　ここで画像診断における論理について少し考えてみたい．臨床推論を論じるには表3にある四分表は最低限抑えておく必要がある．次に，例えば，X病を疑っている確率が臨床的に五分五分であり（この状態は検査前確率が0.5であるといえる），X病は

石灰化（脂肪でもよい）を伴うことがよく知られているため，CT検査を行って石灰化を検出することで診断をより確かなものにしたい，すなわち検査後確率を上げたい，と考えたとしよう．今，ある程度以上の大きさの石灰化があればX病であると診断が確定でき，かつCTはその大きさの石灰化をほぼ100％検出可能だと仮定する．すると，X病のCTでの石灰化の検出率≒感度となる．

さらに，臨床推論では尤度比（likelihood ratio：LR）・オッズ（odds）という言葉を覚える必要がある（表4）．これによると検査前オッズは1となり，X病のCTで石灰化が見られる頻度が80％（感度は0.8）とすると，CTで石灰化が見られた場合（陽性尤度比を用いる），検査後オッズ＝1×0.8/（1－特異度）の式から，特異度が20％，60％，80％なら，検査後オッズはそれぞれ，1（検査後確率＝50％で変化なし），2（検査後確率＝67％で，3人に2人がX病），4（検査後確率＝80％，5人に4人がX病）

表3 画像検査の特性を示す四分表

画像検査において，特性を示す以下の計算式はぜひマスターしておく必要がある．

感度　　　＝a/（a+c）
特異度　　＝d/（b+d）
正診度　　＝（a+d）/（a+b+c+d）

陽性的中率＝a/（a+b）
陰性的中率＝d/（c+d）

罹患率　　＝（a+c）/（a+b+c+d）

X病		最終診断		
		正	誤	計
CTでの石灰化	＋	a	b	a+b
	－	c	d	c+d
	計	a+c	b+d	a+b+c+d

表4 臨床推論における尤度比（LR）とオッズ（odds）

尤度比（likelihood ratio）
　　陽性尤度比＝感度/（1－特異度）
　　　　　　　＝真陽性率/偽陽性率
　　　　　　　$= \dfrac{a}{b} \cdot \dfrac{(b+d)}{(a+c)}$
　　陰性尤度比＝特異度/（1－感度）
　　　　　　　＝真陰性率/偽陰性率
　　　　　　　$= \dfrac{d}{c} \cdot \dfrac{(a+c)}{(b+d)}$　　陰性尤度比はこの逆数を用いることもあり
オッズ＝確率/（1－確率），確率＝オッズ/（1＋オッズ）
検査後オッズ＝検査前オッズ×∏（尤度比）　　∏：パイ（総積）

となる．もし石灰化が見られなかった場合（陰性尤度比を用いる）は検査後オッズ＝1×特異度/0.2 から，特異度20％，60％，80％なら，検査後オッズはそれぞれ，1（検査後確率＝50％で変化なし），3（検査後確率＝75％で，4人に3人がX病でない），4（検査後確率＝80％，5人に4人がX病でない）となる．したがって感度・特異度から規定される尤度比により，その検査で得られた所見に基づく確信度が大きく変化してくることがわかる．

では一般的に考えて，どれくらいの確率（正診率）であれば読者の皆さんはある疾患を肯定・否定するであろうか？　通常，ある疾患を自信をもって肯定できるのは25人に1人くらいの誤診にとどまる場合ではないだろうか？（もちろんこの数字は人によって異なるが，これが50人に1人の誤診しか許されないとすると怖くて診断などとてもできない）そのためには検査前オッズを1とすると陽性尤度比24が必要となるが（表5），これには図6からわかるように非常に高い特異度が必要になるということがわかる（Specificity in のルール：特異度の高い所見が陽性であればその疾患と診断できる）．ちなみに，特異度90％の所見が仮に陽性に出たとしてもその感度が10％未満であれば，尤度比は1未満となり逆に検査後確率は下がってしまうことにも注意すべ

表5　誤診の頻度と正診率・オッズ（odds）

誤診頻度	1000人に1人	500人に1人	200人に1人	100人に1人	50人に1人	40人に1人	25人に1人	20人に1人	10人に1人	5人に1人
正診率	99.9％	99.8％	99.5％	99％	98％	97.5％	96％	95％	90％	80％
odds	999	499	199	99	49	39	24	19	9	4

図6　感度・特異度と陽性尤度比との関係

0.9以上の高い特異度があれば陽性尤度比（LR）が10以上になることがわかる．

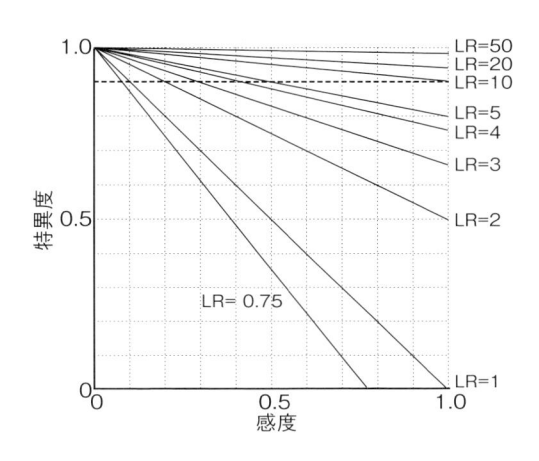

きである(実際にはそのような厳しい判定基準を設けることは稀であるが).
　一方,図7から高い陰性尤度比を得るには非常に高い感度が必要であることがわかり(Sensitivity outのルール:感度の高い所見が陰性であればその疾患を除外できる),これが「specificity in, sensitivity outの原則(私はこれを『スッピンでサインアウト(退社)する』と覚えている)」である.
　今は極端な話をしたが,仮に感度と特異度が同じくらいとすると,ある陽性尤度比を得るにはどれくらいの値が必要であろうか? それをまとめたのが図8で,尤度比24

図7　感度・特異度と陰性尤度比との関係

0.9以上の高い感度があれば陰性尤度比(LR)が10以上になることがわかる.

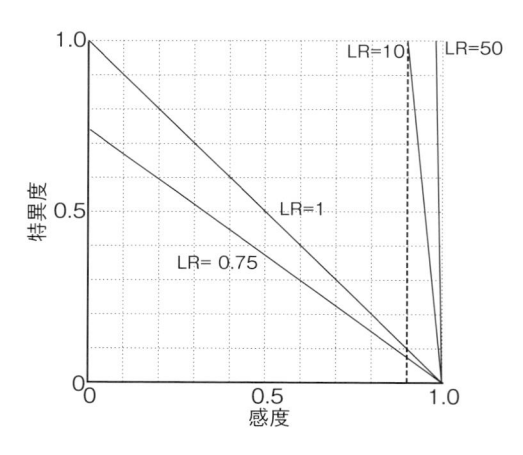

図8　感度・特異度が等しい場合の陽性尤度比(LR)との関係

感度・特異度が等しい場合は(y＝xの斜めの直線),ある陽性尤度比を得るには右表のような感度・特異度が必要となる.

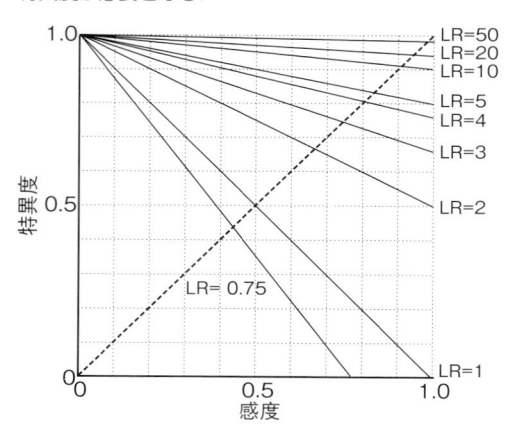

尤度比	感度・特異度
0.67	40%
1.0	50%
1.5	60%
2.3	70%
4.0	80%
5.7	85%
9.0	90%
19	95%
49	98%
99	99%

を得るには感度・特異度ともに96％が必要となるが，実際の臨床でそのような画像所見が存在するのかというと経験的にほとんど存在しない，ということが言える．それではいったい我々は画像からどのような所見を拾っていけばよいのか？

しかしここで悲観する必要はまったくない．臨床推論に関してこれまで多くの本が出版されているが，あまり強調されてこなかった点が『検査後オッズには複数の所見の尤度比が積で効いてくる』という点である（表4：ただし，各要素が独立している必要あり）．すなわち，25人に1人しか間違わないためには何も尤度比24の所見を探す必要はなく，尤度比2，3，4の3つの所見を組み合わせればよいのである．

以上より，画像診断においては，あまり特異的でない所見（この中には臨床所見などが含まれてもよい）であってもそれらをうまく組み合わせることができれば正しい診断に到達可能であるといえる．これを「三人寄れば文殊の知恵」の諺に習って，私は **"Three 'non-specific' findings can make one 'specific' diagnosis.**（非特異的所見でも3つ集めれば特異的診断にたどりつける）" (*Manabu Minami, M.D.*) と言っている．すなわち，非特異的な所見の組み合わせを見つけ，特異的診断に迫っていくのが放射線診断医の仕事であると考える．

今から20年くらい前に，径3cm以下の肺腫瘤の良悪性の鑑別に有用なHRCT所見を調べたことがあるが，その結果では悪性腫瘍を示唆する所見は，肺門近くの存在（尤度比8.0，以下同じ），多数の棘状変化（6.0），多数の結節状辺縁（3.4），不明瞭な境界（3.0），肺静脈の引き込み（2.3），air-bronchogram（1.9）で，良性腫瘍を示唆する所見は，長い棘状変化（∞），衛生病巣（14.7），限局性石灰化（5.2），中心壊死（3.8），周囲気管支の壁肥厚（3.5），明瞭な境界（2.4）であった．すなわち，棘状突起が多数あって，辺縁に凹凸があって，肺静脈を強く引き込んでいれば（ただし各所見の独立性を厳密に検討した訳ではない），それは検査後オッズを46.9倍に引き上げてくれる．この考え方を用いることでHRCTによる良悪性の鑑別診断について，正診率96％を得ることができたが，この手法については同時期，Dr. GurneyがRadiology誌に発表しており，表6のような因子をまとめている．これらを利用すれば，喀血（5.08）があった患者にCTで肺門近く（8.0）に肺腫瘤を見たらそれはまず悪性（尤度比の積は40.6）と考えてよいことがわかる．なお，胸膜陥入は尤度比から見ると良悪性の鑑別に有用と出なかったことは興味深い．

次に，別の論理的な問題を考える．今，「X病（腫瘤）は石灰化があることで有名」とする．そうすると多くの放射線科医はCTで腫瘤に石灰化がある（A）とX病である（B）可能性が高い，と考える（AならばB）．しかし問題なのは「CTで石灰化が見られなかったので（not A），X病は否定的（not B）」としてしまう人がいかに多いかである（私は

この「○○は否定的」という言葉が大嫌いで，あくまで「X病の可能性は低い」としか言えないと考えている）．この場合，論理学的に保証されているのは「not Bならば not A（対偶）」であり，「X病でなければ石灰化はない」としか言えないのである（図9）．「逆は真ならず」は画像診断においても非常に重要である．さらに実臨床においてはAとBの関係は図10のようであり（Aは必ずしもBに内包されていない），「CTで石灰

表6 良悪性の鑑別に有用な臨床的指標

悪性腫瘍を示唆する指標［（ ）内は陽性尤度比］	良性腫瘍を示唆する指標［（ ）内は陰性尤度比］
喀血（5.08）	倍化速度7日以内（∞）
悪性腫瘍の既往（4.95）	倍化速度465日以上（100）
70歳以上（4.16）	20〜29歳（20）
50歳〜70歳（1.90），	30〜39歳（4.16）
倍化速度7〜465日（3.40）	40〜49歳（1.06）
喫煙者（2.27）	非喫煙者（5.26），
cf. 葉巻・パイプ喫煙（1.00）	脱パイプ喫煙者（1.82）
	脱喫煙者（1.09）

（Gurney JW: Determining the likelihood of malignancy in solitary pulmonary nodules with Bayesian analysis. Part I. Theory. Radiology 186: 405-413, 1993 より一部改変して転載）

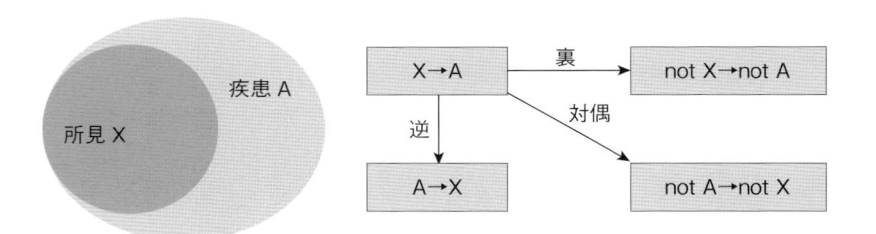

図9 臨床推論における逆・裏・対偶
図の例では所見Xの集合は疾患Aの集合に完全に内包されている．

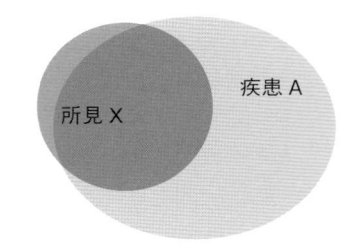

図10 所見Xと疾患Aの実臨床での関係
実際の臨床では所見Xは疾患A以外でも（疾患Aでなくても）認められる．

が見られたのでX病である」というのも必ずしも正しくない．「石灰化がなければX病でない」というためには陰性的中率が高いことが必要であり，X病の可能性は低くなったかもしれないが決して否定はできないことを肝に命じておく必要がある．

また一般に統計学の教科書では，感度・特異度は対象とする母集団（罹患率）によらない，とされている．しかし特異度は対象群の標本抽出法に影響され，感度は診断基準（疾患の重症度・時期など）などによっても左右されることが表7からわかる．

表7 母集団と感度・特異度・陽性的中率・陰性的中率

表からわかるように，陽性的中率・陰性的中率は罹患率，すなわち母集団の選択に左右されるが，感度・特異度も対象群の標本抽出法や疾患群の診断基準（重症度・時期・他）などにより影響を受ける．

肺の結核結節では60%に石灰化があるとする

肺結核		最終診断		
		正	誤	計
CTでの石灰化	+	12	4	16
	−	8	76	84
	計	20	80	100

感度＝60%
特異度＝95%
陽性的中率＝75%
陰性的中率＝90%

肺結核		最終診断		
		正	誤	計
CTでの石灰化	+	30	2	32
	−	20	48	68
	計	50	50	100

結核の罹患率50%とすると
陽性的中率＝94%
陰性的中率＝71%

肺結核		最終診断		
		正	誤	計
CTでの石灰化	+	12	40	52
	−	8	40	48
	計	20	80	100

真菌症流行域で対象群をとると
感度＝60%
特異度＝50%

肺結核		最終診断		
		正	誤	計
CTでの石灰化	+	4	4	8
	−	16	76	92
	計	20	80	100

培養陰性結核を除外すると
感度＝20%
特異度＝95%

■ 画像診断における格言8

To explain by one disease, or not to do. That is the question.
(1つの疾患で説明するか，複数の疾患で説明するか，それが問題だ！)

(Sir William Shakespeare?)

　物事を推論する際に，必要以上に複数の原因を仮定するのは間違いのもとで（Occam's razor と呼ばれる）．これは通常の健康状態の中年前（たとえば40歳未満）の患者の診断においてよく当てはまる．一方，高齢者や免疫不全者ではその原因として複数の疾病の可能性を考える必要があり，Hickam's dictum (Dr. John Hickam は放射線科医) と呼ばれる．実際，複数の異常所見が拾えた際に，それらの所見を単独の疾患に由来するか，それとも複数の疾患に由来するかをどう考えるかは常に問題である．同様に"**To list up 3 diagnoses is not very tough; to limit to one diagnosis is a far tougher work.** (鑑別診断を3つ挙げるのはそれほど大したことではない：そこから1つに絞るのがとんでもなく難しい)" *(Manabu Minami, M.D.)* といつも感じており，フィルムリーディングセッションやクイズ症例で，最後のひとつの診断をビシッと当てる先生はやはりすごいと思うし，自分が間違えたとき，その原因は何だったのか，というのを常に気にしている．

　報告書において最終診断は大切なもの3つ以下に絞るように努めるべきである．その3つとは，
1. 一般的に最も頻度の高いもの（common disease の非典型例は，uncommon disease の典型例よりもはるかに頻度が高い），
2. 臨床的に重要性の高いもの（悪性疾患や致死性の疾患は，良性疾患や self-limited な疾患より重要），
3. 自分が気にいっているもの（決してホームラン狙いのためではなく，自分の診断の臨床的勘や自分にとっての gamut を育てるために重要），

であり，鑑別診断は多くても5つまでにしなければその報告書は臨床的には意味を失ってしまう．またどうしても診断が絞れないときは勇気を持って「この症例は難しい」として，次にとるべきステップを示すだけでも良いと思う．

　時に依頼医の先生から「この診断における先生の確信度はどれくらいですか？」と聞かれることがある．先方はどのような答えを期待しているのかいつも不思議に思うのだが，というのも一般に確信度というのは個人的経験や bias に基づくことが多い（直近の経験，特に誤診，が強く影響する）．また実際，90％の確信度といっても10人に1人は間違うわけで，80％と75％では臨床的にほとんど差がないし，50％に近ければ何もわからないのに近い．ただし個人の中ではそれを常に意識しておくことがトレー

表8 肺腫瘤の良悪性の鑑別における確信度のクラス（南による）

Class 5においても確信度は100％ではなく，99％であることに注意（すなわち，100人に1人くらいは誤診が生じる．Class 4の場合の誤診率は80〜90％くらいか？（5〜10人に1人の誤診）

Class 5	画像のみで手術してもまず悪性（正診率99％）
Class 4	悪性と思われるが手術の際には病理の確認を
Class 3	鑑別困難なため，患者の希望で生検 or 経過観察
Class 2	良性と思われるが画像での経過観察が必要
Class 1	画像のみで判断可能で経過観察も不要（正診率99％）

ニングとして重要で，私は肺腫瘍などでは悪性度の確信度のクラスとして5段階に定めているものの（表8），これらが適用できる疾患は限られている．

　腫瘍の鑑別診断におけるピットフォールとして，以下のような診断を考えたときには「本当にそれは腫瘍か？」というのをいつも考える必要がある．すなわち，悪性リンパ腫を考えたときには急性炎症ではないか，癌を考えたときには慢性炎症（肉芽腫）ではないか，囊胞変性/粘液腫様変性した腫瘍を考えた時には囊胞（感染・出血後を含む）や血腫，異物（特にガーゼオーマなどsterile abscess）ではないか，などである．これは逆の場合も同様で，皮下の蜂窩織炎と思っていたら悪性リンパ腫であったということは時にある．またこれまでの自分の経験に照らし合わせてとても変わったものを見たときには，悪性リンパ腫，メラノーマ，寄生虫，異物，母斑症などの可能性を考えるようにしている．

　鑑別診断を理論的に展開するには，やはり解剖に基づく局在が最も重要で，常にアトラスで解剖の勉強をする必要がある．特にCT/MRI/USにおいて3D（といってもVRよりも病変と関心臓器を含むoblique MPRやMPVR-MIP[†2]）で見ることが肝要である．次に大切なのは肉眼病理所見と画像の相関であり，前者については教科書や論文に様々な所見が書かれている．それらをどのようにしたら画像化できるかを考えるのは楽しい（ただしカラーは邪魔）．また形態変化が生じるためにはその元となる病態生理があるはずであり，まだまだ知られていないことはたくさんあり，それが研究のヒントとなる．最後に，臨床推論の理論・誤謬の成り立ちの基礎を知っておくことは必要で，それが今後の診断能力のブラッシュアップにつながる．

　"Try to follow evidence-based medicine. However, experience-based medicine is far better than ego-based medicine. （できる限りEBM[4]に従おう；しかし自己満足的なEBMなら自己の経験に従った方がよっぽど良い）" (*Manabu Minami, M.D.*) 現

代ではEBMの考え方にのっとって臨床推論を進めていく必要がある．しかし臨床現場で個々の患者に合わせるため，自己の経験を最大限に活用しその結果を適用することは，自分にとって都合のよいエビデンスを文献からとってくるよりもはるかに重要と考える．

†2：VR: volume rendering[25], MPR: multiplanar reconstruction[11], MPVR-MIP: multiplanar volume reconstruction-maximum intensity projection[10, 12]

■ 画像診断における格言9
There are no stupid questions; only stupid answers are!
(バカな質問はない：あるのはバカな答えだけ)

(Anonymous)

　これは私が卒後4年目にアメリカに留学した際に言われた言葉である．すなわち，疑問に思ったらなんでも質問してもよいよ，ということであり，より重要なのはその質問にどう答えるかである．同様のこととして私は"**There are no boring cases; only boring readings are!!** (退屈な症例はない：あるのは退屈な読影だけ)" (*Manabu Minami, M.D.*) といって皆に疎まれている (誰？ readingsをordersに置き換えたいと言っているのは？)．

■ 画像診断における格言10
Common sense is knowledge known to everyone; discovery is a finding noted to no one.（really?）
Always have questions to unknown things and bring them up to a discovery.
［常識とは誰もが知っていること：発見とは誰も知らなかったことを見つけること．(本当に？) よくわからないことにいつも疑問を持ってそれを発見に導こう］

(Manabu Minami, M.D.)

　しかし，実際には常識と思われていることも案外知られていなかったり，別のことが常識と思われていたりすることもあり，常識といえども必ず一度は疑ってみる必要がある．また新発見だと思ったことも過去の論文などを丹念に調べてみると，昔の偉い先生が少し異なった形で本質的には同じことを述べていたりすることも多い (その意味ではeveryoneをalmost everyone, no oneをfew peopleにすべきかもしれない)．それでも常に疑問を持ち続け，たとえちっぽけな発見でも良いので見つけることは楽しい．

■ 画像診断における格言 11

Train yourself through daily practice and a bit of effort.
(ほんの少しの努力を毎日続けることで自分自身を鍛えよう)

(Manabu Minami, M.D.)

「千里の道も一歩から」ではないが，自分を鍛えるにはほんの小さな努力・工夫でよいので毎日続けることが重要である．以前は，NHK語学番組をいつも録音して，それをWalkman/iPodに入れて毎日聞いていた（過去形）．今は，読みたい本をちぎったりして（1日20枚）読んだ本は駅のゴミ箱などにどんどん捨てるようにしているが，これができるのも裁断機とスキャナーの恩恵である（控えがあると思うと楽な気分で捨てられる）．また学会で書き留めるメモは"これだけノート"を作ったり，"これだけ教科書"に書き込んだりしていくのがよい．最近，周りの人にすすめているのは症例カンファレンスに出た後は，2日後に診断名だけでよいのでそれを書きだすことである（この時に思い出せなかった疾患はやっぱり今後も診断できないでしょう）．また今はweb上で登録すれば毎週新しいクイズ症例を送ってくれるサイトも増えている．

■ 画像診断における格言 12

The best way for making no misdiagnosis is making no diagnosis.
When you make a misdiagnosis, it may simply mean that you have read many films.
(誤診をしない最善の方法は診断を下さないことである．あなたがもし誤診をしたとしても，それはただ単にあなたがたくさん読影をしたことを意味するだけかもしれない)

(Manabu Minami, M.D.)

まじめに臨床を行って報告書を書けば書くほど，記録に残せば残すほど，常にある頻度で「見逃し」「診断間違い」の事実を突きつけられる．それに比べるとカンファレンスで専門家よろしくちょこっと発言，という方がはるかに気楽である（特に病理結果が出た後で）．また放射線診断医にとっては，誤診がないという状態が実は最も危険であると考える．もし「最近，自分はあまり誤診をしなくなったな」と感じたら，そのときはまず「自分は思ったほど画像を読んでいないのではないか？」「周りが間違いに気づいても（面倒臭くて，または怖がって）単に知らせてくれていないだけかも？」と疑ってみる必要がある．とにかく誤診を知らせてくれやすい環境を作ることが必要で，間違ってもそこで変な言い訳をしたり憤ったりしないことである．教室の先生達には **"Do not be afraid of making a misdiagnosis; be afraid of repeating the same misdiagnosis.** (誤診することを恐れる必要はない：同じ誤診を繰り返すことを恐れよ

う）"（*Manabu Minami, M.D.*）といつも伝え,「あすなろ精神（明日はもっと良い放射線科医になろう）」が育ってくれるように願っている.「**Goal を外すことは penalty kick を蹴る勇気を持った者のみに許される.**」（*Robert Baggio, 1994, World Cup* にて）のようにカッコよくはないが,「診断を外すことは術前に診断を下す勇気を持った者のみに許される.」（*Manabu Minami, M.D.*）というのが放射線診断医の誇りともいえる.

■ 画像診断における格言 13
Always hope to become a better radiologist for your patient and for yourself.
（患者さんと自分自身のために，より良い放射線科医になりたいといつも願い続けよう）

（*Manabu Minami, M.D.*）

より良い放射線科医になるための最大の秘訣 **The royal road for becoming better radiologists** は何といっても，いつも「より良い放射線科医になりたい，明日は今日よりよい診断ができるようになりたい」と願っていること以外にないのではないか？ 私はそのように感じる.

注：本稿では頻繁に「誤診」と言う言葉が出てくる．これについて出版社から「もう少し柔らかい表現に換えてみてはどうか」というおすすめもあったが，あえてそのまま使わせていただく．というのも「見逃し」や「見落とし」では検出のことしか問題にしておらず,「診断ミス」「診断誤り」は本質的に「誤診」と変わらない．それ以上に本稿で強調したい点は，「個々の放射線診断医において，誤診と正面から向き合うことで，そこから何かを学びとり次のより良い診断に結びつけよう」と言うことであり，全体的・標準的なレベルから見てどうかと言うのとは異なる．本稿全体（または本書全体）で述べている意図を汲み取ることなく，その一部をもって証拠的な使い方をするのはまさしく ego-based な手法であるといえる.

A-1 役立つもしくはおすすめの教科書
（下記は Top30. 詳細は p.252）

本書の初版を執筆した頃は忙しいとは言っても個人的にも時間があったため，本は案外読めた．しかし最近は本を読む時間を探すのに苦労する．そのためあまり数は読んでいないが，初版以降に出版された教科書で良いと思っているものを中心に挙げさせていただく．また以前は英語の本には単著が比較的多く，読んでいて面白かったのでよく読んだが，最近は箇条書き・見開き本が多くなってしまい，あまり読んでいない．その分，和書で綺麗な素晴らしい本がたくさん出ているため，そちらを読むことが多くなった．

- Primer of Diagnostic Imaging, 5th ed
- Chapman & Nakielny's Aids of Radiological Differential Diagnosisi, 6e
- 1 枚の画像から 厳選 100 例（臨床放射線 第 50 巻別冊）

- 新版　所見からせまる脳 MRI
- 脳 MRI　1. 正常解剖　第 2 版
- Diagnostic Neuroradiology
- 神経内科疾患の画像診断
- エキスパートのための脊椎脊髄疾患の MRI　第 2 版
- Taybi and Lachman's Radiology of Syndromes, Metabolic Disorders and Skeletal dysplasias, 5th ed
- 頭頸部の臨床画像診断学　改訂第 2 版
- 頭頸部画像診断に必要不可欠な臨床・画像解剖（画像診断 Vol. 31 No.11 2011 年臨時増刊号）
- Reading the Chest Radiograph: a Physiologic Approach
- 先天性心疾患を理解するための臨床心臓発生学
- Meyers' Dynamic Radiology of the Abdomen: Normal and Pathologic Anatomy 6th ed
- 急性腹症の CT
- 婦人科 MRI の読み方
- Diagnostic Imaging Obstetrics　2nd ed
- Teaching Atlas of Mammography, 4th ed
- Borderlands of Normal and Early Pathological Findings in Skeletal Radiology　5th ed
- Arthritis in Black and White, 3rd ed
- 骨腫瘍の病理
- Imaging of Soft Tissue Tumor 3rd ed
- Enzinger and Weiss's Soft Tissue Tumors　6th ed
- Caffey's Pediatric Diagnostic Imaging, 2 Volume Set　12th ed
- 小児神経の画像診断―脳脊髄から頭頸部・骨軟部まで―
- どこを見る？何がわかる？　画像による新生児症例カンファランス
- 日本人のからだ：解剖学的変異の考察
- 考える技術　臨床的思考をを分析する　第 2 版
- 内科救急見逃し症例カンファレンス M&M でエラーを防ぐ
- 日本人研究者のための絶対できる英語プレゼンテーション

A-2　いつも目を通されている，もしくはおすすめの雑誌

　個人で購読しているのは「Radiology」(http://pubs.rsna.org/journal/radiology)[リストp.334]，「RadioGraphics」(http://pubs.rsna.org/journal/radiographics，ともにRadiological Society of North America)[リストp.334]，「Japanese Journal of Radiology」(日本医学放射線学会，http://www.radiology.jp/modules/formember/index.php?id=3)[リストp.335]，「日本インターベンショナルラジオロジー学会雑誌」(http://www.jsivr.jp/journal/journal.html)[リストp.342]，「日本磁気共鳴医学会雑誌」(http://www.jsmrm.jp/modules/journal/index.php?content_id=1)，「臨床解剖研究会記録」(http://www.jrsca.jp/contents/records/)，くらいである．「画像診断」(学研メディカル秀潤社，http://gakken-mesh.jp)[リストp.341]，「臨床放射線」(金原出版，http://www.kanehara-shuppan.co.jp)[リストp.341]は教室でとっているため，興味があるテーマの時に時々拾い読みする．また，業者が配ってくれる冊子の中では「日獨医報」(バイエル株式会社，http://www.bayer-diagnostics.jp/ja/publication/nichidoku-iho/index.php)[リストp.342]は画像も美しく，興味深いトピックスを扱ってくれており非常に有用である．

A-3　役に立つもしくはおすすめのwebサイト，電子書籍など

　RadiologyやRadioGraphicsのwebサイトはもちろん登録しており，また初学者が勉強するサイトとしては**東京レントゲンカンファレンスの症例一覧**(http://www.jcr.or.jp/trc/index.html)[リストp.352]が全身をカバーし内容豊富である．現在350回近くが開催されており，100回以降の会の症例が蓄積されている．症例により難易度はバラバラであるが時々眺めてみると勉強になる．さらに海外のサイトも日本とは異なったアプローチや概念を知ることができ有用である．有名な**AuntMinnie.com**(http://www.auntminnie.com/)[リストp.350]の会員にはなっており，毎週送られてくるPopQuizをチェックしている．また**The New England Journal of Medicine**(http://www.nejm.org/)は大学の図書館で契約してくれているため，毎週，画像のコーナー(Image ChallengeやImages in Clinical Medicine)を楽しんでいる．

　文献検索に関しては，**PubMed**(http://www.ncbi.nlm.nih.gov/pubmed/)[リストp.347]や**Google Scholar**(http://scholar.google.co.jp/)[リストp.349]，日本語に関しては**医中誌Web**(http://login.jamas.or.jp)[リストp.349]で探すが，特に探す際のTIPSは持ち合わせていない．強いて言えば，大体探したいことに関して100前後の検索が

出るように key words を選んでいる．また画像検索に関しては，**ARRS GoldMiner** (http://goldminer.arrs.org/home.php) ［リスト p.348］ や **Yottalook** (http://www.yottalook.com/) ［リスト p.347］ を用いる．

A-10 地元での他院の放射線科間における院外勉強会にどの程度参加されておられますか？ 参加すれば参加する程良いでしょうか？ その時間はどのようにして捻出するようにしていますか？ 勉強会に参加された場合にはどのような態度・準備で参加することが望ましいでしょうか？

　最も思い入れの強い勉強会は何と言っても **Body CT 道場**（第一三共製薬共催）である．この会については初版でも紹介したが，限られた情報をもとに CT/MRI などの断層像からいかにして最終診断に進めていくかを討論する会で，会の特徴をより濃く出すため「Body CT 研究会」から「Body CT 道場」へと改名した．特徴としては，①最終診断をいう前の討論はきわめて自由であるができる限りその根拠を述べる（ただし「雰囲気で」，「何となく」というのも歓迎），②他の人の意見に関してはとやかく言わず，自分の考えを述べる，③診断を明かした後ではごちゃごちゃ言わない（特に「そう思ってたんだけど──」は禁句），に尽きる．おかげ様でもうすぐ 300 回を迎えようとしていると同時に，関西でも自然発生的に関西 Body CT 道場が発足しているのは非常にうれしい．

　他によく出ている勉強会は，**NeuroRadiology Club**，**Neuro-imaging Refresher Club**（富士フイルム RI ファーマ株式会社・テルモ株式会社共催），**Radiology Update**（バイエル株式会社共催），**骨軟部放射線診断セミナー**（日本骨軟部放射線研究会主催）［リスト p.360］，などである．

A-12 働きやすい読影環境の作り方，楽しい読影室の作り方や粋な PACS 利用法などの実践的なお考えなどがあればお願いします．

　教室を運営する身として，読影室は出来る限り働きやすい環境を，と考えている．そのため，①必要な教科書やリファレンスはそろえる（医学書院の標準シリーズや金原出版の癌取扱い規約など），②トランスクライバー，AmiVoice を完備する，③ viewer は on demand である程度の 3 次元処理ができるものとする，④マニュアル類はスキャンして pdf の形でデスクトップ画面におく（著作権の保護される範囲内で），⑤カンファレンスを効果的に行えるように，2 面のプロジェクターを用意し，スイッ

チャーで画面を自由に切り替えられるようにする，などを実現している．しかし，現在の読影室はやや狭く，学生さんなどの居場所が少し確保しにくい，のが難点である．

B 先生ご自身のことを少しお教えください．

1 現在，どのような職場におられますか？

現在勤めているのは 800 床の附属病院を持つ大学医学部である．2012 年 12 月に病棟が新設されたばかりで比較的環境は快適である．診断用の CT・MRI は 256 列，64 列の MDCT[9] 2 台，3T MRI 2 台，1.5T MRI 1 台である．CT 件数は 1 日 60 件前後（頭を含めた複数部位撮影を多く含む），MRI は 50 件前後であるが，診断スタッフ 9 名，放射線診断フェロー・レジデント 5 名で管理加算 2 を頑張ってとっている．茨城県は人口 300 万人に対し，放射線診断医が 30 数名しかいないため，若手のトレーニングではできる限り general にできるように単純写真，マンモグラフィ，バリウム検査，超音波検査，血管造影・IVR[8]，核医学検査なども皆で協力し合って診療を行っている．

5 普段の生活で臨床，研究，教育の割合をどの位にしているのでしょうか？

臨床・研究・教育・マネジメントの割合は 3：1：2：4 くらいか？ 大学にいながら研究の割合が少ないのがとても恥ずかしい．

6 日常生活における趣味は何ですか？

これも恥ずかしいが，あまり趣味というべき趣味がない．強いて言えば，語学であるが，最近はめっきり記憶力も落ちてきている．

C | これからの画像診断医の予想される姿，あるべき姿，理想とすべき資質などの私見も含めてご意見を賜ればと存じます．

4 画像は各科にどの程度提供すべきと思われますか？ Key image のみですか？

　本書の初版の頃は撮像した CT/MRI などをすべて配信すると，ネットワークの負荷になるばかりか，受信側でも必要な画像をなかなか探せないという状態であったのでその配信画像は制限すべき，という考えであったが，現在ではよほど重いデータでない限りそのような心配はなくなった．さらに C-6 の質問にも関係するが，クラウド型の 3D ワークステーションの導入により，各科でも自由に 3D 画像を作れるため，サーバー上のデータはすべて配信すべきである．それよりもすべてのデータをサーバーに蓄えるべきかどうかの方が重要で，後に再利用する可能性の低いデータはある程度の期間（3 か月）がたった後は必要なものだけサーバーに移し，他は消去すべき，と考え実行している（特に他院のデータなど）．

6 3次元画像などの後処理が必要な画像に関してはどのように対応していますか？ 処理は誰が行うべきですか？ 依頼に関してはどの程度受けますか？

　初版でも述べたが，臨床的に真に有用な 3D 画像は，それを必要とする人が実際に自分で作らなくては良いものができない．人に作ってもらって眺めているだけではたいして情報量は増えない．また現在の 3D 画像は計測が不十分なため，結局は MPR 上で計測する必要がある．実際，当院でも 3D 画像に興味がありそれを自分で作成している外科の先生たちの画像は美しく，我々放射線診断医とは異なる観点から作成されたものである．また非常に有効にナビゲーションにも応用している．そのためにも院内のどこかにワークステーション付のサイトを用意して，各科の先生が元画像を自由に利用できる環境を整備することが重要と考える．

8 医師としてどの程度の時間を医学にささげるのが理想とお考えですか？

　医師を目指した頃は，やはり人生の大半を医学に捧げるべきと考えたが，45 歳を過ぎるころから外国の医師達の生活に触れ彼らの豊かな人生を知るにつれ，「本当にこれでよいのかしら」と思うようになってきた．とはいうものの日本で真面目に医師を続ける限り，なかなかこの生活からは脱却できないような気もするが……（ただし医師になったことを決して悔やんでいるわけではない）．

以上，日々考えていることを思うままに書かせていただいたが，この拙文が読者の皆さんのお役に立ち，少しでも感じてもらえるところがあれば非常に幸いである．

第2章

Subspecialistへの道

［おすすめ本のカテゴリー番号，読者対象，読み方などは
general radiologist 注目本リスト（p.252）と同じである．
また，本章内でおすすめされている本で注目本リストにも
掲載されている本についてはリストのページ数も記載した］

第2章 Subspecialistへの道

中枢神経

相模原中央病院放射線科 菅 信一

A-1 | 総論
領域の特殊性や勉強を進めていく上でのポイントなど

　疾患が，検査を依頼された診療科特有のものでないことは，稀ではありません．したがって，依頼理由に合わせた読影は基本ですが，他の部位にも目を向けることが必要です．眼窩疾患で撮像されたMRIで脳幹部病変を見つけることがあります．

　画像診断は，基本的に空間的情報を見ていますが，その疾患の時間的様相（時相）は，わかりません．時間の流れのなかでは，断片的な情報となっています．全体的な流れの中で，画像の持つ意味を忘れがちですが，この視点を持ちたいと思っています．

　画像診断が困難な症例の場合，思わず，神経内科疾患だったら"神経疾患は病歴と遺伝子診断，各種の抗体などのバイオマーカをはじめとする生化学的情報で，診断して"とか，脳腫瘍だったら"手術して，病理で決めて，最近新しい組織型が次から次に確立されているし"とか言ってしまいがちですが，臨床の流れの中で，画像診断でわかる限りの情報を伝えるのは，非常に意義のあることだと思っています．あるいは，主治医と一緒に現場で悩むことも．

　また，最近の傾向として，病名そのものに画像所見が入っていることがあります．例えば，CLIPPERS (Chronic lymphocytic inflammation with pontine perivascular enhancement responsive to steroids)，MLC (Megalencephalic leukoencephalopathy with subcortical cysts)，MERS (Mild encephalitis/encephalopathy with a reversible splenial lesion)，LBSL (Leukoencephalopathy with brainstem and spinal cord involvement and lactate elevation)，LCC (leukoencephalopathy, cerebral calcifications, and cysts)など枚挙にいとまがないです．さらに，疾患の診断基準に画像所見が1つの項目となっていることも最近の傾向です．

　ともすれば，関連する文献だけをみて断片的知識を得ることになりがちですが，やはり教科書をじっくり読むことも必要だと最近思っています．

　研究会などで珍しい症例を経験しますが，意外に時間とともに忘れてしまうものです．記憶を確かにする為に復習することにしています．症例集が配布される研究会（神

経放射線ワークショップなど)では，自分で要約版を作るようにしています．

教科書的な疾患でも意外に自分で経験することは少ないことがあり，ある意味で症例とは一期一会の感があります．

A-2 役立つもしくはおすすめの教科書
☆印：おすすめ TOP5

脳の機能解剖と画像診断　☆
(「Klinische Neuroanatomie und kranielle Bilddiagnostik：Atlas der Magnetresonanztomographie und Computertomographie」の訳本)
【真柳佳昭・訳，Kretschmann HJ，Weinrich W・著】：【医学書院】：【2008 年】：【本体 20,000 円(税別)】：【484 ページ】：【3, 20】：【B, C, D】：【Ⅱ】

1986 年に「CT 診断のための脳解剖と機能系」として日本語版が発行され，その後 MRI の情報が加味されたものです．きれいなイラスト，画像でわかりやすい．脳回，脳溝の同定は，実体モデルにより命名され，きわめて正確との定評があります．

Osborn's Brain：Imaging, Pathology, and Anatomy　☆　[リスト p.267]
【Osborn AG・著】：【Amirsys】：【2012 年】：【$349】：【1300 ページ】：【3】：【B, C, D】：【Ⅰ，Ⅱ】

1 冊選ぶとするとこの本です．通常の教科書のスタイルを破った要点と画像の組み合わせの教科書「Diagnostic Imaging：Brain, 2nd ed (2009)」に慣れ始めたところですが，再び従来の文語体の教科書が登場しました．1272 ページにおよぶかなり厚い教科書となっています．

単一の著者 Anne Osborn 先生による力作で，編集者，イラストレーター，ソフトウェア開発者，校正など総勢 23 名のスタッフが支えていて，画像のみならず，きれいなイラストが多数のっています．かなり厚い本で持ち歩きは出来ませんが，IT の時代ですので，ネットにつながる環境であれば，iPad を含め電子教科書として閲覧できます．さらに電子版ではおまけの画像がついています．

全部は，読み終わっていませんが，脳腫瘍の項目は新知見が多く記載され，Osborn 先生の熱意を感じます．

脳 MRI　1. 正常解剖　第 2 版　☆　[リスト p.262]
【高橋昭喜・編著】：【学研メディカル秀潤社】：【2005 年】：【本体 9,800 円(税別)】：【423 ページ】：【3, 20】：【B, C, D】：【Ⅰ，Ⅱ】

詳しく記載されている脳回の同定方法や，microangiogram (微細血管造影像)が多く掲載されている血管解剖の項目をよく参照しています．

小児神経の画像診断－脳脊髄から頭頸部・骨軟部まで－　☆　［リスト p.260］
【大場　洋・編著】：【学研メディカル秀潤社】：【2010 年】：【本体 12,000 円】：【736 ページ】：【3, (4, 10)】：【B, C, D】：【Ⅰ, Ⅱ】

　小児神経放射線には興味があるが，ちょっと苦手だと思っている人が多いと思いますが，機会を見て読み込んでください．

頭部画像診断のここが鑑別ポイント　改訂版（できる！画像診断入門シリーズ）　☆
【土屋一洋・監修，土屋一洋，大久保敏之・編】：【羊土社】：【2011 年】：【本体 5,400 円（税別）】：【308 ページ】：【3】：【A, B】：【Ⅰ】

　比較的薄手の教科書で，ローテーションしている初期研修医にすすめています．鑑別診断も記載されているので，役に立ちます．

決定版　頭部画像診断パーフェクト
：310 疾患で鉄壁の「診断力」を身につける！　［リスト p.264］
【土屋一洋，前田正幸，藤川　章・編】：【羊土社】：【2011 年】：【本体 9,800 円（税別）】：【622 ページ】：【3】：【B, C, D】：【Ⅱ】

　前掲の教科書の姉妹編で対象とする疾患が 310 に増え，充実しています．中級者向けとなっており，update な情報が記載されています．

よくわかる脳 MRI　第 3 版（画像診断別冊 KEY BOOK シリーズ）　［リスト p.263］
【青木茂樹，相田典子，井田正博，大場　洋・編著】：【学研メディカル秀潤社】：【2012 年】：【本体 6,800 円（税別）】：【712 ページ】：【3】：【B, C, D】：【Ⅱ】

　初版より 14 年たち，全面改訂されたもの．初版の帯に"MRI 世代"の執筆者による新しい感性のテキストとあったのが，昨日のことのようです．

Koehler/Zimmer's Borderlands of Normal and Early Pathological Findings in Skeletal Radiography, 5th ed　［リスト p.301］
【Freyschmidt J，Brossmann J，Sternberg A，Wiens J・著】：【Thieme】：【2002 年】：【$159.99】：【1120 ページ】：【10】：【C, D】：【Ⅲ】

　頭蓋骨，脊椎を始め，全身骨の正常変異が記載されていて，そばに置いてあるだけで安心できる本．

Spine Imaging: Case Review Series, 3rd ed
【Saraf-Lavi E・著】：【Elsevier】：【2014 年】：【$69.95】：【344 ページ】：【3】：【B, C, D】：【Ⅰ】

　脊椎，脊髄疾患の症例集です．第 2 版では 183 症例と豊富で，設問，参考文献とも充実していました．第 2 版は，free でダウンロードできる状況です．同じ内容が iPad 用に iTune にて販売中です．第 3 版は書籍として販売中．

A-3 いつも目を通しているまたはおすすめの雑誌

Neurology (http://www.neurology.org/)
　神経内科医のブログで，これだけは読むべき雑誌と紹介され，依頼科の状況を知る上でも，重要な雑誌です．おすすめは，Neuroimages, Teaching Neuroimages のコーナーです．この部分は，無料でダウンロードでき，1〜2頁で教科書的疾患，新しい疾患を幅広く学ぶことができます．

American Journal of Roentgenology (AJR) (http://www.ajronline.org/) ［リスト p.333］
　最新でなければ，文献を無料でダウンロードできるのが嬉しい．

The Lancet Neurology (http://www.thelancet.com/journals/laneur/onlinefirst)
　総説を読みますが，詳しくてきれいなイラストが多いです．

American Journal of Neuroradiology (AJNR) (http://www.ajnr.org/) ［リスト p.333］
　神経放射線領域での top journal．研究に関する論文が多いですが，最新の動向を知る上では不可欠です．

　放射線領域以外の雑誌でも画像でのクイズのコーナーがあり，違う視点からのアプローチで役に立ちます．
例）JAMA Otolaryngology—Head & Neck Surgery (http://archotol.jamanetwork.com/journal.aspx) では，"CLINICAL PROBLEM SOLVING: RADIOLOGY" となっています．興味ある症例で次のようなのがありました．
　下咽頭癌の術後 CT にて，外頸動脈近傍に強い造影効果のある腫瘤を認め，放射線診断医の読影で仮性動脈瘤とされたが，結果的には，手術操作で生じた異所性甲状腺であった．

A-4 役立つもしくはおすすめの web サイトや研究会

■研究会，学会
日本神経放射線学会 (http://neurorad.umin.ne.jp/) ［リスト p.359］
　国内で行われている神経放射線関連の最新の研究活動がわかる．活発な討論がなされています．（事務局：産業医科大学）
神経放射線ワークショップ (NR Workshop) (http://nrws.umin.ac.jp/) ［リスト p.361］
　全国各施設から選りすぐった難解症例が持ち寄られます．難しい症例ばかりで，日

常臨床には役には立たないとも言われますが，この領域での繋がりを保つ為の重要な event．若い医師には，連続して参加することをすすめます．（事務局　順天堂大学）

小児神経放射線研究会　[リスト p.361]
(http://7th-pediatric-neuroradiology.kenkyuukai.jp/about/)
秋の京都での開催がポイント．放射線科医の他に，小児科医，小児外科医が参加し，勉強になります．

NR 懇話会 (http://kanto-nr.kenkyuukai.jp/)
月1回開催される勉強会．利便性の良い場所での開催で，遠方からの参加が可能です．症例の数も盛りだくさん．（バイエル株式会社共催）

Spinal cord club
脳神経外科医，整形外科医，神経内科医，放射線科医が，参加する脊髄疾患に関する症例検討会．熱心な討論がいつもなされています．（エーザイ株式会社共催）

■ホームページ

Massie IKEDA：内科医：池田正行 (http://square.umin.ac.jp/massie-tmd/)
神経内科の池田正行先生が作成のサイト．出前授業の資料もあり大変参考になります．

神経疾患治療マニュアル (http://www.treatneuro.com/)　[リスト p.365]
神経内科医が作成しているサイト．最新の文献，知見を紹介．

OMIM (Online Mendelian Inheritance in Man)
(http://www.ncbi.nlm.nih.gov/omim)
遺伝子変異による疾患に関する強力なサイト．

UNSW Embryology
(http://php.med.unsw.edu.au/embryology/index.php?title=Main_Page)
発生学に関するサイト．胎児の発生が動画で表示され，カーネギー（Carnegie）の発生段階に従い多くの画像が提示されています．

HeadNeckBrainSpine (http://headneckbrainspine.com/index.php)
中枢神経，頸部，脊椎の解剖および症例のサイト．解剖は，インタラクティブ（interactive）に学習できます．脳，頭蓋底，脳神経，眼窩，側頭骨，頭部CTA，副鼻腔，頸部，頸部リンパ節，歯，胸腰椎移行部の modules があります．

Neuroangio.org (http://neuroangio.org/)
Prof. Lasjaunias の業績をもとに，脳血管の発生，解剖，疾患を丁寧に解説．

the Radiology Assistant (http://www.radiologyassistant.nl/)　[リスト p.351]
スライド中心に放射線診断の各分野．腹部，乳腺，胸部，骨軟部，頭頸部，神経，

小児をきれいに解説．オランダ放射線学会の教育サイト．iPad 用のアプリもあり便利です．

新潟大学脳研究所による e-Learning 神経病理(http://pd21.cihbs.niigata-u.ac.jp/)

新潟大学による神経病理の e-learning．

船戸和弥のホームページ －慶應義塾大学解剖学教室
(http://www.anatomy.med.keio.ac.jp/funatoka/index.html)

慶応大学 解剖学に関するサイト．

UPMC (Case Index by Diagnosis) (http://path.upmc.edu/cases/dxindex.html)

ピッツバーグ大学病理学教室の症例集．病理所見はもとより MR 画像も多く掲載．

MD Consult(http://www.mdconsult.com)

有料の文献検索サイト．雑誌のみならず教科書の資料が入手できます．（2014年より，個人での契約はなくなっています．）

nabil ebraheim - YouTube (http://www.youtube.com/user/nabilebraheim)

整形外科教授 Nabil Ebraheim 先生作成．整形外科領域の資料が豊富，軽快な音楽とアニメーションで解説．

■**文字どおりの耳学問　Podcast**(http://www.apple.com/jp/itunes/podcasts/)

Neurology (https://itunes.apple.com/jp/podcast/neurology-podcast/id263492582?mt=2)

主要論文の紹介がなされています．不定期的に，復習の回があり，delayed recall と称されています．

Lancet Neurology (https://itunes.apple.com/jp/podcast/listen-to-lancet-neurology/id270871467?mt=2)

文献の紹介，著者とのインタビューがあります．review article を，Van der Knapp 先生，Barkovich 先生が執筆しており，著者との interview のコーナーに登場しています．本当の発音を知ることができるという利点があります（例：Behçet，Wernicke など）．

Brain science Podcast(https://itunes.apple.com/jp/podcast/brain-science-podcast/id210065679?mt=2)

救命救急医の Dr. Ginger Cambell による神経科学の新刊の紹介（1 か月に 1 冊）と著者とのインタビューを聞けます．50 分ほどの対談の Full transcript が web よりダウンロードできます．Hearing（ヒアリング）の勉強に最適です．

Sound Medicine（https://itunes.apple.com/us/podcast/sound-medicine/id73800701?mt=2）

インディアナ大学医学部と WFY1 ラジオ局により運営．医学一般の話題．

■ iPadでのオンラインジャーナル

雑誌を購読していれば，多くの雑誌で閲覧できますが，無料でも見られるものを紹介します．

The JAMA Network Reader（http://app.jamanetwork.com/）にて，JAMA Ophthalmology，JAMA Psychiatry，JAMA Internal Medicine，JAMA Pediatrics，JAMA Otolaryngology Head & Neck Surgery，JAMA Neurology，JAMA Facial Plastic Surgery，JAMA Surgery，JAMA Dermatology を閲覧できます．ただし，閲覧だけで保存はできません．

The New England Journal of Medicine this week（NJEM This Week, http://www.nejm.org/）のアプリでは，最新号を閲覧できます．

AON Journal にて，Annals of Neurology を閲覧できます．

■ iTunes U

JNS weekly Podcast（https://itunes.apple.com/jp/itunes-u/jns-weekly-podcast/id412349837?mt=10）

Journal of Neurosurgery の論文の紹介．

Neurosurgical FOCUS（https://itunes.apple.com/jp/itunes-u/neurosurgical-focus/id412349859?mt=10）

月1回ごとのトピックの解説がなされます．

UCLA 100 subjects in Neurosurgery（https://itunes.apple.com/jp/itunes-u/ucla-100-subjects-in-neurosurgery/id434135906）

脳神経外科領域の講義集．

The Rhoton Collection -2D Presentation（https://itunes.apple.com/jp/itunes-u/rhoton-collection-2d-presentations/id431140090?mt=10）

脳微小解剖の権威である Rhoton 先生の講義集です．このような貴重な講義を，iPad，iPhone で持ち運べるようになるとは，驚きです．

■ SNS (social networking service)
● FB (Facebook)

有用な医学情報を得ることができます．代表的なものを記載します．

Learning Radiology

（https://www.facebook.com/pages/LearningRadiology/337468580275）

Radiology Signs (https://www.facebook.com/RadiologySigns)

AJNR (https://www.facebook.com/AmJNeuroradiol)

　Classic case，Case of the month，Case of the week などが自動的に配信されます．

Stroke

　(https://www.facebook.com/pages/Stroke-AHA-ASA/250230595013072)

　古典的な文献の紹介が時々あります．

The New England of Journal of Medicine

　(https://www.facebook.com/TheNewEnglandJournalofMedicine)

■アプリケーション

Dropbox (https://www.dropbox.com/)

　複数の PC，ノートパソコン，iPad でファイルを，共有でき便利です．お気に入り登録すれば，オフラインでも閲覧できます．

Mendeley (http://www.mendeley.com/)

　文献管理ソフトでいろいろ特徴がありますが，その1つがクラウドで複数の PC で，内容を常に同じにできます．iPad でも閲覧可能です．検索は，文献のタイトルだけでなく，論文の中身にも検索がかかります．Windows 版では，引用文献のスタイルを，雑誌にあわせることができます．

7 notes (http://product.metamoji.com/7notes_top/)

　iPad 用の手書き文字認識機能を持つ入力ソフト．勉強会の記録に使用しています．

Evernote (http://evernote.com/intl/jp/evernote/)

　メモや画像，書類，Web クリップ，音声ノートを一括管理でき，同期もします．文献の中の単語も検索できます．プレミアム版では，容量を増やすことができ，オフラインでも閲覧できます．ただし，某 S 先生ほど使い込んではいません．

GoodReader (http://www.goodreader.com/goodreader.html)

　iPad，iPhone に対応した，PDF 閲覧アプリ．いろいろ機能があるようですが，まだ，閲覧のみとなっています．

第2章 Subspecialist への道

頭頸部

東京慈恵会医科大学放射線医学講座・東京歯科大学市川総合病院放射線科　尾尻博也

A-1 | 総論
領域の特殊性や勉強を進めていく上でのポイントなど

　"頭頸部"を多くの画像診断医が敬遠する最大の要因は解剖にあると思われる．頭頸部では比較的狭い領域に多くの要素が複雑かつ密に分布する．構成要素が多いと解剖が複雑になると同時に（各々の頻度は低いにも関わらず）病気の種類も多く，進展様式も複雑になる．逆に言うと，解剖さえ理解すれば臨床医が望む有用な画像情報の多くが提供可能となる．私の mentor（師）である Anthony Mancuso も研修医が来る度に "Anatomy！Anatomy！Anatomy！" と書かれたホワイトボードを指し，その重要性を繰り返し強調していた．（頭頸部の解剖は，系統解剖の教科書では臨床的重要性と関連の少ない記述となっており）臨床（耳鼻科や頭頸部外科）の教科書にある解剖の記述でも学ぶのが有効である．

以下，頭頸部画像評価において意識した方が良いと思われる項目を列記する．

- 画像診断医は一般に（イメージインタープリテーションの人気の高さからもわかるように）質的診断に重要性を求める傾向が強いと思われるが，頭頸部では比較的容易に理学的所見の確認や生検が可能という特殊性もあり，局在・進展範囲がときにより重要な画像情報として臨床医に求められる．質的診断を重要視し過ぎない，少なくとも特異性の高くない所見から疾患を決めつける必要はない．
- 頸部は頸筋膜に区分される組織間隙により構成され，各々の組織間隙の構成要素，周囲組織間隙との相対的位置関係，区分する筋膜の解剖を理解することにより，病変の局在（これによる疾患の鑑別），進展様式の把握・理解が可能となる．
- 頭頸部癌では口腔，中・下咽頭・喉頭はひとつのグループであり，上咽頭，鼻副鼻腔，唾液腺の癌はこれらと生物学的特性が多少，異なる．
- 腫瘍性，炎症性，外傷性・・・いずれにおいても常に気道狭窄の有無を意識する．最も緊急性の高い情報のひとつ！！
- 症状に関連する脳神経での "脳幹（脳神経核）から終末臓器まで" を評価する．症状の例として，反回神経麻痺，顔面の疼痛，耳痛，顔面神経麻痺，下位脳神経麻痺などが挙げられる．

・最後に専門領域としての頭頸部の選択は専門医取得後からで決して遅くない．

A-2 役立つもしくはおすすめの教科書
☆＋番号：おすすめ順

Head and Neck Radiology Two-Volume Set ☆① ［リスト p.274］
【Mancuso AA・編著】：【Lippincott Williams & Wilkins】：【2010年】：【$529.99】：【2264ページ】：【4】：【D, C】：【Ⅲ】

　後述のSom, Curtinの教科書（Head and Neck Imaging, 5th ed）と同様に膨大なページ数（一部はonline）よりなるが，Som, Curtinの教科書が百科事典的な記述であるのに対して，本書はより実用書の要素が強い．Anthony Mancusoは私のmentorであり，これらの知識が非常に実践的であることは経験からも理解している．以下はTony（Dr. Mancuso）からの推薦文．

　The goal of this text is to transfer not only information but also wisdom and judgment based on almost 40 years of the practice of Head and Neck Diagnostic Imaging, inspired by Dr. William N. Hanafee, initiated even before the arrival of CT and gray scale ultrasound in the early to mid 1970's, and continuing over the ensuing decades to embrace the extraordinary advances in MRI and PET imaging.

頭頸部の臨床画像診断学　改訂第2版 ☆② ［リスト p.271］
【尾尻博也・著】：【南江堂】：【2011年】：【本体14,000円（税別）】：【680ページ】：【4】：【D, C】：【Ⅰ（頭頸部専門を目指す場合），Ⅲ（頭頸部を専門としない場合）】

　自著を挙げるのは憚られるが，臨床に寄与するために必要な頭頸部画像診断の知識の理解を最大の目的とした書であると自負している．臨床医が必要とする情報を提供するためには（画像診断の知識のみではなく）臨床医と同等の臨床的事項への理解も必要であるとの考えを基にする．画像診断の教科書と耳鼻科・頭頸部外科の教科書との中間的位置づけ．頸部リンパ節の章では転移に焦点を絞っており，非腫瘍性リンパ節病変の記述に乏しいのが欠点．画像解剖の基礎的事項を理解の上，読むのが有用と思われる．

Management of Head and Neck Cancer—A Multidisciplinary approach, 2nd ed ☆③
【Million RR, Cassisi NJ・編】：【Lipppincott Williams & Wilkins】：【1993年】：【913ページ】：【4, 23】：【D】：【Ⅱ（頭頸部専門を目指す場合），Ⅲ（頭頸部を専門としない場合）】

　頭頸部癌に関して，治療（手術，放射線治療）などの臨床的事項を含めて，包括的

に学べる名著．個人的には本書をすすめるが，絶版により入手は困難な場合，現在，ほぼ同じコンセプトとして編者が変更し，第 4 版 (以下，参照) まで出されている．Management of Head and Neck Cancer—A Multidisciplinary approach，4th ed【Harrison LB，Sessions RB，Hong WK・編】：【Lippincott Williams & Wilkins】：【2014 年】：【908 ページ】

以下は第 3 版で頭頸部画像診断を執筆している Suresh (Dr. Mukherji) からの推薦文．

　This book provides a multidisciplinary approach for the treatment of head and neck cancers. The book chapters are written by recognized experts in the field. Each chapter has a section devoted to imaging as it relates to each specific disease site.

Head and Neck Imaging - Two Volumes，5th ed　☆④　[リスト p.273]
【Som PM，Curtin HD・編著】：【Mosby】：【2011 年】：【$489】：【3080 ページ + online】：【4】：【B, C, D】：【Ⅲ】

　第 5 版を数えることからもわかるように，恐らくは最も標準的な頭頸部画像診断の教科書だと思われる．順位がやや低いのは，恐らく「画像診断を考える」の読者であれば，個人的 (あるいは職場) に既に所持されている方が多いのではないかと思われるからである．カラーも多く使われた百科事典的な教科書で，ほぼなんでも記述されているが，ABC 順ではない辞書を調べているような気になるのが大書の欠点かもしれない．個人としては第 3 版頃の分厚さが適当であった．

頭頸部の CT・MRI　第 2 版　☆⑤　[リスト p.272]
【多田信平・監修，尾尻博也，酒井　修・編】：【メディカル・サイエンス・インターナショナル】：【2012 年】：【本体 14,000 円 (税別)】：【776 ページ】：【4】：【B, C, D】：【Ⅰ (頭頸部専門を目指す場合)，Ⅲ (頭頸部を専門としない場合)】

　多田先生，黒崎先生の編による初版は本邦での頭頸部画像診断の標準的教科書であったが，2012 年多田先生監修のもと，酒井先生と私の編により第 2 版が出された．洋書での包括的な教科書と比較して，画像診断により特化した記述で，なにより頑張れば通読可能な分量である．

Atlas of Head and Neck Surgery—Otolaryngology，2nd ed　☆⑥
【Bailey BJ，Calhoun KH，Friedman N，et al・著】：【Lippincott Williams & Wilkins】：【2001 年】：【1056 ページ】：【4, 23】：【D】：【Ⅱ (頭頸部専門を目指す場合)，Ⅲ (頭頸部を専門としない場合)】

　頭頸部領域での代表的な術式に対して，イラストレーションで解説されている．画像診断医にとっては時にイラストレーションは実写よりも理解が容易である．tips， complication，post operative care issues なども項目を分けて記載されている．

新　癌の外科―手術手技シリーズ8　頭頸部癌　☆⑦
【林　隆一・編】：【メジカルビュー社】：【2003年】：【本体10,000円（税別）】：【152ページ】：【4，23】：【Ⅱ（頭頸部専門を目指す場合），Ⅲ（頭頸部を専門としない場合）】

　頭頸部癌における代表的な術式をシェーマとともに要点が解説されており，臨床的事項の理解に有用．

頭頸部手術カラーアトラス　改訂第2版　☆⑧
【がん研究会有明病院頭頸科・編】：【永井書店】：【2011年】：【本体18,000円（税別）】：【306ページ】：【4, 23】：【Ⅱ（頭頸部専門を目指す場合），Ⅲ（頭頸部を専門としない場合）】

　頭頸部癌における代表的な術式をシェーマ・写真とともに要点が解説されており，臨床的事項の理解に有用．既出の手術手技シリーズと同じく，本邦を代表とする癌の基幹病院が中心となって記述したものであり，どちらを選択するかは価格，写真の有無などの違いと好みによる．

画像診断ポケットガイド　頭頸部 Top 100 診断　☆⑨　［リスト p.272］
（「Pocket Radiologist Head and Neck Top 100 Diagnoses」の訳本）
【Harnsberger HR・著，尾尻博也・訳】：【メディカル・サイエンス・インターナショナル】：【2005年】：【本体5,000円（税別）】：【374ページ】：【4】：【A, B, C, D】：【Ⅰ】

　Pocket Radiologistのシリーズを翻訳したもので，訳本も他領域とのシリーズの中の1冊．ハンドブックのサイズで携帯に便利．代表的な100の病態を1つ3ページ毎で画像所見，臨床的事項，病理などを含めて，箇条書き形式で簡潔に記載されている．3ページというのは重要な病態ではやや記述は不足するが，要点・知識の整理を目的として通勤などの時間に目を通すのに適する．

【番外編】AJCC Cancer Staging Manual，7th ed　☆⑩
【Edge SB・編】：【Springer】：【2010年】：【€49.95】：【649ページ】：【19, 24】：【A, B, C, D】：【Ⅲ】

　ここで含める必要があるかは議論があると思われるが，実際の日常診療における頭頸部癌症例の読影には必須．正確な病期診断は適切な治療計画において最も重要な要素であり，画像診断が大きく寄与できる点でもある．

A-3　いつも目を通しているまたはおすすめの雑誌

Head & Neck（http://onlinelibrary.wiley.com/journal/10.1002/(ISSN)1097-0347）
　頭頸部領域の臨床雑誌として，最も有用性が高い．臨床および臨床に即した画像診

断において最新の知識の獲得が可能.

AJNR (American Journal of Neuroradiology) (http://www.ajnr.org/) ［リスト p.333］

ASHNR（米国頭頸部放射線学会）のオフィシャル・ジャーナルであり，Head and Neck の項は頭頸部画像診断では最も重要な位置づけ．ただ，各 issue（号）で頭頸部関連の論文は1, 2つ程度と多くはない.

International Journal of Radiation Oncology・Biology・Physics
(http://www.sciencedirect.com/science/journal/03603016)

"Red journal"と呼ばれるもので，頭頸部癌での放射線治療，化学放射線治療に関連する臨床的知識の獲得に有用．これらの治療や予後に対する画像所見の影響などに関する文献も含まれる.

A-4 役立つもしくはおすすめの web サイトや研究会

頭頸部放射線研究会 (http://square.umin.ac.jp/~HN_Rad/) ［リスト p.360］

日本医学放射線学会の秋季大会の併催研究会として開催される（開催期間中の1日終日）．平成元年に設立，本邦での頭頸部画像診断に関する研究会の基幹をなす．教育講演，イメージインタープリテーション，一般演題により構成される.

頭頸部・胸部画像研究会 (http://hn-chest.jp/) ［リスト p.361］

平成4年より「頭頸部・胸部放射線研究会東京部会」との名称では始まり，平成19年より現在の名称に変更となり，近年では関西など関東圏以外からの参加者もある．頭頸部画像診断の領域では"頭頸部放射線研究会"と並ぶ，重要な研究会である．演題の充実ぶりも同等と思われ，隣接領域である胸部も学べる点がユニークである（頭頸部・胸部の教育講演が各1，その他，一般演題が各10前後）．5月下旬の土曜午後から夕方の半日，ここ数年は東京駅に隣接する東京ステーションコンファレンスで開催されており，会終了後に懇親会がある．（テルモ株式会社共催）

ASHNR (American Society of Head & Neck Radiology)
(http://www.ashnr.org/)

1976年に設立され，米国の頭頸部画像診断の基幹をなす．9月頃の年1回開催．教育講演が中心となり，3〜4日程度の開催期間．教育講演は（米国においても頭頸部は minor であることから）比較的ベーシックな内容・話題も多く，初学者から専門医まで幅広く学べる.

ASNR (American Society of Neuroradiology) (http://www.asnr.org/) ［リスト p.356］

1962年の設立．各領域での subspeciality が確立されている米国においても頭頸

部画像診断医の大部分は神経放射線部の所属となっている．一方，神経画像診断医も日常診療では頭頸部画像診断に多少は関わりを持たないといけないため，4〜5月頃，年1回開催される annual meeting では頭頸部の session が含まれ，比較的しっかりしたプログラムが組まれる．

JAMA Otolaryngology-Head & Neck Surgery
(前 Archives of Otolaryngology-Head & Neck Surgery)
（http://archotol.jamanetwork.com/issue.aspx）

耳鼻咽喉科医の雑誌で，各 issue において2，3問の Radiology Quiz と称する出題がある．臨床医を対象とする臨床医の視点での出題であり，画像診断の雑誌での Quiz とは多少異なる．重要な臨床的事項も合わせて学ぶことが可能である．また，臨床的には重要な雑誌であり，必ずしも画像診断に関わりの大きいものばかりではないが，臨床的事項の学習には有用と思われる．

第2章 Subspecialistへの道

胸部

聖路加国際病院放射線科　栗原泰之

A-1 | 総論
領域の特殊性や勉強を進めていく上でのポイントなど

　肺は大きな臓器ですが大雑把に見れば上から下まで同じような構造で横断像は金太郎飴状態です．このため解剖は比較的平易と言って良いでしょう．構造も一様で，CTにおいて所見を見出すのは比較的容易です．少しトレーニングをすれば肺実質の異常は初学者にも確実に拾い上げることができるようになります．よってCTによる胸部画像診断の醍醐味は所見の解釈にあると言えます．

　一方，呼吸器疾患の多くは呼吸苦，咳嗽などの症状が主で類似していることが多いため，臨床症状のみでの診断は容易ではなく，転じて画像診断の果たす役割はきわめて大きいのです．すなわち，胸部画像診断は我々にとっては大変やりがいのある領域と言えます．

　しかし，画像所見も非特異的でpathognomonic（疾患に特徴的）な所見は少ないのです．そこで画像所見のとらえ方が重要となります．①病変の速度（急性か，慢性か，亜急性か），②限局性か，多発性か，③病変分布（上下方向，末梢性か中枢性か，2次小葉との関連は，気道に沿ったものか非区域性か）などです．また画像診断ではないが，各疾患の性差や年齢分布等の予備知識はきわめて重要です．

　こうして得られた画像所見をきちんとreasoning（推論）ができるかどうかが我々の見せ所です．画像所見のすべてを無理なく説明できるような病態を想定できるかどうかが問題となります．これができない場合は自分の画像解釈に欠陥があることが多いので，誤診を避ける上でも再考あるいは臨床家との協議を心がけています．

　もう1つ，胸部の特徴は単純X線写真があることです．単純写真は当然解剖構造が重なっているために解析は容易ではなく，また確信度も低いことから苦手としている人も多いと思います．しかしICUや救急など，CTが撮影困難な場合や時間に猶予がない場合には唯一の画像診断となるので軽視できないのです．一枚の胸部画像所見だけでは非特異的で鑑別を絞り込むことができないことが多いのですが，経時的な変化に注目すると病態が絞り込めることがよくあります．しばしば撮られる単純写真の情報は病変の

動きを見ることに最適です．臨床経過という流れの中で理解することが診断に大きく寄与します．

また胸部領域では検診に画像診断が利用されることが多く，無症状ですが画像がハデなことがあります．またその逆，画像はほとんど正常なのに重症呼吸苦がある場合があります．こうした画像と症状の乖離も診断への大きなヒントとなるのです．

A-2 役立つもしくはおすすめの教科書
☆印：おすすめTOP5

胸部写真の読み方と楽しみ方 ☆ ［リスト p.276］
【佐藤雅史・著】：【学研メディカル秀潤社】：【2003 年】：【本体 4,000 円（税別）】：【272 ページ】：【5】：【C，D】：【Ⅰ】

臨床症状から画像診断すべき鑑別疾患をまとめた名著．達人 佐藤雅史先生の思考過程にふれることができるかも．胸部画像診断を志す人は，是非読んでみて欲しいです．すでに第 2 版「極める！胸部写真の読み方」が発刊されていますが，個人的には全編を佐藤先生本人が書かれているこの初版の方が好き．

The Chest X-ray A survival guide ☆
【De Lacey G，Morley S，Berman L・著】：【Saunders】：【2008 年】：【$69.95】：【352 ページ】：【5】：【A，B，C】：【Ⅰ】

胸部単純写真のすばらしい入門書です．特にイラストが大変美しくすばらしい．原書も読みやすい製本ですが，もし洋書に抵抗があるなら小生が翻訳している「シェーマでわかる胸部単純 X 線写真パーフェクトガイド（2012）」があります．

Chest Radiology：Plain Film Patterns and Differential Diagnoses，Expert Consult － Online and Print，6th ed ☆ ［リスト p.280］
【Reed JC・著】：【Mosby】：【2010 年】：【$139.00】：【480 ページ】：【5】：【C，D】：【Ⅰ】

画像パターンと鑑別疾患の古典的名作です．

胸部画像診断の勘ドコロ（これだけおさえれば大丈夫 2） ☆ ［リスト p.277］
【高橋雅士・編】：【メジカルビュー社】：【2006 年】：【本体 8,500 円（税別）】：【376 ページ】：【5】：【B，C，D】：【Ⅱ】

基本から応用まできちんと読み物風にまとめてありますが平易な文章で構成されています．また画像は見やすく理解の助けになる上，実際に使えるあるいは役に立つ「キモ」が惜しみなく掲載されていると思います．（新版が 2014 年 3 月 25 日刊行予定）

胸部画像診断スタンダード
【高橋雅士,上甲　剛,高橋康二,他・編】:【メディカル・サイエンス・インターナショナル】:【2013 年】:【本体 6,000 円（税別）】:【348 ページ】:【5】:【A, B, C, D】:【Ⅲ】

　見開き2頁で1疾患をコンパクトにまとめた教科書．日常の胸部画像診断に必要なほぼすべての疾患をカバーしています．「胸部のCT」のコンサイス版．

胸部のCT　第3版　☆　［リスト p.277］
【村田喜代史,上甲　剛,村山貞之・編】:【メディカル・サイエンス・インターナショナル】:【2011 年】:【本体 15,000 円（税別）】:【832 ページ】:【5】:【B, C, D】:【Ⅲ】

　本邦の多数の胸部放射線科医によって書かれている教科書．初版では急性疾患が不足でしたが，版を重ねるにつれ疾患の範囲が広がり，第3版でほぼ日常遭遇するすべての疾患をカバーしています．百科事典的に使おう．

胸部画像診断のここが鑑別ポイント　改訂版（できる！画像診断入門シリーズ）
【土屋一洋・監修,酒井文和・編】:【羊土社】:【2011 年】:【本体 5,400 円（税別）】:【277 ページ】:【5】:【B, C, D】:【Ⅲ】

　見開き2頁で1疾患の要点をまとめた実用書．

Fraser and Pare's Diagnosis of Diseases of the Chest, 4-Volume Set, 4th ed ［リスト p.281］
【Fraser RS, Müller NL, Colman NC, Paré PD・著】:【Saunders】:【1999 年】:【3504 ページ】:【5】:【A, B, C, D】:【Ⅲ】

　呼吸器疾患診断のバイブル．なんと全4巻．医局に1セットあっても良いと思いますが，教科書と言うより辞書として使うことになります．ただ発行年がかなり古くなってしまいました．

A-3 ｜ いつも目を通しているまたはおすすめの雑誌

American Journal of Roentgenology (AJR) (http://www.ajronline.org/)　［リスト p.333］

　ご存じ American Roentgen Ray Society の機関誌．一級の学術雑誌ですが，その読者の80％は practitioner（臨床家）で researcher（研究者）は20％と言われています．よってしばしば対比される Radiology 誌と比べてより実践的な内容を狙っています．この本の読者の多くは，ご自分の skill-up のために有益な情報を求め，どの雑誌を読むべきかを呻吟しているのだと思いますが，本誌は確実にそのひとつだと思います．しかし若手の先生には雑誌の読者のみだけでなく，できれば情報提供側にもなってもらいたいです．論文作成が苦手でも，もし reviewer（査読者）として協力してみ

たいと思う若手の先生がいましたら是非声をかけてください．reviewer をすることは自分に跳ね返ってきます．各論文の長所短所を見抜けるようになると自分が書くときにも，また後輩を指導するときにも強みになりますよ．大変ですが勉強になると思います．[僕は cardiopulmonary section（心臓肺領域）の assistant editor（副編集者）なので胸部領域の論文に限りますが，機会があればやる気のある若手日本人 reviewer を editor（編集主幹）に紹介したいと思っています．]

病理と臨床 (http://www.bunkodo.co.jp/) ［リスト p.343］

放射線科医にとっては他分野なので個人で購読するのは難しいでしょう．病院図書として定期購読雑誌の1つに入れてもらいましょう．僕は興味深い特集号のみ目を通しています．他分野は日本語の方が読みやすいので．

Journal of Thoracic Imaging ［リスト p.337］
(http://journals.lww.com/thoracicimaging/pages/default.aspx)

本邦の胸部放射線研究会の公式雑誌です．胸部画像診断満載です．

日本呼吸器学会誌 (http://journal.kyorin.co.jp/journal/ajrs/index.php) ［リスト p.343］

その名の通り日本の呼吸器学会の機関誌ですが，症例報告が多数掲載されています．多くの major journal が impact factor 上昇のために症例報告の掲載を中止している中で，臨床に役立つ症例報告が多数，しかも日本の症例が載っている雑誌なので参考にすることが多いです．

Chest (http://journal.publications.chestnet.org/)

胸部領域で有名な英文誌は Blue Journal こと American Journal of Respiratory and Critical Care Medicine（http://www.atsjournals.org/journal/ajrccm）ですが，研究に偏っているのでちょっと大変です．その点 Chest のほうが臨床に寄っているので読みやすいし初学者には向いていると思います．

日本胸部臨床 (克誠堂出版，http://www.kokuseido.co.jp/)

特集や連載ものに興味深いものがあると読んでいます．また症例報告がかなり載っているので役立つことがありますよ．

呼吸 (一般社団法人 呼吸研究，http://www.respiration.jp)

日本語の雑誌なので，興味深い総論やトピックがあるときはつまみ読みしています．

A-4 役立つもしくはおすすめの web サイトや研究会

びまん性肺疾患研究会 (大阪，薬業年金会館)

びまん性肺疾患を取り扱ってきた伝統的な症例検討会です．呼吸器内科医の参加が多

いですが，膠原病専門医や呼吸器外科医などの臨床家と放射線科医，そして病理医とが頭をつきあわせて難解症例を検討する会です．かなりテンションが高く各科の考え方がガチンコ対決するので大変勉強になります．現在の内容は症例4例とミニレクチャーを土曜の午後に年3回開催しています．症例検討では，放射線科医による画像解説の時間が取られており，若手と専門家の2人の放射線科医が対応します．若手の放射線科医でやる気のある人は是非読影医として参加してください．大変ですが胸部の大御所とタッグを組んで各症例に望めるので勉強になりますよ．（第一三共株式会社共催）

Chest Imaging Forum（東京，聖路加国際病院）

　放射線科医を対象とした胸部画像診断の会です．毎回8症例前後を検討します．解答はpresenter（出題者）しか知らないので，司会も含めて会場全体でその場で検討して診断していこうとする会です．まず単純写真の読影を大切にし，その後CTなどのモダリティ（modalities）と進んでいきます．東京近辺の胸部に明るい専門家が多数参加しており，和やかな雰囲気で彼らの熱い議論を楽しめます．鉄人の思考過程を盗むことができる貴重なカンファですのでおすすめです．また若手の先生も，無作為に指名され画像に挑戦させられます．解答が当たればかっこいいですよ．逆に外したときはさすがに悔しいので一生覚えていることになります．いずれにしても得することだらけです．（バイエル薬品株式会社共催）

胸部放射線研究会（http://jstrjtrg.umin.ne.jp/）　[リスト p.360]

　秋季大会に併設されています．ご存じ毎年行われているまる1日かけて症例にどっぷりつかる会です．40症例前後ありますので，消化不良気味になりますが，頑張って参加しましょう．

臨床呼吸器カンファランス（東京，明治記念館）

　毎回比較的珍しい疾患をテーマとして，3〜4症例の検討と関連テーマのトップランナーの講演が聴ける会．基本的には呼吸器内科中心ですが放射線科医や病理医の参加も多いです．珍しい症例を見られるだけではありません．後半の講演は呼吸器内科のための内容ですが，こうした周辺知識が難解な症例を解く鍵になったりしますし，新しい研究テーマのヒントになったりします．（第一三共株式会社共催）

WEEKLY CHEST CASES（http://kstr.radiology.or.kr/weekly/）　[リスト p.365]

　Korean Society of Thoracic Radiologyのクイズサイト．世界中の放射線科医が挑戦しているので，皆さんもチャレンジしてみてはどうでしょう？

北岡明佳の錯視のページ（http://www.ritsumei.ac.jp/~akitaoka/）

　放射線科という職業柄か視覚に関するテーマは個人的に大好きです．とにかく一度訪れてみてください．ビックリするような世界が広がっていますよ．

第2章 Subspecialistへの道

心臓・大血管

岩手医科大学附属病院循環器医療センター循環器放射線科　吉岡邦浩

A-1 | 総論
領域の特殊性や勉強を進めていく上でのポイントなど

　心臓・大血管領域の画像診断は，general radiologist（一般放射線科医）にとって最もなじみの薄い領域のひとつであろう．それでも大動脈瘤や大動脈解離といった大血管疾患は，CTやMRIが診断の中心的役割を果たすので読影する機会が比較的多いかも知れない．その一方で心臓領域は，冠動脈CTが普及したために以前よりは接する機会が多少は増えたものの，それでも依然として取り付きがたい領域の筆頭であろう．

　この領域を学ぼうとする方には，次に示す3つの分野に分けて勉強されることをおすすめする．それは，これらの領域では疾患の特徴や画像診断に求められる役割がまったく異なるからである．

■ 1. 大血管疾患
　大血管疾患では，CTやMRIが診断のきっかけとなり，さらに確定診断ともなりうる．同時に手術適応や手術術式を決定する最も大きな要因となるので，それに応じた撮影や読影を行う必要がある．

■ 2. 後天性心疾患
　狭心症，弁膜症や心筋症に代表される後天性心疾患では，心エコーや冠動脈造影などの優れた検査法があり，それらは循環器内科医によって行われることが多い．CTやMRIではこれらの検査では得られない情報や，それらの代替や補完となる情報が求められる．したがって，疾患の全容を診断する必要は必ずしもなく，病態を理解した上でCTやMRIに期待されている情報を引き出せばよい．

■ 3. 先天性心疾患
　先天性心疾患では，心臓の内部構造は心エコーでほぼ正確に診断が付くので，CTやMRIでは肺動静脈や大動脈などの心外病変の診断が中心となる．ただし，その施設でどのような治療（手術）を行うかによって求められる情報は大きく異なる．また，最近では根治手術を乗りきった「成人先天性心疾患」の診断にCTやMRIが用いられる機会が増えており，その場合には術式や術後変化の知識が必要となる．

A-2 役立つもしくはおすすめの教科書
☆印：おすすめ TOP4，図書の配列は各分野で推薦順

　なじみが薄く，かつ取り付き難い領域であることを意識して，日本語の教科書を中心に領域別に紹介する．

■心疾患と大血管疾患の両方

わかる！心臓 画像診断の要点（わかる！画像診断の要点シリーズ 4）　☆　［リスト p.284］
（「Direct Diagnosis in Radiology：Cardiac Imaging」の訳本）
【似鳥俊明・監訳，Claussen CD，Miller S，Kramer U，Riessen R・著】：【メディカル・サイエンス・インターナショナル】：【2009 年】：【本体 5,800 円（税別）】：【368 ページ】：【6】：【A，B，C】：【I】

　初学者向け．図が多く，解説も箇条書きなのでストレスなく読み進める．一般的な疾患から稀な疾患まで紹介されており知識の整理にも良い．専門医試験の対策にも使える．また，専門外で心臓の読影をしなければならない人にも向いている．付録の図や表が意外に使える．

新・心臓病診療プラクティス 8　画像で心臓を診る　CT・MRI・核医学を中心にして　☆
【栗林幸夫・編】：【文光堂】：【2006 年】：【本体 15,000 円（税別）】：【374 ページ】：【6】：【B，C，D】：【I，II】

　題名は心臓となっているが，大血管や末梢血管疾患も含まれている．CT，MRI，核医学の臨床的な応用に重点を置いてまとめられた教科書．カラーの図表も多く読みやすい．研修医〜専門医向け．

心臓血管疾患の MDCT と MRI
【栗林幸夫，佐久間肇・編】：【医学書院】：【2005 年】：【本体 12,000 円（税別）】：【452 ページ】：【6】：【B，C，D】：【I，II】

　本格的な MDCT[9]時代が到来した頃に出版された教科書．CT や MRI 診断の対象となる心臓と血管疾患の基礎から臨床までがカバーされている．やや古くなった感はあるが，技術や病態の基本を学ぶには良い本．研修医〜専門医向け．

心臓の MRI と CT
【似鳥俊明・編著】：【南江堂】：【2005 年】：【本体 8,500 円（税別）】：【248 ページ】：【6】：【A，B，C】：【I，II】

　心臓・大血管疾患の基礎から臨床までを網羅しているが，基本的な心臓大血管疾患の MRI と CT 画像からの理解を目的として編集されている．初学者〜心臓を専門としない専門医向け．

画像診断ガイドライン　2013 年版
【日本医学放射線学会, 日本放射線科専門医会・医会・編】:【金原出版】:【2013 年】:【本体 6,600 円（税別）】:【480 ページ】:【2】:【A, B, C, D】:【Ⅰ, Ⅱ】

　心臓大血管疾患が苦手な人でも知っておきたい内容．専門医試験前には一読を．

標準外科学　第 13 版
【加藤治文・監修, 畠山勝義, 北野正剛, 若林　剛・編】:【医学書院】:【2013 年】:【本体 8,500 円（税別）】:【778 ページ】:【23】:【A, B, C, D】:【Ⅰ, Ⅱ】

　心臓・血管の手術に必要なミニマム・リクワイアメントがコンパクトに記載されている．わかりやすいイラストが秀逸．特に，先天性心疾患が良い．学生時代に読まれた方も多いと思うが，最近は心臓手術の動画にもアクセスできるように工夫されている．専門医レベルでも術前・術後診断に十分に役に立つ．

■大血管疾患

大動脈瘤・大動脈解離の臨床と病理
【由谷親夫, 松尾　汎・編】:【医学書院】:【2004 年】:【本体 10,000 円（税別）】:【244 ページ】:【6, 19】:【C, D】:【Ⅰ, Ⅱ】

　国立循環器病センターの豊富な症例をベースとして，大動脈瘤と大動脈解離を臨床（血管内科，血管外科，放射線科）と病理の面からまとめられた，我が国では唯一無二の本．分担執筆者もすべて同センター出身者で固められており，「国循血管診療チーム」の集大成とも言える内容である．

■心疾患

Cardiac CT
【Dewey M・編著】:【Springer】:【2011 年】:【$139.22】:【333 ページ】:【6】:【C, D】:【Ⅰ, Ⅱ】

　ドイツの新進気鋭の放射線科医（執筆時 34 歳！）によって，冠動脈 CT を中心に心臓 CT の技術から臨床応用までが，最新の 320 列 CT，2 管球 CT なども含めて詳しく解説された教科書．かなり読み応えがあるが，心臓 CT に興味のある専門医にはおすすめしたい．近く改訂版が出版される予定（2014 年 6 月頃）．

心臓血管病理アトラス
【由谷親夫・著】:【文光堂】:【2002 年】:【本体 28,000 円（税別）】:【323 ページ】:【6, 19】:【A, B, C, D】:【Ⅲ】

　旧版（1991 年発刊）からの伝統である美しい心臓病理写真多数．病理所見が平易に解説されているが，それに加えて臨床面も重視されているので放射線科医にも理解しやすい．MRI などの画像と比較された症例もある．

カラー版　循環器病学－基礎と臨床
【川名政敏, 北風政史, 小室一成, 他・編】：【西村書店】：【2010 年】：【本体 16,000 円（税別）】：【1530 ページ】：【6,22】：【A, B, C, D】：【Ⅲ】

　循環器内科のぶ厚い教科書であるが，カラー図版が多く読みやすい．辞書的に使うのに良い．かなりのボリュームであるが，16000 円（税別）と良心的な価格設定．

■先天性心疾患
Radiology of congenital heart disease　☆
【Amplats K, Moller JH・編著】：【Mosby】：【1993 年】：【1056 ページ】：【6, 13】：【B, C, D】：【Ⅱ, Ⅲ】

　先天性心疾患の放射線科の教科書の決定版．血管造影と単純撮影が主体であるが，今でも充分に役立つ内容．病態の特徴をとらえた美しいイラストが絶品．かなりボリュームがあるので辞書的に使うのも良い．先天性心疾患を扱う放射線科医には是非おすすめしたい教科書．

臨床発達心臓病学　改訂 3 版
【高尾篤良, 門間和夫, 中澤　誠, 中西敏雄・編】：【中外医学社】：【2001 年】：【本体 34,000 円（税別）】：【939 ページ】：【6, 13, 22, 23】：【B, C, D】：【Ⅱ, Ⅲ】

　先天性心疾患を中心とした小児循環器疾患のバイブル的教科書．日本語の専門的教科書としてはこれ 1 冊しか存在しない．専門医向け．

■その他
MDCT の基本　パワーテキスト　CT の基礎からデュアルソース・320 列 CT まで　☆
(「MDCT Physics：The Basics：Technology, Image Quality and Radiation Dose」の訳本)　[リスト p.315]

【陣崎雅弘・監訳, 百島祐貴・訳, Mahesh M・著】：【メディカル・サイエンス・インターナショナル】：【2010 年】：【本体 5,200 円（税別）】：【208 ページ】：【17】：【B, C, D】：【Ⅰ】

　心臓の撮影方法にまるまる 1 章当てられており，心電図同期撮影法などの基本的な技術を学ぶのに良い．また，難解な技術理論も平易な文章と図を駆使して解説されており，CT 全般の基礎を学ぶにも適した良本．

A-3 いつも目を通しているまたはおすすめの雑誌

心CT 1〜12（文光堂，http://www.bunkodo.co.jp/）
　心臓CTに特化したムック（mook）．心臓CTは進歩の著しい領域なので，最新の知見や情報を得たい方におすすめ．循環器内科医の読者も多い．

Radiology（http://pubs.rsna.org/journal/radiology）　［リスト p.334］
　関連する領域を毎号チェック．

RadioGraphics（http://pubs.rsna.org/journal/radiographics）　［リスト p.334］
　関連する領域を毎号チェック．心臓血管領域の特集号は勉強になる．

AJR（http://www.ajronline.org/）　［リスト p.333］
　関連する領域を毎号チェック

Circulation（http://circ.ahajournals.org/）
　AHA（American Heart Association）の機関誌．関連する領域を毎号チェック．画像診断に関する重要なガイドラインも多数発表されている．ホームページから無料でダウンロード可能．

Journal of the American College of Cardiology
（http://content.onlinejacc.org/journal.aspx）
　関連する領域を毎号チェック．臨床的な面に力点が置かれたガイドラインが発表されているが，AHAと共同で発表されることもある．ホームページから無料でダウンロード可能．

JACC Cardiovascular Imaging（http://imaging.onlinejacc.org/）
　Journal of the American College of Cardiologyの心臓血管の画像に特化した姉妹誌．斬新な論文も掲載されていて，興味深い．

Journal of Cardiovascular Computed Tomography
（http://www.journalofcardiovascularct.com/）
　心臓血管のCTに特化した学会であるSCCT（Society of Cardiovascular Computed Tomography，http://www.scct.org/）の機関誌．心臓CTの最新の情報が豊富．

Circulation Journal（http://www.j-circ.or.jp）
　日本循環器学会の機関誌．日本医学放射線学会も参加した画像診断に関するガイドラインも多数発表されている．ガイドラインはホームページから無料でダウンロード可能．

A-4 役立つもしくはおすすめのwebサイトや研究会

日本心臓血管放射線研究会(http://www.jscvr.org/) ［リスト p.360］
　年2回(1月と7月)開催．この領域の専門家が一同に揃う唯一無二の研究会で40年の伝統を誇る．一般演題，症例報告，教育講演，特別講演，症例検討で構成される．一般演題は最先端の研究発表が多く，質疑応答も活発である．1月の会は次に紹介する日本心血管画像動態学会との併催．

日本心血管画像動態学会(http://www.jscvid.org/)
　年1回1月に開催．心臓と血管の画像診断に特化した学会．循環器内科医と放射線科医で構成される．会期は2日間であるが，2日目は日本心臓血管放射線研究会との併催となる．合同で行われるシンポジウムが呼び物で，循環器内科医と放射線科医がそれぞれの立場から意見を述べ合う．

SCCT 研究会(http://www.scct.jp/)
　SCCT(Society of Cardiovascular Computed Tomography)のJapan IRC(International Regional Committee)としての正式な研究会．毎年9月に開催．2つのシンポジウムや，SCCT本部からの招待講演など．教育委員会からの報告やガイドラインの解説など教育的な面にも力を入れている．循環器内科医や診療放射線技師の参加も多い．一般演題あり．(第一三共株式会社共催)

SCMR Japan Chapter 研究会(http://scmr.jp/index.html)
　SCMR(Society of Cardiovascular Magnetic Resonance)の日本支部の研究会．毎年7月頃の開催．心臓MRに関する最新の情報が得られるが，撮像法などの教育的な面にも力を入れている．診療放射線技師の参加も歓迎している．

AIMS Cardiac Imaging
　心臓血管のCTとMRに特化した研究会で，若手の先生による注目研究の紹介，中堅の先生による教育講演とベテランの先生による特別講演から成る．(エーザイ株式会社共催)

第2章 Subspecialistへの道

消化器

筑波大学臨床医学域・放射線医学　南　学

A-1 総論
領域の特殊性や勉強を進めていく上でのポイントなど

　消化器画像診断においては，その構成要素を以下の3つのグループに分けて考えるのがよい．すなわち，①食道から肛門に至るまでの管腔構造を成す消化管および胆道系（胆管・胆囊），②実質臓器を呈する肝・膵・脾，③それらの臓器を後腹膜に固定する間膜構造とその周囲の腹膜腔，である．

　①においては，その構造は基本的にすべて同一で，粘膜から漿膜までの5層の輪状構造からなる．したがって，その画像診断における考え方も基本的には同一で，そこに生じる病態においては常に長軸進展（分布・連続性）と垂直進展（深達度）の両方を考え診断を進めていく必要がある．ただし胆道系や食道・肛門など，部位により特殊な領域もあり，そこは逆に注意点として捉えていくのがよい．また，消化管は自発的な動きを示す臓器であることを意識するのも重要である．

　②では，それらがすべて異なる臓器であるという認識が必要である．そのため，それぞれの臓器の解剖に加え，機能も熟知しておく必要があり，それに対応して核医学製剤を含む多種多様な造影剤が作られているため，その特徴を十分知って使い分けるのがよい［例えば，肝MRIでは非選択的なGd-DTPA，肝細胞機能を示すGd-EOB-DTPA，網内系機能を示すSPIO（superparamagnetic iron oxide）などの造影剤がある．ただし，いずれにおいても基礎に血流が関与していることが重要］．機能では特に肝の二重血流支配（肝動脈・門脈），膵の内・外分泌系を意識しなければならない．

　③においては，間膜が各臓器への血流・リンパ流を灌流する経路であり基本的には各病態がそれに沿って進展していくことを認識する必要があるが，残念ながら現在の画像診断のモダリティでは間膜の境界を成す腹膜（漿膜）は正常では同定できない．逆に言えば腹膜が同定される際には何らかの異常があると考えるべきである．また，それらの間隙としての腹膜腔においては，ガス・液体の流れを考えながら病態の進展を読み説く必要がある．さらに間膜・腹膜腔を理解するには，その基本として発生学的な知識も必須となる．

A-2 役立つもしくはおすすめの教科書
☆印：おすすめTOP5

　総論でも書いたが，最近本を読む時間がとりづらく，英語の教科書をじっくり読むということがあまりできていない．また以前は英語の単著の本を好んで読んでいたが，ここ数年は箇条書き本・見開き本ばかりになってきており（といってもこれは主に米国の出版社がそうであるだけで，ヨーロッパからはまだまだ面白そうな本が出そうである），消化器放射線関係の洋書はほとんど買っていない．一方，和書の消化器系の本は本当に素晴らしい本が次々に出てくるので，それらを移動中などに読むことが多くなっている．

腹部単純X線写真のよみ方　☆　［リスト p.285］
【大場　覚・著】：【中外医学社】：【1990年】：【本体5,400円（税別）】：【226ページ】：【7】：【C】：【Ⅰ】

　大場先生による「胸部X線写真の読み方」の姉妹書．1枚の単純写真から腹腔内に生じている病態をいかにして推察するかについて書かれており，和書の中ではベストと考える（洋書では「Meyers' Dynamic Radiology of the Abdomen」）．大場先生による簡略本が文光堂の青シリーズの1冊「腹部単純X線読影テキスト」として出ているが，そちらは初心者向き．ただし一気に読める点は非常に良い．

胃X線診断の考え方と進め方　第2版　☆　［リスト p.287］
【吉田裕司，市川平三郎・著】：【医学書院】：【1998年】：【本体12,000円（税別）】：【360ページ】：【7】：【C】：【Ⅰ】

　三部作からなる本の1冊で胃X線造影の読影に関し，きわめて理論的に書かれている．読者の好みもあるが個人的には好きな本．同著者の「胃X線読影の基本と実際」（医学書院）はその実践編で，余裕があればそちらも読んでみることをおすすめする．

わかりやすい大腸X線診断　［リスト p.288］
【松井敏幸・著】：【中外医学社】：【2006年】：【本体4,600円（税別）】：【184ページ】：【7】：【C】：【Ⅰ】

　大腸X線検査の前処置，撮影法，読影法の総論から種々の疾患の各論に至るまで，限られたページ数にこれだけの情報量をよくまとめあげられたものだと感心させられる本．牛尾先生の本にはなかなかチャレンジしにくい場合でも，本書であれば注腸検査を始める前に数日で読むことが可能である．

腹部超音波テキスト　上・下腹部　改訂第 3 版（アトラスシリーズ 超音波編） [リスト p.308]

【辻本文雄・編著，松原 馨，井田正博・著】:【ベクトル・コア】:【2002 年】:【本体 13,000 円（税別）】:【352 ページ】:【7, 8, 9, 12】:【B】:【Ⅰ】

　超音波の教科書は本当に多種多数出版されているが，初心者向けの教科書としてはまずこれをすすめている．綺麗な解剖図，大きな超音波画像，それを説明する適切なシェーマ，そして最後に超音波検査のコツや装置の仕組みに関する理論的な面が述べられている（この順番が好き）．値段が高いことだけが欠点であるが，そろそろ廉価版を出してもらえるとありがたい．

日超検　腹部超音波テキスト [リスト p.307]

【日本超音波検査学会・監修，関根智紀，土居忠文・著】:【医歯薬出版】:【2002 年】:【本体 7,000 円（税別）】:【302 ページ】:【7, 12】:【C】:【Ⅱ，Ⅲ】

　日本超音波検査学会から出版されている本で，初心者が 1 から勉強する本としては少し難しいと思われるが，所見を調べる際にはほとんどの疾患について書かれている．

肝胆膵の画像診断—CT・MRI を中心に

（画像診断別冊 KEY BOOK シリーズ）　☆　[リスト p.286]

【山下康行・編著】:【学研メディカル秀潤社】:【2010 年】:【本体 5,600 円（税別）】:【520 ページ】:【7】:【C】:【Ⅰ】

　肝臓の画像診断の本としてはこれまでは「肝の画像診断」（医学書院，1995）が定番であったが，本書は最近の知見も含め，肝胆膵の画像診断が CT・MRI を中心に非常に要領よくまとめられている．また各章の始めにある総論の内容もすばらしい．個人的に 2 頁見開き本は好きではないが，この本は非常に有用である．

急性腹症の CT　☆　[リスト p.311]

【堀川義文・岩尾憲夫，安田晶信・著】:【へるす出版】:【1998 年】:【本体 14,000 円（税別）】:【620 ページ】:【14, 7, 8, 9】:【C】:【Ⅰ】

　少し古くなったが急性腹症の CT に関する本というとこの本以外にないと考える．値段も少々高いが，その豊富な症例とバラエティには驚嘆する．これに関連したウェブサイト"急性腹症の CT 演習問題"（http://www.qqct.jp/）も非常に勉強になる．値段が高いと感じる初心者には次に挙げている「連断腹部　連続断層画像ケーススタディ　腹部疾患」もよい．

連断腹部　連続断層画像ケーススタディ　腹部疾患 [リスト p.288]

【堀　晃・著】:【羊土社】:【2007 年】:【本体 6,500 円（税別）】:【62 ページ】:【7】:【B】:【Ⅰ】

　ソフトを基本とした本で「急性腹症の CT」よりは少しやさしめである．画像には異常所見が明瞭に示され，随所に術中所見なども加えられ解説が非常に丁寧であるため，

医学生でも無理なく使える（筑波大放射線科では医学生用のソフトとして常備）．とにかくこの値段でこれだけの数の症例（100 例）が見られるのはすばらしい．

消化管エコーの診かた・考えかた　第 2 版　[リスト p.307]
【湯浅　肇，井出　満・著】：【医学書院】：【2004 年】：【本体 5,600 円（税別）】：【284 ページ】：【12, 7】：【C】：【I】

　初版（1998）を手にした時，超音波を使って消化管をこれほど細かく見ている人がいることを知らなかったことが衝撃的であった．そしてそこに書かれている所見が CT でも応用できないかを一所懸命考えているうちに，消化管の CT に非常に興味を持つ様になった．やはり個人的にとても好きな本．

Meyers' dynamic Radiology of the abdomen : Normal and Pathologic Anatomy , 6th ed　☆
【Meyers MA , Charnsangavej C , Oliphant M・著】：【Springer】：【2010 年】：【€ 199,95】：【419 ページ】：【7】：【C, D】：【I】

　有名な Dr. Meyers の腹部画像診断の教科書．腹膜腔・後腹膜腔で生じた病態がどのように進展していくかを理論的に解説してくれている．新しい著者として Dr. Charnsangavej や Dr. Oliphant が加わり，CT や MRI，一部 PET[16]の画像が一気に増えた．それにより内容がわかりやすくなった部分も随分あるが，旧版の単純写真からいかに腹部の病態を推定するかという部分が消えてしまったところもある．できれば旧版も一緒に読んでみるとより想像力を書き立てられる．

手術に必要な局所解剖のすべて（消化器外科 1997 年 6 月臨時増刊号）　[リスト p.320]
【へるす出版】：【1997 年】：【本体 7,282 円（税別）】：【350 ページ】：【20, 23】：【C】：【II】

　雑誌「消化器外科」の増刊号で，消化器の手術に際して必要な臨床解剖について書かれた本．特に正常変異について詳しい．同様の企画で 2007 年に「鏡視下手術のための局所解剖アトラス」が出ているが，我々はまずこの本で述べられているような解剖を押さえておかなくてはいけない．

外科医のための局所解剖学序説　[リスト p.320]
【佐々木克典・著】：【医学書院】：【2006 年】：【本体 12,000 円（税別）】：【288 ページ】：【20, 23】：【C, D】：【I】

　外科手術にとって必要な臨床解剖について非常に詳しく書かれている．腹部のみならず頸部から胸部，四肢などについても述べられている．一般的な解剖学的構造に加え膜についても詳しく記載されており，外科手術だけではなく画像診断にも有用である．

イラストレイテッド外科手術　膜の解剖からみた術式のポイント　第3版　[リスト p.328]
【篠原　尚，水野惠文，牧野尚彦・著】：【医学書院】：【2010年】：【本体10,000円（税別）】：【500ページ】：【23】：【C】：【Ⅰ】

　手術書であるが腹部の膜構造についてわかりやすいイラストで詳しく書かれている．我々がCT画像を読影する際の膜構造，病態の進展形式の理解にも非常に有用となる．

消化器外科専門医であるために必要な標準手術手技アトラス（消化器外科 2002 年 6 月臨時増刊号）
【へるす出版】：【2002年】：【本体8,400円（税別）】：【448ページ】：【23】：【C, D】：【Ⅲ】

　雑誌「消化器外科」の増刊号で消化器の手術手技に関して書かれた本．我々は実際に手術をするわけではないが，外科医が手術時にどのような点に着目しているかを知ることができる．同様の企画で2004年に「鏡視下手術のすべて」が出ている．

肝臓の外科解剖
門脈 segmentation に基づく新たな肝区域の考え方　第2版　[リスト p.320]
【竜　崇正・編著】：【医学書院】：【2011年】：【本体12,000円（税別）】：【240ページ】：【20, 7】：【C】：【Ⅱ】2

　肝臓の外科解剖について，CTの3Dデータをもとに作成された美しい立体画像が示されている．同時に，Couinaudの肝区域に代わる新たな肝区域の考えが提唱され，肝門板（肝門部胆管癌で重要）についても詳しく記載されている．肝臓の手術解説書としても有用である．

臨床に活かす病理診断学　消化管・肝胆膵編　第2版　[リスト p.318]
【福嶋敬宜，二村　聡・編著，坂谷貴司・著】：【医学書院】：【2011年】：【本体8,500円（税別）】：【300ページ】：【19, 7】：【C】：【Ⅰ】

　病理の先生がどのように考えて病理診断を行っているか，病理診断報告書はどのようにして読めばよいかなど，消化器病理に必要な情報が多数満載された本である．消化器カンファレンスを中心になって行う時には是非とも読んでおきたい．他分野の教科書であるが楽しく読める．

胃と腸アトラスⅠ，Ⅱ　[リスト p.285]
【八尾恒良・責任編集，「胃と腸」編集委員会・編】：【医学書院】：【2001年】：【各本体12,000円（税別）】：【369, 412ページ】：【7】：【C, D】：【Ⅲ】

　2冊からなる大著で合計781ページに及ぶ．消化管全体に関してあらゆる疾患（何と200症例！）のバリウム造影と内視鏡写真や手術標本・病理像などが提示されている．その画像は美しく，時間のある時にパラパラとめくってみるだけで楽しくなってくる．この前身本である「胃と腸ハンドブック」（医学書院）も是非とも見てみると良い．

Ⅱcがわかる80例：早期胃癌診断のエッセンス　[リスト p.288]
【中野　浩・著】：【医学書院】：【2008年】：【本体8,000円（税別）】：【212ページ】：【7】：【D, C】：【Ⅰ】

　早期胃癌の基本となるⅡc病変を中心にその関連する形態を含め80症例（実際には関連症例を含めると100例以上）をまとめた本．その造影像の美しさには目を見張る．決して初心者向けとは言えないが，各症例にはポイントも書かれており胃バリウム造影の真髄に迫ることができる．同著者による「IBDがわかる60例」（医学書院）も個人的には非常に好きな本である．

大腸疾患診断の実際　Ⅰ　検査法・炎症性疾患・虫垂疾患，大腸疾患診断の実際　Ⅱ　腫瘍性疾患・消化管ポリポーシス　第2版　[リスト p.286]
【市川平三郎，山田達哉・監修，牛尾恭輔・著】：【医学書院】：【1988年，1990年】：【本体24,000円，29,000円（税別）】：【262，339ページ】：【7】：【C, D】：【Ⅱ】

　大腸疾患の診断について注腸造影を中心に内視鏡像，病理所見も含めて詳しく解説してある．牛尾先生の単著による2冊本で，総ページ数は550ページを超えるが，その画像の美しさには見とれるばかりである．もちろん大腸癌の深達度診断に関する記載も重要．現在絶版となっているが，図書館には必ず（?）あると思われるのでぜひ見て欲しい．この本に書かれている知識はCT colonography[1]の読影にも大変役立つ．

炎症性腸疾患鑑別診断アトラス　[リスト p.324]
【赤松泰次，斉藤裕輔，清水誠治・編】：【南江堂】：【2010年】：【本体9,500円（税別）】：【314ページ】：【22, 7】：【C, D】：【Ⅰ】

　多種多様な炎症性腸疾患の画像が大腸を中心に多数並べられている．炎症性腸疾患全体の内視鏡やバリウム写真，臨床所見を学ぶには最適の本と考える．

感染性腸炎A to Z　第2版
【大川清孝・清水誠治・編】：【医学書院】：【2012年】：【本体8,000円（税別）】：【296ページ】：【22, 7】：【D】：【Ⅰ】

　ありとあらゆる腸感染症（細菌・ウイルス・寄生虫や潰瘍性大腸炎との合併例）が載っている．内視鏡写真が中心であるが，一部バリウム所見やCT，超音波画像も載っており，臨床所見も詳しく書かれている．炎症性腸疾患との鑑別やその限界を知る上でも重要．

Color atlas　大腸拡大内視鏡　[リスト p.324]
【工藤進英・編著】：【日本メディカルセンター】：【2009年】：【本体12,000円（税別）】：【220ページ】：【22, 7】：【D】：【Ⅰ】

　大腸のpit pattern診断について非常に綺麗に書かれた本．平坦型早期大腸癌に関す

る工藤診断学の入門から応用までを広範囲に学ぶことができる．やはり消化器カンファレンスに出る前にはできれば読んでおきたい（そうでないと彼らの話についていけない）．好みに応じて「大腸 pit pattern 診断」（医学書院）を選ぶのもよい．

NBI 内視鏡アトラス
【武藤　学，八尾健史，佐野　寧・編】：【南江堂】：【2011 年】：【本体 6,500 円（税別）】：【284 ページ】：【22, 7】：【D】：【Ⅱ】

消化管内視鏡の進歩はあまりに著しい．拡大内視鏡，NBI（Narrow Band Imaging）などの基礎的な知識を知るには手ごろな価格で非常に有用な本と思われる．画像も綺麗である．

消化管の病理学　第 2 版　［リスト p.287］
【藤盛孝博・著】：【医学書院】：【2008 年】：【本体 12,000 円（税別）】：【312 ページ】：【7】：【C, D】：【Ⅰ，Ⅱ】

消化管の病理に関し口腔・食道から大腸・肛門に至るまで綺麗なマクロ病理とミクロ病理の写真が満載の教科書．第 1 章にはきわめて実践的な記述があったり，第 9 章には消化管病理を知るのに必要な発生学や組織学の知識がまとめられたりしている．シェーマも沢山使われ非常にわかりやすい．

肝臓を診る医師のための肝臓病理テキスト
【中沼安二・著】：【南江堂】：【2013 年】：【本体 15,000 円（税別）】：【322 ページ】：【19, 7】：【D】：【Ⅱ，Ⅲ】

腹部画像診断，特に肝臓を専門にする人にとってはその基本となる病理の知識が存分に得られる本である．肝臓病理について基本から実践的な内容まで詳しく書かれている．これらの病理所見のうち，まだ画像化されていない情報を今後いかにして画像に表すかを考えさせてくれる．

Atlas of Nontumor Pathology, Fascicle 5 - Gastrointestinal Diseases
【Noffsinger A，Fenoglio-Preiser C，Maru D，et al・編】：【American Registry of Pathology：Armed Forces Institute of Pathology】：【2007 年】：【本体 25,500 円（税別）】：【831 ページ】：【19】：【C, D】：【Ⅲ，Ⅱ】

消化管疾患では腫瘍以外にも感染症，炎症性疾患や自己免疫性疾患などが腫瘍との鑑別という意味でも非常に重要となるがそれらの病理についてまとめられた本．分類は主に部位ごとになっており，それに先立ち先天奇形がまとめられている．Tumor pathology series と併用するとなお良い．

A-3 | いつも目を通しているまたはおすすめの雑誌

　腹部領域で毎月必ず読んでいる雑誌は不勉強のため特にないが，臨床上役立つ雑誌でその掲載論文の題名に注意を払っているものとしては，**AJR**（American Journal of Roentgenology，http://www.ajronline.org/）［リスト p.333］［American Roentgen Ray Society：ARRS の学会誌（http://www.arrs.org/）］，**Abdominal Imaging**（http://www.springer.com/medicine/radiology/journal/261）［リスト p.336］，**胃と腸**（医学書院，http://www.igaku-shoin.co.jp/）［リスト p.345］，**病理と臨床**（文光堂，http://www.bunkodo.co.jp/）［リスト p.343］などがある．

　全般的なものとして，**Radiology**（http://pubs.rsna.org/journal/radiology）［Radiological Society of North America：RSNAの学会誌（http://www.rsna.org/）］［リスト p.334］はもちろん購読しているが，臨床的に面白い論文があまり載らなくなってきたため，参考にする頻度が最近は少し減ってきた．しかし 2005 年以前の文献は参考にすることが頻度的に最も多いし，**RadioGraphics**（http://pubs.rsna.org/journal/radiographics，RSNA のもう 1 つの学会誌）［リスト p.334］は，やはり臨床や教育に非常に役に立つ．当科でも RadioGraphics のデジタルデータを利用してレジデントに論文 1 編につき 25 分程度にまとめてもらい，毎週月曜日に皆の前で講義をしてもらう形にしている．いずれの雑誌も最近ホームページが改変されたため，個人的には少し閲覧しにくくなったのがやや残念である．

A-4 | 役立つもしくはおすすめの web サイトや研究会

　Web サイトとして，**日本腹部放射線学会**（最近"日本腹部放射線研究会"から名称変更，http://www.jsar.jp/）［リスト p.359］の会員専用ページには，第 11 回から現在に至るまでの貴重な症例がアトラスとして閲覧可能となっており，類似症例を探すのに非常に有用である．同時に第 10 回までの本会のアトラス**「腹部画像診断アトラス」**（発刊自体は第 22 回までされており，I〜XIV 号まである）も非常に貴重な図書であり各読影室には一揃え持っておく必要があるが，早くデジタル化されることが望まれる．

　文献検索では通常の **PubMed**（http://www.ncbi.nlm.nih.gov/pubmed/）［リスト p.347］以外に，画像検索として ARRS の **GoldMiner**[R]（http://goldminer.arrs.org/home.php）［リスト p.348］をよく用いる．これは複数の keyword を入れることが可能であったり，サムネイルが少し大きめであったりして見やすいことが理由である

が，最近は Virtuoso が運営しているフリーアクセスの **Yottalook**（http://www.yottalook.com/）［リスト p.347］でも改善が見られ，かつ検索雑誌の範囲が広くなったため，2 サイトを並行して引くことが多い．もちろん **Google** の画像検索（http://images.google.co.jp/）［リスト p.349］を用いることもあるが，少し無駄が多い（逆に他科の知識を得たり，一般用のサイトを知ることができたりするのは有用）．

急性腹症の勉強としては沖縄中部徳州会病院の堀川義文先生らが作られた**急性腹症の CT 演習問題**（http://www.qqct.jp/）［リスト p.366］のサイトが秀逸である．ただ残念ながら私もまだ完走できていない．

研究会ではなんといっても**日本腹部放射線学会**（http://www.jsar.jp/）［リスト p.359］である．毎年 6 月くらいに金・土の 2 日間かけて行われるが，最近では毎回 150 題を超える貴重な症例（消化器系と泌尿生殖器系の両方を含む）の報告があり，3 年も続けて出れば腹部画像診断をかなり深く知ることができるようになる．また毎年 2 月ごろに行われる**肝血流動態・機能イメージ研究会**（http://netconf.eisai.co.jp/kanketsuryu/，エーザイ株式会社共催）［リスト p.361］も非常に勉強になる．毎回，肝臓の血流動態に関するトピックシンポジウムと研究発表があるが，参加者は放射線科医に限られていないため，内科・外科・病理の先生方がいかに日常臨床を行い，どのような観点から研究を行っているかについて最新の知見を得ることができる．また，そこでの議論が理解できるかどうかも最新の知識に関する 1 つのバロメーターとなる．その他，**早期胃癌研究会**（http://netconf.eisai.co.jp/egc/，エーザイ株式会社共催）も非常に有名であるが，残念ながら自分はまだ出席したことがない．また消化器病の研究・臨床を志す者は**日本消化器関連学会週間**（Japan Digestive Disease Week：JDDW）（日本消化器関連学会機構，http://www.jddw.jp/）にも時々出席すべきと考えるが，これもまだ参加したことがない．個人的に最も力を入れているのは毎月金曜日の夜に新宿・JR 東京総合病院で行っている **Body CT 道場**（Body CT 研究会から改名：第一三共製薬共催）である．この会の紹介は初版や総論で述べているが，奇数月は腹部領域として横隔膜から下のいかなる病態の CT/MRI でも出題してよいことになっている（偶数月は頭頸部・胸部で横隔膜より上）．参加者は番号にてランダムに当てられ読影する形式である．腹部領域での画像診断の実践力を鍛えるには最適の会と考えている．

このような読影会に参加するにあたって最も重要なことは単に出席するだけではなく，自分で症例を持参し，診断を思いついたときは必ず発言することである．そうすることにより自分の気づかなかった所見や読影の論理の進め方を知ることができ，かつ記憶に残りやすい（特に診断を外してちょっと恥ずかしい思いをした時は）．

第 2 章　Subspecialist への道

泌尿器・男性生殖器

慶應義塾大学医学部放射線科学教室　**陣崎雅弘**

A-1 ｜ 総論
領域の特殊性や勉強を進めていく上でのポイントなど

　泌尿器科領域は，他の領域と比べて主に3つの特徴があると思います．1つは，副腎，腎臓，尿路，膀胱，前立腺，尿道，精巣，後腹膜と対象となる臓器が非常に多いことです．2つ目は，超音波，CT，MR，逆行性尿路造影，膀胱鏡，核医学（副腎シンチグラフィ[20]など）など診断に関わる画像検査も多数あることです．3つ目は，検査法自体が複雑なことが多いことです．例えば，造影 CT のみで診断できるというのではなく，ダイナミック造影 CT や CT urography[2] など適切なプロトコールが重要になります．

　このような特徴を有するため，技術の進歩の影響を受けやすく，時代と共に検査同士の位置づけが変わってきます．例えば，腎臓，尿路，膀胱では，かつて超音波，排泄性尿路造影が第一選択であったのが，撮影法を工夫することにより CT がその座を置換しています．また，同じ検査であっても臓器が異なると位置づけが異なってきます．例えば，副腎，腎臓，尿路，膀胱を対象とした場合は CT が主診断を担い，MR は 2 次検査になりますが，前立腺，尿道，精巣，後腹膜を対象とした場合は MR が主で超音波や CT は 2 次検査になります．したがって多様な検査をどう組み合わせていくかが鍵で，1枚の画像の読影能力を磨くだけではなく，診断アルゴリズムを構築してそれを効率よく活用していくことも泌尿器放射線科医の重要な仕事になります．さらに，腎臓，精巣，後腹膜などは腫瘍に多彩な組織型が存在するため画像−病理対比の知識が，副腎や精巣では内分泌学の知識が，さらには奇形が多い領域という意味では発生学の知識も必要になります．このように多様な背景知識が要求されるため，参考書としては，病理の記載に詳しい癌取扱い規約や病理アトラス，画像の位置づけを知るために関連知識を統合したガイドラインなども読むことをおすすめ致します．

　以上のような観点で泌尿器領域を見たときに，参考になるかと思われる情報を提供してみたいと思います．

A-2 役立つもしくはおすすめの教科書
☆印：おすすめ TOP3，図書の配列は日本語・英語各々の書籍で推薦順

　どれだけ教科書を読み込んでも，自らの経験を通して得たもの以上に身になるものはありません．以下の教科書は基礎知識として参考にして頂き，一例一例の経過を追って，自分なりの診断基準を構築し，経験が増えるにつれその基準を修正していくという過程を繰り返して欲しいです．その先には，自分たちがつけた診断のために本来とは異なる治療方針が取られてしまった場合は症例報告になるというレベルを目指してほしいです．

知っておきたい泌尿器のCT・MRI（「画像診断」別冊KEY BOOKシリーズ）　☆　[リスト p.291]
【山下康行・編著】：【学研メディカル秀潤社】：【2008年】：【本体5,400円（税別）】：【384ページ】：【8】：【A, B】：【Ⅰ】
　各疾患の画像所見と一般的知識と鑑別のポイントがコンパクトに記載されています．

腹部のCT　第2版
【平松京一・監修，栗林幸夫，谷本伸弘，陣崎雅弘・編】：【メディカル・サイエンス・インターナショナル】：【2010年】：【本体13,000円（税別）】：【626ページ】：【7, 8, 9】：【A, B】：【Ⅰ】
　画像所見の他にも，腎，尿管，膀胱のCTの撮影プロトコールを勉強するのによいです．

腹部のMRI　第2版，第3版
【荒木　力・編】：【メディカル・サイエンス・インターナショナル】：【2008年（第3版 2014年発刊予定）】：【本体12,000円（税別）】：【516ページ】：【7, 8, 9】：【A, B】：【Ⅰ】
　現在は第2版ですが，2014年4月に第3版が出る予定．MRを高頻度に使う前立腺の記載が特に参考になります．

癌取扱い規約　[リスト p.317]
　腎癌取扱い規約　第4版（2011年）
　腎盂・尿管・膀胱癌取扱い規約　第1版（2011年）
　前立腺癌取扱い規約　第4版（2010年）
　副腎腫瘍取扱い規約　改訂第2版（2005年）
　精巣腫瘍取扱い規約　第3版（2005年）
【金原出版】：【3,000〜8,000円くらい】：【8, 19, 24】：【A, B】：【Ⅱ】
　TNM分類や病理の組織分類を知るうえで一度は目を通しておくとよいです．腎癌取扱い規約，腎盂・尿管・膀胱癌取扱い規約，前立腺癌取扱い規約は近年の改訂で画像の記述が大幅に増えたので，泌尿器科の先生にとって常識となる画像知識がどのようなものかを知ることができます．ただし，副腎腫瘍取扱い規約，精巣腫瘍取扱い規約

には画像の記載は十分されていません.

泌尿器の画像診断　いま必要な疾患の知識と各種画像診断
【杉村和朗, 井川幹夫・編著】:【学研メディカル秀潤社】:【2001 年】:【本体 6,500 円（税別）】:【312 ページ】:【8】:【B, C】:【Ⅰ】

　古い本になってしまいましたが，発生や奇形の勉強のためにはいまだによい本と思われます．発生と奇形に関しては，2004 年 7 月号の「画像診断」"特集 腎尿路，生殖器の発生と奇形"も参考になります．

病理アトラス
　腎癌（腫瘍病理鑑別診断アトラス）
　腎盂・尿管・膀胱癌（腫瘍病理鑑別診断アトラス）
　前立腺癌（腫瘍病理鑑別診断アトラス）

【文光堂】:【2013, 2012, 2009 年】:【本体 12,000 〜 15,000 円（税別）】:【8, 19】:【D】:【Ⅱ】

　癌取扱い規約以上に病理の詳しい記述がされており，特に，第 3 部 "鑑別ポイント" と第 4 部 "臨床との連携" の項目は一読の価値があります．なお小児腫瘍のアトラスとして，「神経芽腫群腫瘍−国際分類 INPC による−（第 1 版）（2004 年）」と「小児腎腫瘍（第 1 版）（2008 年）」があり，小児泌尿器科腫瘍の分類を知るにはよいです．

ガイドライン
　腎癌診療ガイドライン　2011 年版（第 2 版）
　前立腺癌診療ガイドライン　2012 年版（第 2 版）
　精巣腫瘍診療ガイドライン　2009 年版（第 1 版）

【日本泌尿器科学会・編】:【金原出版】:【本体 2,800 〜 3,600 円（税別）】【8, 19, 24】:【D】:【Ⅲ】

腎盂・尿管癌診療ガイドライン
【2014 年刊行予定】:【メディカルレビュー社】

　質問形式で構成されたガイドラインになっています．読影において直接役立つ内容はないですが，質問項目を読むだけでも泌尿器科医が診療においてどのような点に興味を持っているかがわかります．カンファレンスにおいて泌尿器科医と議論するにあたっては一応目を通しておいたほうがいいと思われます．また，研究テーマを考えていくうえでも役立つことがあります．日本医学放射線学会が編集した「画像診断ガイドライン 2013 年版（第 1 版）」の泌尿器科の項目もざっと見ておくことをおすすめします．

Textbook of Uroradiology, 5th ed ☆ ［リスト p.292］
【Dunnick R , Sandler C , Newhouse J・著】：【Lippincott Williams & Wilkins】：【2012 年】：【$184.99】：【480 ページ】：【8】：【B, C, D】：【Ⅱ】
　泌尿器科画像診断をコンパクトにまとめた本です．

Clinical Urography, 2nd ed (3-Volume Set) ☆ ［リスト p.291］
【Pollack HM・編】：【Saunders】：【2000 年】：【3434 ページ】：【8】：【C, D】：【Ⅲ】
　泌尿器科の大御所的な本です．すでに古くなってしまった感があり，新版が刊行されることを待ち望んでいます．調べたい内容があるときに拾い読みするのによいです．

Pathology and Genetics of Tumours of the Urinary System and Male Genital Organs. WHO Classification of Tumours, Volume 7. IARC WHO Classification of Tumours, No 7
【IARC】：【2004 年】：【$146.40】：【359 ページ】【8, 19】：【C, D】：【Ⅲ】
　病理の基準である WHO 分類が記載されています．

A-3 いつも目を通しているまたはおすすめの雑誌

　定番ですが，「**画像診断**」（学研メディカル秀潤社，http://gakken-mesh.jp/）［リスト p.341］，「**臨床画像**」（メジカルビュー社，http://www.medicalview.co.jp/）［リスト p.342］，「**臨床放射線**」（金原出版，http://www.kanehara-shuppan.co.jp/）［リスト p.341］などを参考にしています．教科書を補うものになりうるという視点では，画像診断 2009 年 11 月号"男性泌尿生殖器疾患の知識と画像診断"の特集，臨床画像 2009 年 6 月号"内分泌と neuroendocrine system の画像診断"の褐色細胞腫の原稿などが優れています．泌尿器科の雑誌では「**泌尿器外科**」（医学図書出版，http://www.igakutosho.co.jp/），「**泌尿器科紀要**」（泌尿器科紀要刊行会，http://www.acta-urologica-jpn.jp）の症例報告が参考になることがあります．画像はそれほど詳しく提示されていませんが，珍しい病態を知るにはよいです．

　洋雑誌では，かつてはアメリカ泌尿器科学会の機関紙"**Journal of Urology**（http://www.jurology.com/）"が最も権威のある雑誌でしたが，近年，ヨーロッパ泌尿器科学会の機関紙"**European Urology**（http://www.europeanurology.com/）"のインパクトファクターが急速に上がり（2013 年度 IF = 10.5），泌尿器科を代表する雑誌になっています．その要因としては，ガイドラインのダイジェスト版を頻回に掲載している点，ランダム化比較試験を中心とした臨床研究を主体に掲載している点，review article を多数掲載していることなどが上げられます．一方で，"**Journal of Urology**"（2013

年度 IF = 3.7）は，IFを上げることにはそれほどこだわらず，読者を惹きつける誌面作りを目指しているように思います．例えば，他の雑誌の論文を紹介するセクション（Urological survey）があり，その中の imaging という項では Radiology や AJR などの放射線科関連の雑誌に掲載された論文が毎回 1 本ずつコメントつきで紹介されています（アメリカの放射線科医がコメントを担当しているようです）．また，Radiology page という名称で，画像に関するワンポイントレッスンのような記述が 1 ページ分掲載されています．このような観点から，放射線科にとっては "**European Urology**" より "**Journal of Urology**" のほうが親しみやすく，おすすめです．

また，日本の泌尿器科学会の機関紙 "**International Journal of Urology**"（http://www.urol.or.jp/journal/iju.html）は，アジア泌尿器科学会のオフィシャルジャーナルを兼ねており，半数がアジアからの投稿で占められています．日本の学会誌がアジアを代表する雑誌になっているということはすごいことだと思います．

A-4 役立つもしくはおすすめの web サイトや研究会

日本腹部放射線学会（http://www.jsar.jp/）　[リスト p.359]

画像－病理対比を基本とする知名度の高い会なので改めて紹介の必要はないと思いますが，2013 年度に研究会から学会に格上げされています．どの領域も充実していますが，泌尿器科領域は特に充実していると思います．会員（有料）専用ページの "デジタルアトラス閲覧" をクリックすると過去の発表症例が見られますが，完成度が高く，必見だと思います．かつては症例集として冊子で配布されていましたが，冊子の全症例を見ていました．

泌尿器画像診断・治療技術研究会（JSURT）
（http://www.c-linkage.co.jp/jsurt/）　[リスト p.362]

研究会で最もおすすめなのが泌尿器科医と放射線科医が参加するこの会です．前身は腹部放射線研究会と関連しておこなっていた CT urography 研究会です．泌尿器科医と一緒に議論できるような会にしていきたいということで，泌尿器画像診断全体を扱う研究会として JSURT が立ち上げられ，2013 年に第 1 回が開催されています．画像は主治医に活用してもらって生きるものなので，泌尿器科医との活発な議論ができるこの会は非常に実り多いと思います．

日本画像医学会（http://www.gazoigaku.gr.jp/）　[リスト p.359]

放射線診断学全般という範疇で見た場合に，最も勉強になると思うのがこの学会．臨床，画像，病理の先生が 30 分づつ 1 時間半のセッションで 1 つのテーマについて

講演します．すべての領域が網羅されており，知識を体系づけ深めていくのに非常によいです．専門医以上の高度な内容ですが，質が高いので専修医の教育にも活用できると思います．

関西 GUR(http://www.gur.jp/)

　会員になれば（なれるかどうかは問い合わせが必要）ホームページの症例検討を誰でも見られるので，参考になります．

　関東では，**東京泌尿器放射線勉強会**(http://tokyohinyouki.com/)があります．関西GURが婦人科・泌尿器科を対象としているのに対し，この会は泌尿器科症例のみの検討会なので，より泌尿器画像診断の充実度は高いです．しかし，ホームページに症例の掲載はされていないので，出席しないと症例を知ることはできません．

　また，東京に限定されてしまいますが，次世代の若手育成のため神田塾が開かれています．その中に，**泌尿生殖器画像診断部門の勉強会（GUR 神田塾）**もあります（http://www.dicomcast.com/KandaJuku/cn02/gur.html）．

　ちなみに海外の泌尿器画像診断の学会としては，ヨーロッパでは **European Society of Urogenital Radiology（ESUR）**(http://www.esur.org/)があります．アメリカでは The Society of Uroradiology（SUR）がありましたが，The Society of Gastrointestinal Radiologists と合併して **Society of Abdominal Radiology（SAR）**(http://www.abdominalradiology.org/)［リスト p.357］になっています．上記の JSURT は ESUR に対応する日本の組織になることを意識して立ち上げたものです．

第 2 章　Subspecialist への道

女性生殖器

姫路赤十字病院放射線科　**三森天人**

A-1 │ 総論
領域の特殊性や勉強を進めていく上でのポイントなど

　女性生殖器の病変については対象となる臓器は卵巣と子宮が主体であり，他に，卵管，腟などがある．卵巣腫瘍であるとか，子宮の腫瘤であるとか，由来がはっきりしている病変では診断を進めやすいが，腸管や腹膜，後腹膜の腫瘍が卵巣や子宮由来の病変と紛らわしい画像を呈することもあり，病変の由来の特定を誤ると対応する診療科まで変わってくる．そのため，由来臓器の特定が重要であり，画像診断の過程において最初に行われるべき作業となる．婦人科領域の病変であっても子宮由来か卵管または卵巣由来かの識別が困難なこともあり，解剖学的な位置関係，関与する血管など，多くの画像所見を駆使して由来臓器を特定することが必要となる．

　産婦人科領域は超音波検査の次に MRI が施行されることが多く，悪性腫瘍が疑われてはじめて転移の検索目的で CT 検査が施行される．そのため，MRI の読影時においては CT の情報が得られないことが多く，MRI 単独で診断に挑まなければならず，由来臓器の特定に苦慮することも少なくない．正常卵巣を同定することが由来臓器の特定につながることが多く，日ごろから正常卵巣を同定できる能力を訓練しておく必要がある．また，子宮頸癌や体癌などの診断においてはそれぞれの部位に対する長軸，短軸の画像による評価が行われるため，通常では見ることの少ない特異な断面を用いた読影が必要となり，これらの画像への慣れが必要な領域でもある．

A-2 │ 役立つもしくはおすすめの教科書
☆＋番号：おすすめ TOP6

婦人科 MRI アトラス（画像診断別冊 KEY BOOK シリーズ）　☆①　［リスト p.292］
【今岡いずみ，田中優美子・編著】：【学研メディカル秀潤社】：【2004 年】：【本体 4,400 円（税別）】：【280 ページ】：【9】：【B, C, D】：【Ⅰ】

　婦人科疾患の各領域の画像診断について，基本的な事項からレベルの高いエッセンスまで充実した内容でまとめられており，これ 1 冊で婦人科領域の画像診断をほぼマスターすることができるすぐれた逸品．必要十分な産婦人科領域の MRI 診断の本をとりあえず 1 冊だけ買うとしたらこの本がおすすめ．

婦人科疾患の診断と治療 update

(臨床放射線 Vol.56 No.11 2011年10月臨時増刊号) ☆②　[リスト p.293]
【後閑武彦, 山下　孝・編】:【金原出版】:【2011年】:【本体7,500円(税別)】:【356ページ】:【9】:【B, C, D】:【Ⅰ】

　婦人科のほとんどの領域をカバーすると同時に，最近の新しい内容が盛り込まれており，充実した内容となっている．

婦人科 MRI の読み方　[リスト p.293]

【富樫かおり・著】:【医学書院】:【1997年】:【本体4,700円(税別)】:【120ページ】:【9】:【B, C】:【Ⅰ】

　婦人科領域の頻度の高い疾患の画像診断の基本を短時間で習得するのに最適な1冊．ページ数も多くなく，内容も大変読みやすい構成となっており，この領域の MRI 診断の入門に最適．

Blaustein's Pathology of the Female Genital Tract, 6th ed　☆③　[リスト p.294]

【Kurman RJ, Ellenson LH, Ronnett BM・編】:【Springer】:【2011年】:【€169.95】:【1246ページ】:【9, 19】:【C, D】:【Ⅲ】

　婦人科領域の病理のバイブルのような存在．この領域を深く勉強するためには必要な1冊．

Diagnostic Gynecologic and Obstetric Pathology, 2nd ed　☆④

【Crum CP, Nucci MR, Lee KR・編】:【Saunders】:【2011年】:【$329】:【1216ページ】:【9, 19】:【C, D】:【Ⅲ】

　産婦人科領域の病理の教科書としては上記の Blaustein's Pathology と並ぶ存在．疾患の定義，分類や疾患名などが Blaustein's Pathology とは少し異なった観点から書かれており，その点を対比しながらの学習にも有用．

子宮腫瘍病理アトラス　☆⑤

【石倉　浩, 本山悌一, 森山卓也, 手島伸一・編】:【文光堂】:【2007年】:【本体18,000円(税別)】:【336ページ】:【9, 19】:【C, D】:【Ⅲ】

　子宮病変の病理組織像の特徴や疾患概念，疫学，関連事項など，稀な疾患も含めた子宮の病態の把握に有用な1冊．病理組織像の特徴や多様性を把握することによって画像所見との対比に役立つ．

卵巣腫瘍病理アトラス　☆⑥　[リスト p.293]

【石倉　浩, 手島伸一・編】:【文光堂】:【2004年】:【本体18,000円(税別)】:【352ページ】:【9, 19】:【C, D】:【Ⅲ】

　子宮腫瘍病理アトラスと同じシリーズの卵巣版．

卵巣腫瘍（腫瘍病理鑑別診断アトラスシリーズ）
【本山悌一，坂本穆彦・編著】【文光堂】：【2012 年】：【本体 12,000 円（税別）】：【246 ページ】：
【9, 19】：【C, D】：【Ⅲ】

　卵巣腫瘍病理アトラスと類似した内容であるが，新しい知見が盛り込まれている．

A-3 | いつも目を通しているまたはおすすめの雑誌

画像診断（学研メディカル秀潤社，http://gakken-mesh.jp）　［リスト p.341］
臨床画像（メジカルビュー社，http://www.medicalview.co.jp）　［リスト p.342］
臨床放射線（金原出版，http://www.kanehara-shuppan.co.jp）　［リスト p.341］

　これらの雑誌は特集号が充実しており，内容もしっかりしているものが多い．特定の領域の特集号が定期的に組まれ，これらの各雑誌の産婦人科領域の特集号や他の特集でも産婦人科領域に関連する部分を熟読することにより，上記の教科書では足りない部分を十分補足でき，必要十分な知識を得ることができる．また，稀な疾患の症例報告も多い．

産婦人科の実際（金原出版）
臨床婦人科産科（医学書院，http://www.igaku-shoin.co.jp/）

　ともに産婦人科医向けの雑誌であるが，画像診断に関する特集が少なからず組まれている．放射線科医向けの画像診断の書籍や雑誌ではあまりみられないような臨床的な側面からみた診断のアプローチやそれに関連した画像診断の役割や評価方法などの内容も多い．

Radiology（http://pubs.rsna.org/journal/radiology）　［リスト p.334］
RadioGraphics（http://pubs.rsna.org/journal/radiographics）　［リスト p.334］
American Journal of Roentogenology (AJR)
　（http://www.ajronline.org/）［リスト p.333］
Journal of Computer Assisted Tomography (JCAT)
　（http://journals.lww.com/jcat/pages/default.aspx）　［リスト p.335］
Abdominal Imaging
　（http://www.springer.com/medicine/radiology/journal/261）　［リスト p.336］
European Journal of Radiology（http://www.ejradiology.com/）　［リスト p.338］

　これらは婦人科領域に限らず，すべての領域においてよく読まれている欧文誌．購読していなくても free で全文が閲覧できるものも多く，最新の情報を得るのにも有用．

また，Radiology や RadioGraphics では領域別の検索が可能であり，興味のある領域のタイトルや要旨を効率よく閲覧できる．

A-4 役立つもしくはおすすめの web サイトや研究会

■ 学会・研究会

JSAWI（http://www.jsawi.org/）　［リスト p.361］
　ホームページはプログラムが主体で症例や詳細な内容は掲載されていないが，年に一度開かれる産婦人科医，放射線科医，病理医が集う女性疾患の画像を主体とする会．全国からの参加者があり，レベルが高く，内容が充実している．

関西 GUR 研究会（http://www.gur.jp）
　3 か月に一度，大阪で開かれる泌尿生殖器疾患を主体とする研究会（会員のみ閲覧可能）．レクチャーと症例検討から成り立っており，レクチャーの内容は講演者の許可を得られたものについてはホームページで見ることができる．また，症例検討で出された症例の多くは画像，病理診断名，議論の内容などが掲載されている．研究会の開催日の直前には，その開催日に検討される症例の画像を閲覧することが可能である．（バイエル株式会社共催）

日本医学放射線学会（http://www.radiology.jp/）　［リスト p.358］
　学会の情報やガイドライン，安全情報の閲覧．フィルムリーディングの症例や学会誌の閲覧．

日本腹部放射線学会（http://www.jsar.jp/）　［リスト p.359］
　学会で発表された症例のデジタルアトラスが閲覧できる（会員限定，有料）．

日本磁気共鳴医学会（http://www.jsmrm.jp/）　［リスト p.358］
　学会の情報やガイドライン，安全情報の閲覧．学会誌の閲覧．

■ 検索

Pubmed（http://www.ncbi.nlm.nih.gov/pubmed/）　［リスト p.347］
　欧文の検索の定番．

医中誌 Web（http://login.jamas.or.jp/）　［リスト p.349］
　和文の検索の定番．

第2章 Subspecialistへの道

骨軟部

自治医科大学放射線医学教室　**杉本英治**

A-1 | 総論
領域の特殊性や勉強を進めていく上でのポイントなど

　骨関節放射線診断は Bread-and-butter radiology．

　骨関節の画像診断は，関節により解剖が異なり，疾患の種類が多い（と誤解されている）ため，とっつきにくいものとされています．しかし，解剖学の講義は骨学から始まるように，「Paul and Juhl's Essentials of Radiologic Imaging」といった古典的テキストの第1章は骨関節疾患であるように，この領域は医学，放射線科医学の基礎なのです．そのためかどうか，自分が放射線科医として研修を始めた頃，先輩医師から，アメリカでは胸部と骨関節のレントゲン診断は Bread-and-butter radiology，つまり生計の道を得るための画像診断で，すべての放射線科医が日常的に行うものである，だから好きとか嫌いではなく，読影するようにと教えられました．

　骨関節画像診断とは放射線科医にとって日々の糧となる領域であると意識を変えることが，この領域に対する「とっつきにくさ」を解消するひとつの手段になるのではないかと思います．骨関節画像診断は，下世話な言い方になりますが，「飯の種」だと思えば敷居は低くなります．骨関節疾患の画像診断法として単純X線しかなく，骨関節疾患のレントゲンの読影が依頼されることがなかった時代に，骨関節画像診断を「飯の種」だと公言することには無理があったかもしれません．しかし，MRIが登場してから，そう感じている放射線科医は多いのではないかと思います．現在では骨関節のMRIをいやでも読影する場面が増えています．したがって，放射線診断医にとって，単純X線を含めて，骨関節疾患画像診断は以前より身近なものになっているのです．

　骨関節放射線診断の診断手順は簡単で，単純X線写真あるいはCTで骨（と軟部組織）を見て，次に必要があればMRI，ということになります．問題なのは，いきなりMRIから始まり，結局単純X線写真は見ない事例が増えていることです．骨関節画像診断では，とにかく単純X線写真をまず見ることが大切です．以下，特に理屈はありませんが，JRS（日本医学放射線学会）の研修ガイドラインの疾患別に，自分の考える骨軟部疾患の単純X線診断へのアプローチ，というか態度について書き記します．

■先天奇形，発達異常

伝統的に，骨関節疾患のテキストはこの領域から始まるものが多いのですが，これに関わるとつまずくので後回し．ただし，実際の読影で正常変異が疑わしければ，どんなときでも，Keats のテキストと絵合わせをする．

■腫瘍，腫瘍類似疾患

骨腫瘍の単純 X 線読影法は何十年たっても変わることのない鉄板理論なので，これについては一度よく本を読み，あとは実地で．一生出会うことのなさそうな腫瘍，例えば chondromyxoid fibroma（軟骨粘液線維腫）などは，一度読んで後は忘れる．むしろ，骨腫瘍類似疾患，Don't touch lesion は遭遇することの方がずっと多いため，学ぶ姿勢を忘れない．

■外傷，障害

外傷は，基本的な所見を常に倦まず記載することを習慣づける（実際は面倒ですが）．博覧強記の方以外は，骨折分類はその都度，テキストを見る．

■代謝，内分泌

副甲状腺機能亢進症は，糖尿病，甲状腺機能亢進症の次に多い内分泌疾患なので，多発する溶骨性病変を見たら，変な骨腫瘍を考える前に褐色腫を考える，という習慣，というかアプローチを身につける．骨粗鬆症はきわめて common なので，DEXA（骨密度検査）の見方ぐらい一度は覚える．

■血液，骨髄疾患

溶骨性病変を見たら，常に骨髄腫，それから転移を．小児では，関節痛といったら白血病など全身疾患を考える．

■関節疾患

関節疾患はありふれた疾患．ABCs［**A**lignment：骨の配列，**B**one：骨，**C**artilage：軟骨（関節裂隙），**D**istribution：分布，**s**oft tissue：軟部組織］を忘れず実行する．このアプローチでわかる疾患は誰でもわかる．わからないものは臨床情報が頼り．

■術後

整形では，腫瘍を除き切除ではなく修復を目指していることを忘れず読影する．

上達への近道は，とにかく骨関節に関するテキストを 1 冊通読すること．雑誌の特集号は当たり外れがあり，また知識に穴ができます．くれぐれも雑誌だけで勉強するようなことはしないように．ただし，「Radiologic Clinics of North America」の骨腫瘍に関する総説など，何十年たっても価値のあるものがあるので，そういう古典的なものは読んでおく．

矛盾するようですが，常に最新の文献をチラ見でいいから，触れておくこと．しっかり読む場合には，reviewer（査読者）になったつもりで読むようにと，昔教えられました．骨関節の単純X線写真読影に関していえば，"興味深い症例"などというものだけを見ないで，できるだけたくさん写真を見ること，どうでもいいような症例（そんなものはないはずですが），例えば骨折後の経過観察の写真，ただの腰椎症の単純X線写真など，とにかくテキストには載っていない写真をたくさん見ることが大切だと考えています．教科書的な写真だけを見て勉強しても，勘のいい人はそれでクイズなどバシバシと当てるでしょう．ただ，労働としての読影においてはそれだけでは足りず，修練中は実際の症例をたくさん見ることが必要不可欠と考えます．

A-2 役立つもしくはおすすめの教科書
☆印：おすすめTOP3

Skeletal Radiology the Bare Bones, 3rd ed ☆ [リスト p.303]
【Chew FS・著】：【Lippincott Williams & Wilkins】：【2010年】：【$137.99】：【360ページ】：【10】：【A, B】：【I】

骨関節疾患の全領域，検査法を含んでおり，通読可能な厚さ．タイトルがかっこよい．

骨外傷の画像診断ハンドブック ☆ [リスト p.296]
【江原 茂・著】：【メディカル・サイエンス・インターナショナル】：【2012年】：【本体4,600円（税別）】：【204ページ】：【10】：【A, B】：【I】

著者が序に書いている通り，R. Schultz の "Language of fracture" にならい書かれていますが，それを越える本になっています．研修医必読．

Arthritis in Black and White：Expert Consult − Online and Print, 3rd ed
【Brower AC, Flemming DJ・著】：【Saunders】：【2012年】：【$142】：【416ページ】：【10】：【B】：【I】

図がきれい．余白が多いため，すぐ読みおわります．これもタイトルがかっこよい．

Pediatric and Adolescent Musculoskeletal MRI：A Case − Based Approach
【Kan JH, Kleinman PK・著】：【Springer】：【2010年】：【768ページ】：【10, 13】：【B, C】：【I】

印刷は悪いが，MRIを勉強するには困らない．QA方式の本であるが，小児で必要なことは網羅している．分厚い本なので一見大変そうですが，読めます．Resnick の preface（序文）がいい．

Basic and Clinical Anatomy of the Spine, Spinal cord, and ANS，3rd ed
【Cramer GD，Darby SA・著】：【Mosby】：【2013 年】：【＄122】：【688 ページ】：【10，20, 3】：【D】：【Ⅲ】

　脊椎，脊髄について疑問がおきたら参照しています．かなり読みづらいところがありますが，答えが見つかることが多いです．

第 3 版　膠原病診療ノート―症例の分析・文献の考察・実践への手引き
【三森明夫・著】：【日本医事新報社】：【2013 年】：【本体 5,800 円（税別）】：【624 ページ】：【22】：【D】：【Ⅲ】

　放射線科医がリウマチ性疾患の臨床像やリウマチ医の考え方を理解するのに役立ちます．名著．1999 年初版以来現在改訂第 3 版，のべ 16 刷．

MRI of the Upper Extremitiy：Shoulder, Elbow, Wrist and Hand　☆
【Chung CB，Steinbach LS・編】：【Lippincott Williams & Wilkins】：【2009 年】：【＄224.99】：【736 ページ】：【10】：【C, D】：【Ⅱ】

　もともと Steinback らが書いた肩関節の MRI のモノグラムに，手と肘関節が追加されてできた本．これの下半身版ができれば，Stoller より重宝するのではないかと思っています．

Clinical Anatomy of the Lumbar Spine and Sacrum，5th ed
【Bogduk N・著】：【Churchill Livingstone】：【2012 年】：【＄65.95】：【272 ページ】：【10, 20, 3】：【D】：【Ⅱ】

　1987 年初版以来，腰椎で行き詰まると開いてます．腰椎の MRI なんてなにも変わらなくてつまらない，と思う人がいたら，この本を読むことをすすめます．

■代謝・内分泌疾患

Primer on the Metabolic Bone Diseases and Disorders of Mineral Metabolism，8th ed
【Rosen CJ，Bouillon R，Compston JE，Rosen V・編】：【ASBMR，Wiley-Blackwell】：【2013 年】：【$129.95，$109.99（E-book）】：【1104 ページ】：【10，22，23】：【D】：【Ⅲ】

　個人的には，第 4，6，8 版を所有．知る限り，第 6 版までは，Poznanski や Genant といった放射線科が執筆している Chapter がありましたが，第 8 版では消滅．さらに第 4 版と比べて倍ぐらい厚くなったのでちょっとひるんでしまう内容です．骨科学の基礎についての知識が必要なら，これをすすめます．

Humor in Medicine and Other Topics
【Felson B・著】:【RHA】:【1989 年】:【213 ページ】:【24】:【A, B, C, D】:【Ⅱ】

　Felson（Who cares?）が死んだ翌年，彼が Seminor in Roengenology に，Letter from the Editor として掲載したエッセイなどを集めて出版された本．放射線科医諸君，読影室に来たら，マウスを握る前に冗談の一つぐらい言ってごらん．Amazon.com などを見ると数冊残っているかもしれない．早い者勝ち．

A-3 いつも目を通しているまたはおすすめの雑誌

リウマチ科（科学評論社，http://www.kahyo.com/）
　特集，話題，解説の 3 本立て．基礎から臨床まで，リウマチ性疾患について，update な知識が得られます．

Arthritis Research & Therapy（http://arthritis-research.com）
　リウマチ性疾患についての研究動向がなんとなくわかります．

A-4 役立つもしくはおすすめの web サイトや研究会

日本骨軟部放射線研究会（http://www.kotsunanbu.jp/)) ［リスト p.360］
　研究会（1 月），セミナー（8 月）をそれぞれ年 1 回開催．研究会は東京，セミナーは世話人にお願いして，各地で行います．（事務局：日本骨軟部放射線研究会事務局．〒 105-8461 東京都港区西新橋 3-25-8 東京慈恵会医科大学放射線医学講座内　代表幹事　福田国彦）

The International Skeletal Society) ［リスト p.356］
（http://www.internationalskeletalsociety.com/）
　学会誌は Skeletal Radiology（http://link.springer.com/journal/256）．一年に一度．4 日間のセミナーを世界各地で開催しています．基本的に，アメリカ合衆国とその他で交互に開催．セミナーは内容豊富で，骨関節疾患の画像診断に興味のある方には一度は参加することをすすめます．

第 2 章　Subspecialist への道

乳腺

聖路加国際病院放射線科　**角田博子**

A-1 | 総論
領域の特殊性や勉強を進めていく上でのポイントなど

　乳腺領域の画像診断は，かつて診療の始まりが触診をベースにしていたために乳腺外科医にゆだねられている施設も多いと思います．しかしながら血液所見や臨床症状に影響されず，画像そのものがまさに診断に直結し，触診からマンモグラフィ，超音波検査，MRI と幅広いモダリティを総合的に判断する領域であり，まさに放射線科医が活躍できる領域であるといえます．マンモグラフィは外科医が読み，超音波は技師によって施行され，MRI だけを放射線科医が読影しているという施設もあるようですが，それらを統合することこそが醍醐味です．MRI で描出された病変が，実際の乳房の上でどこに位置するか，どう判断するかなど，超音波検査で決定していく方法が 2nd look ultrasound などの呼び名で定着してきています．そのような場合には，MRI と US（超音波）の両方の特徴をしっかり把握しておくことで，大きく寄与できることになります．それぞれのモダリティで精度の高い診断を行っていくことはもちろん重要ですが，各画像診断で異なる所見が描出された場合，それらをどう判断していけばいいのか，まさに放射線科医の活躍の場といえるでしょう．また，組織生検を行う必要があると判断した場合，ターゲットとなる所見そのものがかなり難しい場合があり，組織採取の過程で画像の判断が大きくものをいう場合も少なくありません．現在，乳癌治療は日進月歩を遂げています．他の領域でも同様ですが，診断の際には，基本的手術療法や薬物療法，さらに乳癌のサブタイプや Ki index（腫瘍増殖能）などへの理解も必要です．

A-2 | 役立つもしくはおすすめの教科書
☆印：おすすめ TOP6

マンモグラフィガイドライン　第 3 版　［リスト p.305］
【日本医学放射線学会, 日本放射線技術学会・編】：【医学書院】：【2010 年】：【本体 3,000 円（税別）】：【112 ページ】：【11】：【A, B】：【Ⅰ】
　マンモグラフィの撮影，読影の基本．

乳腺　**207**

乳房超音波診断ガイドライン　改訂第 2 版　[リスト p.308]
【日本乳腺甲状腺超音波診断会議・編】：【南江堂】：【2008 年】：【本体 3,200 円（税別）】：【156 ページ】：【11, 12】：【A, B】：【Ⅰ】

　乳房超音波の基本，用語から診断，検診までを扱う．2014 年に改訂の予定．

Teaching Atlas of Mammography，4th ed ☆ [リスト p.306]
【Tabár L, Dean PB, Tot T・著】：【Thieme】：【2011 年】：【€ 139.99】：【312 ページ】：【11】：【A, B】：【Ⅰ】

　基本的なマンモグラフィを勉強するのに適している．最初から最後まで一度は通読がおすすめ，それほど時間がかからず一読できる．アトラスなのでそのあとは気になったところや出会った症例ごとにチェックするとよい．

マンモグラフィ診断の進め方とポイント　第 4 版　☆ [リスト p.305]
【東野英利子，角田博子，秋山　太・編著】：【金原出版】：【2013 年】：【本体 6,000 円（税別）】：【288 ページ】：【11】：【C, D】：【Ⅱ】

　拙書で恐縮ですが，第 4 版でデジタルマンモグラフィに対応した読影方法などを述べ，前半はガイドラインに沿った基本を，後半で症例を掲載しました．マンモグラフィはホームページから電子画像としても見ることが可能です．症例集には，所見，結論，症例によって MRI や超音波所見，最終診断と診断のポイントを記載してあり，おすすめというよりも，ぱらぱらとめくっていただいて参考にしていただけたらうれしいと思います．

マンモグラフィのあすなろ教室　☆ [リスト p.305]
【石山公一，大貫幸二，佐志隆士，角田博子・著】：【学研メディカル秀潤社】：【2007 年】：【本体 5,500 円（税別）】：【260 ページ】：【11】：【A, B】：【Ⅰ】

　マンモグラフィの読影から撮影などの知識を，架空のベテラン医師が初学者に教えるという形ですすめる会話形式の読み本．電車のなかでもさらっと楽しく読める．

動画像でトレーニング乳腺エコー [Windows パソコン用ソフト]　[リスト p.307]
【桜井正児，岡村隆徳・著】：【医療科学社】：【2012 年】：【本体 5,500 円（税別）】：【134 ページ】：【11, 12】：【A, B, C】：【Ⅰ】

　乳房超音波の B モード写真がきれいで，付録の CD から動画で学べるのがおすすめ．

乳房疾患超音波画像集（Medical Technology 別冊　超音波エキスパート 8）
【佐久間　浩，白井秀明，尾羽根範員・著】：【医歯薬出版】：【2008 年】：【本体 3,800 円（税別）】：【108 ページ】：【11, 12】：【A, B】：【Ⅱ】

　前半は所見から整理され，後半は疾患別に整理されたアトラス．B モードの画像がきれい．解説はコンパクトでかなり短いので，さらっと目を通せる．

乳腺 MRI 実践ガイド―撮像法，読影基準，治療　［リスト p.304］
【戸崎光宏，福間英祐・編】：【文光堂】：【2007 年】：【本体 6,500 円（税別）】：【270 ページ】：【11】：【C】：【Ⅰ】

　MRI の基本から読影までをまとめた 1 冊．撮像法も詳しく記載されている．

WHO Classification of Tumours of the Breast，4th ed　［リスト p.319］
【Lakhani SR, Ellis IO, Schnitt SJ, et al 編】：【IARC】：【2012 年】：【＄162】：【240 ページ】：【11, 19】：【D】：【Ⅲ】

　乳腺を専門に学ぼうとする際には，その基本に病理が必要である．その際，現在の国際的基準となる病理分類である．乳腺と婦人科系の病理が今回分かれて独立した．大まかに頭にいれておき，あとは辞書的に使用するとよい．

新版　乳腺病理学―細胞・組織・画像　☆　［リスト p.304］
【市原　周・著】：【名古屋大学出版会】：【2013 年】：【本体 5,400 円（税別）】：【124 ページ】：【11, 19】：【D】：【Ⅰ，Ⅲ】

　WHO 第 4 版をわかりやすく日本語でまとめられた 1 冊．薄くて読みやすい．日本乳癌学会の病理分類と WHO 分類に相違があるので，それを両方理解するのにおすすめ．乳腺専門医であれば通読して後は必要に応じてチェック，乳房画像診断にちょっと興味のある他分野の専門医であれば必要箇所を拾い読みするのもよい．

乳腺腫瘍学　☆　［リスト p.305］
【日本乳癌学会・編】：【金原出版】：【2012 年】：【本体 7,400 円（税別）】：【400 ページ】：【11, 19, 23】：【D】：【Ⅲ】

　日本乳癌学会から出版された乳腺に関する基礎から疫学，診断，治療，緩和ケアまでを網羅した 1 冊．乳癌学会のガイドラインに沿って約 80 名の執筆者で記述されている．引用文献も豊富．乳癌学会専門医試験受験前のテキストだが，乳腺に関する知識を得るのに何か 1 冊持っていたいという場合には，これが良いと思います．

がん検診判断学　☆☆
【久道　茂・著】：【東北大学出版会】：【2009 年】：【本体 2,800 円（税別）】：【228 ページ】：【検診に関する全般です, 24, 22, 23】：【C, D】：【Ⅰ】

　放射線科医はおそらく多かれ少なかれがん検診には携わっているものと思う．がん検診に関する考え方を学ぶ貴重な 1 冊．がん検診とは何なのか，検診の読影を行っている医師，がん検診に携わるすべての人に熟読してほしい 1 冊です．最初から最後まで通読してほしい．

A-3 いつも目を通しているまたはおすすめの雑誌

一般の画像診断の雑誌以外に乳腺に特化したものとなると以下のものがあげられると思います．

乳癌の臨床（篠原出版新社，http://www.shinoharashinsha.co.jp/）
　特集と講座，総説があり，比較的わかりやすく記載されている．特に放射線科医にとっては，基礎系，外科系，薬物療法などの乳癌の診療，画像診断に必要な臨床的知識を整理するのによい．年4回発刊．原著，症例の投稿論文からは，日常臨床上のちょっとした情報が得られる．

乳癌レビュー（メディカルレビュー社，http://www.m-review.co.jp/）
　メディカルレビュー社からのレビュー本．1年に1回の刊行なので，その年の動きをまとめて知っておくことができる．

Clinical Breast Cancer（http://www.clinical-breast-cancer.com）
　Oncology（腫瘍学）に関連する雑誌は新しいメニューの薬物療法など，放射線科医にとってやや難しい内容のものが少なくないのですが，臨床的に有用な知識を得るにはよい雑誌の1つだと思います．

Journal of Clinical Oncology（http://jco.ascopubs.org/）
　ASCO（American Society of Clinical Oncology）の学会誌です．もちろん乳癌だけではないのですが，乳癌関係の話題が比較的多いので，なにか気になる内容がでていないかをチェックする程度に利用しています．

A-4 役立つもしくはおすすめのwebサイト

日本乳癌学会（http://www.jbcs.gr.jp/）
日本乳癌検診学会（http://www.jabcs.jp/）
日本乳癌画像研究会（http://jsbci.umin.jp/）
日本乳腺甲状腺超音波医学会（JABTS）（http://www.jabts.net/）
日本乳がん検診精度管理中央機構
（http://www.mammography.jp/mammo/main.html）
　2013年10月より，マンモグラフィのみではなく超音波部門も立ち上がり，マンモグラフィ検診精度管理中央委員会から移行しました．

DCIS研究会（http://dcis.umin.jp/）
　DCIS（非浸潤性乳管癌）をテーマに議論する研究会で，年1回行われています．

第 2 章　Subspecialist への道

超音波

奈良県立医科大学中央内視鏡・超音波部　**丸上永晃・平井都始子**

A-1 総論
領域の特殊性や勉強を進めていく上でのポイントなど

　超音波は簡便で非侵襲的な検査法として多くの疾患で第一に施行されるモダリティである．しかし，近年医師の超音波離れが問題となり，放射線科医も超音波検査に接する機会が減ってきている．CT，MRI 同様，超音波も進化しており，精査としての超音波が診断の決め手となった症例を我々は多く経験している．他科が背を向け始めている今日，日々様々な領域の画像を目にする放射線科医にとって，これほど他科との"差別化"をもたらしてくれるモダリティはなく，これから超音波を始めようと思っている先生にもきっと"芸"は身を助ける日が来るものと信じてやまない．

　しかし，これまで超音波に接する機会のなかった先生方にとって，指導医もいない状況でいきなり超音波検査を行うことはかなりハードルが高いと思われる．多くの施設では主に検査技師が臨床医との接点が少ないままプローブを握りしめ自ら悪戦苦闘しながら検査を"掃いている"のが現状である．彼らは超音波の基礎や撮影技術に長けているが，臨床的にどのような画像情報が求められているのかがわからないでいることが多い．放射線科医は彼らと臨床医との架け橋となって，CT や MRI の情報を総合して超音波ではどのような情報が求められてるのかを彼らに伝えつつ，自らもプローブを握って撮影技術を彼らから教えてもらうことが最も現実的で効率の良い勉強方法であろうと考えている．

　下記に挙げた書籍や雑誌・web サイトはほんの少しの参考である．講習会に参加するのも良いが，百聞は一見にしかずで，様々な方々の助けを借りつつ自らプローブを握って症例と向き合って欲しい．

A-2 役立つもしくはおすすめの教科書
☆＋番号：おすすめ TOP5

腹部超音波テキスト　上・下腹部　改訂第三版
（アトラスシリーズ 超音波編）　☆①　［リスト p.308］
【辻本文雄・編著・松原　馨，井田正博・著】：【ベクトル・コア】：【2002 年】：【本体 13,000 円（税別）】：【352 ページ】：【12, 7, 8, 9】：【A, B】：【Ⅲ】

小児腹部超音波診断アトラス　改訂版（アトラスシリーズ超音波編 Vol.4）
【内田正志・著】：【ベクトル・コア】：【2002 年】：【本体 10,000 円（税別）】：【218 ページ】：【12, 13】：【A, B】：【Ⅲ】

　2冊ともアトラスシリーズ．10年以上も前の本であるが，超音波の基本であるBモードを中心とした超音波診断のバイブル的教科書であり，諸先輩方は必ず目を通していると思われる．掲載画像は少し古い感はあるものの，基本的な所見の取り方・考え方は今も昔も変わらない．再改訂が望まれる本である．

レジデント・臨床検査技師のための　はじめての超音波検査　☆②
【森　秀明, 平井都始子・編】：【文光堂】：【2009 年】：【本体 7,000 円（税別）】：【342 ページ】：【12】：【A, B】：【Ⅲ】

　全領域を網羅したわかりやすいテキストである．すべてのページに統一感があり，初学者が必要箇所のみを読んでも理解しやすい内容となっている．研修医には必携の1冊．

腹部カラードプラ診断　☆③
【久　直史, 大熊　潔, 平井都始子・編著】：【金原出版】：【1998 年】：【本体 9,000 円（税別）】：【150 ページ】：【12, 7】：【A, B】：【Ⅰ】

超音波カラードプラ法上達への道
【大石　元, 平井都始子・著】：【金原出版】：【1999 年】：【本体 6,800 円（税別）】：【120 ページ】：【12, 7】：【A, B】：【Ⅰ】

　2冊とも15年近く前の本であるが，腹部カラードプラ診断および検査法に関するまとまった初期の教科書である．載っている画像も今なお色あせることなくとても綺麗．短期間で通読するにはほどよい内容となっている．

甲状腺超音波診断ガイドブック　改訂第2版　☆④
【日本乳腺甲状腺超音波医学会　甲状腺用語診断基準委員会・編】：【南江堂】：【2012 年】：【本体 3,600 円（税別）】：【176 ページ】：【12, 4】：【B, C, D】：【Ⅱ】

乳房超音波診断ガイドライン　改訂第2版　［リスト p.308］
【日本乳腺甲状腺超音波診断会議・編】：【南江堂】：【2008 年】：【本体 3,200 円（税別）】：【156 ページ】：【12, 11】：【B, C, D】：【Ⅱ】

　この2冊は乳腺・甲状腺の超音波診断に関わる上では手元に置いておくべき本の1つである．どの領域でもそうであろうが，特に乳腺・甲状腺領域では用語の使い方に厳しく，所見と画像のアトラスとして参考にして欲しい．

血管超音波テキスト　☆⑤
【日本超音波検査学会・監修】:【医歯薬出版】:【2005年】:【本体5,200円（税別）】:【184ページ】:【12, 6】:【A, B】:【Ⅱ】

　心臓を除くすべての血管領域が網羅されている教科書．本書を導入として，各領域（頸動脈，腹部動脈，下肢静脈など）は別に勉強するのが良いかも．

消化管エコーの診かた・考えかた　第2版
【湯浅　肇, 井出　満・著】:【医学書院】:【2004年】:【本体5,600円（税別）】:【284ページ】:【12, 7】:【B, C, D】:【Ⅲ】

　消化管の超音波診断を行う上での考え方が細かく記載されている．これらの所見の取り方はCTやMRIでの読影にきっと生かされるに違いない．

こどもの腹部エコー　達人への一歩
【木野　稔, 藤井喜充・著】:【医学書院】:【2006年】:【本体6,000円（税別）】:【168ページ】:【12, 13】:【B, C, D】:【Ⅲ】

　年齢別臓器径が記載されているのがうれしい．

コンパクト超音波αシリーズ
　超音波の基礎と装置　四訂版
　産婦人科アトラス　新版
　腎・泌尿器アトラス
　消化管アトラス
　甲状腺・唾液腺アトラス
　頸動脈エコー
　小児アトラス
　血管・血流アトラス

【ベクトル・コア】:【4,000〜5,000円程度】:【12】:【A, B】:【Ⅲ】

　各疾患毎に簡潔に記載されており，研修医が白衣のポケットに入れておける単行本の大きさ．シリーズで備えておきたい．

A-3　いつも目を通しているまたはおすすめの雑誌

超音波医学（http://www.jsum.or.jp/journal/index.cgi）
　日本超音波医学会（http://www.jsum.or.jp/）の和文誌．

Journal of Medical Ultrasonics
（http://www.springer.com/medicine/radiology/journal/10396）
　　日本超音波学会（http://www.jsum.or.jp/）の英文誌．日本の超音波学会の学会誌である．英文雑誌は PubMed で検索できないのが残念．

Journal of Ultrasound in Medicine（http://www.jultrasoundmed.org/）
　　The American Institute of Ultrasound in Medicine（AIUM）（http://www.aium.org/）の学会誌．

Ultrasound in Medicine and Biology（http://www.umbjournal.org/）
　　The World Federation for Ultrasound in Medicine and Biology（WFUMB）（http://www.wfumb.org/）の学会誌．主に超音波の基礎的研究論文が掲載されている．

A-4 役立つもしくはおすすめの web サイトや研究会

日本超音波医学会（各地域における超音波医学会地方会）
　　（http://www.jsum.or.jp/）　［リスト p.359］
　　超音波学会総会は横断的であるため，いろいろな科の先生や演題が一同に会する学会である．とても臨床的で，CT や MR へ応用できそうな研究のヒントが見つかることがある．

日本超音波医学会主催の講習会（各領域）
　　（http://www.jsum.or.jp/committee/education/lecturelist.html）
　　日本超音波医学会主催．

日本乳腺甲状腺超音波医学会（JABTS）（http://www.jabts.net/）

Radiology Ultrasound 研究会（Rad-US）（http://www.jikeirad.jp/rad-us/）

超音波スクリーニング研修講演会
　　特定非営利活動法人超音波スクリーニングネットワーク（http://us-screening.kenkyuukai.jp/）の主催する講演会

日本消化器がん検診学会（http://www.jsgcs.or.jp/index.html）**の各地方支部の主催する超音波スクリーニング研修会**

日本整形外科超音波学会（http://plaza.umin.ac.jp/~jasou/）
　　施設によってはリウマチや表在の靱帯や神経などには MRI よりも超音波の方が有用と考え，実臨床に超音波を活用している整形外科医もいる．

超音波ドプラ研究会（http://enjoy.pial.jp/~doppler-us/）

日本腹部造影エコー・ドプラ診断研究会
　　（http://www.med.kindai.ac.jp/shoukaki/echo/）

第2章 Subspecialistへの道

小児

埼玉県立小児医療センター放射線科　**小熊栄二**

A-1 ｜ 総論
領域の特殊性や勉強を進めていく上でのポイントなど

■小児は特殊な領域ではない

　小児医療は医療費から見ると全体の数％を占めるにすぎないが，患者の予後は一般的に長く，表面的な数値以上に社会に与える影響は大きい．また，小児科医は成人の場合より広い診療領域を担当しており，画像診断については切実に放射線科医の助力を求めている．

　放射線科医は"通常の"成人中心の画像診断を学習していれば，大部分の小児疾患の診療に十分な貢献ができる．病変の存在診断と局在診断，腫瘍と炎症の常識的な鑑別，絞扼性イレウスや腸管虚血の診断，そういう放射線科医として常識的なものを小児科医はまず要望している．小児疾患の画像診断を門前払いするのではなく，積極的に関われば，役に立つし，感謝されると思う．

　ほとんど知らないような疾患についてはどうするか．ある程度臨床診断がついていれば，泥縄で教科書・論文で典型画像を調べ，それと照合すればいい．病気の知識は不足していても，所見を取る能力，記載された所見を照合する能力は放射線科医が圧倒的に優れている．放射線科医の画像を見る目と，小児科医の疾患の知識を相補的に活用すべきである．

　臨床的にもまったく五里霧中な状況で，画像診断が一刀両断で問題解決できることは多くないが，そんな状況でも可能性の範囲を少しでも絞ることができれば大きな貢献である．

　小児の特殊性が強く現れるのは，急速に大きさや正常像が変化する新生児期から乳児期である．撮影頻度の多い頭部のMRIでも正常か異常かの判断が難しい．小児領域を勉強に来る若手の放射線科医も，最後まで新生児・乳児の頭のMRIの読影が安定しない．自分でレポートを書くことを要求される症例を100例ほど経験することが必要である．1日2例ぐらいの新生児・乳児のMRIが行われる施設であれば，3か月弱それを意識して読影し続ければ，この分野の画像診断を行うデータベースの基礎が頭の中に構築されると思う．

A-2 | 役立つもしくはおすすめの教科書
☆印：おすすめ TOP4，図書の配列は推薦順（全体・神経・その他）

■全体

Caffey's Pediatric Diagnostic Imaging　2-Volume Set, 12th ed　☆　[リスト p.260]
【Coley BD・編著】：【Saunders】：【2013 年】：【$355】：【2080 ページ】：【13】：【B, C, D】：【Ⅱ】

　13 版を数える小児画像診断のスタンダードテキスト．臓器別の構成で，各章のはじめに成長に伴う画像所見の変化や正常変異の記載がまとまっている．ふとこれは異常なのだろうか，と迷ったらここにあたってみるといい．読影室には備えておくべき本．

すぐわかる小児の画像診断（画像診断 KEY BOOK シリーズ）
【荒木　力, 原　裕子・編著】：【学研メディカル秀潤社】：【2001 年】：【本体 4,700 円（税別）】：【412 ページ】：【13】：【A, B, C】：【Ⅰ】

　和文の教科書では Caffey のように網羅的な大きな小児画像診断の教科書は存在しない．ただ小児が非専門分野の場合は，やはりお手軽に読める和文教科書は便利で，短時間で概要がつかめると思う．これは人気の KEY BOOK シリーズの小児版．おそらく 3〜4 時間で読みきれるはず．小児領域で頻出する疾患にひとあたり触れることができる．現在，全面的な改訂作業が進行中．新版ではより網羅的な内容となり，邦文では標準的な教科書となるだろう．

小児画像診断　小児科臨床ピクシス 30
【小熊栄二・編】：【中山書店】：【2012 年】：【本体 9,500 円（税別）】：【304 ページ】：【13】：【A, B, C】：【Ⅰ】

　小児科医を想定して書かれているが，領域別に主要疾患の画像診断について述べており，小児画像診断の概要がつかめると思う．ページ数は 304 ページで，3〜4 時間で読破できるのではないだろうか．

■神経

Pediatric Neuroradiology：Brain. Head, Neck and Spine　☆　[リスト p.270]
【Tortori-Donati P, Rossi A・編】：【Springer】：【2005 年】：【$1,019（ハードカバー）】：【1752 ページ】：【3, 4, 13】：【B, C, D】：【Ⅱ】

　Barkovich と双璧をなす小児神経放射線のスタンダートテキスト．1752 ページと分厚く，定価 1,000 ドルと高価．ただ画像は大変美しく，1 症例の枚数も多く，その写真と自分の症例の照合などもしやすい．項目立てが素直で記載量も適当であり，読んでいて頭に入りやすい印象を受ける．

Pediatric Neuroimaging, 5th ed
【Barkovich AJ, Raybaud C・著】:【Lippincott Williams & Wilkins】:【2011年】:【$295.99】:【1144ページ】:【3, 13, 一部4】:【B, C, D】:【Ⅱ】

　Barkovichは言わずと知れた斯界の権威で内外の有力研究者や新規・稀少症例が参集する．初版から拝見しているが，論文の考察の部分が延々と続くような構成で，最初の頃の版は読みにくい本だった．現在5版となり，どんどん厚く，ますます構成が洗練されてきて，小児神経放射線のスタンダードテキストとなっている．

小児神経の画像診断―脳脊髄から頭頸部・骨軟部まで― ☆ [リスト p.260]
【大場　洋・編】:【学研メディカル秀潤社】:【2010年】:【本体12,000円(税別)】:【736ページ】:【3, (4, 10), 13】:【A, B, C, D】:【Ⅰ】

　Barkovich，Tortoriの教科書に負けない（勝る）情報量が和文で手に入る．およそ希少な代謝性疾患，変性疾患でもなんらかの記載がされている．画像が出ていない疾患もあるが，放射線科医であればそれらの疾患の記載から目の前の症例がそうであるかどうか，何らかのあたりはつけられる．

エキスパートのための脊椎脊髄疾患のMRI　第2版 [リスト p.260]
【柳下　章・編著，相田典子，江原　茂，勝俣康史，森　墾・著】:【三輪書店】:【2010年】:【本体15,000円(税別)】:【600ページ】:【3, (13)】:【A, B, C, D】:【Ⅰ】

　小児領域に限らないが，わが国の神経放射線のオールスターチームが脊椎疾患について述べている．持っていて損にはならないはず．1疾患2～4ページにまとめられており土壇場でも役に立つ．

Neurology of the Newborn, 5th ed
【Volpe JJ・著】:【Saunders】:【2008年】:【$199】:【1120ページ】:【3, 13, 21】:【C, D】:【Ⅱ】

　臨床側の教科書であるが，とにかくものすごい情報量．画像診断の項も病態生理に深く踏み込んで画像の成立まで述べる．必要時に当該項目を読むだけでも何かもの知りになり，頭が良くなったような気分が味わえる．

■その他

Pediatric Sonography, 4th ed ☆
【Siegel MJ・編】:【Lippincott Williams & Wilkins】:【2010年】:【$252.99】:【736ページ】:【12, 13】:【B, C, D】:【Ⅱ】

　小児画像診断では重きをなす超音波検査の標準的テキスト．非常に美麗な画像と行き届いた網羅的な記載で，小児の超音波診断は取り敢えずこの本を見れば困らない．

どこを見る？ 何がわかる？ 画像による新生児症例カンファランス ［リスト p.308］
【奥　起久子，原　裕子，河野達夫・編著】：【メディカ出版】：【2012 年】：【本体 5,800 円（税別）】：【244 ページ】：【(5), 13】：【A, B, C, D】：【Ⅰ】

著者たちの施設で行われている多施設共同のカンファレンスの症例に解説を加えて，新生児の画像診断を述べる．かなり専門的となるが，新生児医療の現場で実際に行われている画像診断を vivid に再現する．もし NICU で行われている新生児の単純 X 線写真による診断に興味があるなら読んでみることをおすすめする．かなり優れた本だと思う．

明解 画像診断の手引き　小児呼吸器領域編
【川崎一輝，望月博之・著，森川昭廣・監修】：【国際医学出版】：【2006 年】：【本体 2,700 円（税別）】：【120 ページ】：【5, 13】：【A, B, C】：【Ⅰ】

指導医と研修医のカンファレンスのやり取りを再現する形で，臨床側の先生が胸部単純 X 線写真の読影・呼吸器疾患の診療について教える．豊富な臨床知識でグイグイ押す感じで，放射線科医では胸部単純 X 線写真でそこまで言わない領域にまで話を進める．おもしろい．小児の胸部単純 X 線写真を読む機会のある人は一度読んでおかれることをおすすめする．

A-3 いつも目を通しているまたはおすすめの雑誌

「小児科診療」（診断と治療社，http://www.shindan.co.jp/），「小児科臨床」（日本小児医事出版社，http://www.shoni-iji.com/），「小児科」（金原出版，http://www.kanehara-shuppan.co.jp/），「小児内科」（東京医学社，http://www.tokyo-igakusha.co.jp/），「小児外科」（東京医学社）など邦文の小児領域の雑誌は，放射線科医が毎号読むものではないが，特集テーマについて知る必要に迫られている場合，また積極的な関心がある場合などには，非常にバランスのとれたよい情報源となる．また毎年いずれかの雑誌で編集される画像診断を特集した特集号は，よい教科書となることが多い．

PEDIATRICS (http://pediatrics.aappublications.org/)

米国小児科学会の学会誌で，重要な研究やステートメント，ガイドラインの類が豊富である．最近 1 年のものを除いてほとんどがフリーで全文閲覧できる．

RadioGraphics (http://pubs.rsna.org/journal/radiographics)　［リスト p.334］
Radiology (http://pubs.rsna.org/journal/radiology)　［リスト p.334］
American Journal of Neuroradiology (http://www.ajnr.org/)　［リスト p.333］
American Journal of Roentgenology (http://www.ajronline.org/)　［リスト p.333］

Journal of Nuclear Medicine（http://jnm.snmjournals.org/）
　放射線科医であればだれでもチェックするこれらの雑誌が，小児領域においても主要な情報源となる．

Pediatric Radiology（http://link.springer.com/journal/247）　［リスト p.337］
　小児分野に特化した雑誌．総説は小児の特殊性に注目した興味深いものが多い．原著は，成人分野ですでに活用されている技法の，小児領域への適応を試みるものが多いが，実際に小児の検査・読影をする際に大いに役に立つ．症例報告は，興味深く印象的な画像で，パラパラと画だけ見ていても勉強になる．

A-4 役立つもしくはおすすめの web サイトや研究会

日本小児放射線学会（http://www.jspr-net.jp/）　［リスト p.359］
　すでに 50 年以上の歴史を有する．放射線科医・小児科医・小児外科医が参画する小児画像診断の学会．毎年 6 月に学術集会を行う．ホームページでは，会員になることが必要だが，毎年冬に行われる日本小児放射線学会教育セミナーの過去の教育講演の Web 配信または PDF でのシラバス閲覧や，学会誌のバックナンバーの閲覧ができる．

小児神経放射線研究会　［リスト p.361］
（http://7th-pediatric-neuroradiology.kenkyuukai.jp/about/）
　毎年 10 月に京都で研究会が開催される．小児の神経放射線に興味をもつ人は参加されてはどうだろうか．

小児放射線診断勉強会
　関東一円の小児病院，小児に関心のある先生方が参加するカンファレンス．開催 300 回を超える．10 例弱の症例を 2 時間ほどかけて検討する．回答者を指名することはなく，見ているだけの参加の方も多い．参入障壁は高くないカンファレンスであると思う．かなり遠方から，普段まったく小児放射線に興味がなさそうな先生方も多数経時的に参加されており，面白いカンファレンスなのではないかと思う．［代表世話人：国立成育医療研究センター 野坂俊介先生，開催場所：東邦大学大橋病院，毎月第 2 水曜午後 7 時開催］．（コニカミノルタ株式会社共催）

The Radiology Assistant（http://www.radiologyassistant.nl）　［リスト p.351］
　Radiology Society of the Netherlands の教育サイト．美麗なイラストで見ていて楽しく頭にも残りやすい．小児では急性陰嚢症，児童虐待，小児の肘の骨折，新生児の脳エコー，新生児の胸部単純 X 線写真，小児の胸部 CT 1，2 の 6 篇があり，どれも一読し，さらに折にふれて見返す価値がある．

MyMed(http://mymed.jp/)
　医師から受診者への説明資料として，あるいは受診者の疾患，治療内容の理解，治療方針決定のための資料として提供されている電子教科書．小児分野は 200 項目程度で，主要な疾患や病態が網羅されている．画像所見についての記載は限定的だが，疾患概念，病態生理，分類，治療については充実．1 項目について数分で読み切ることが可能で，曖昧な知識しかない小児疾患が出てきた際に，このサイトを読んで知識の brush up を図るといい．

PDQ®日本語版(http://cancerinfo.tri-kobe.org/)
　米国国立がん研究所（NCI）が配信する世界最大かつ最新の包括的ながん情報，の謳い文句がダテではない情報の充実ぶり．ただし 1 項目を全部読み切るためには 1〜2 時間を要する．

日本小児血液・がん学会 ガイドライン(http://www.jspho.jp/guideline.html)
　小児白血病・リンパ腫，小児がん（肝がん，腎腫瘍，神経芽腫など 8 疾患）のガイドラインを掲載．主要なクリニカルクエスチョンを網羅している．小児血液・腫瘍科医と会話する際に前提となる知識を提供．

脳神経外科　澤村豊のホームページ(http://plaza.umin.ac.jp/sawamura/)
　強烈な個性と旺盛な活動で知られる筆者の HP．小児脳腫瘍に関するレビューページの情報量は半端ない．特に英文レビューなどを読んでもさっぱりわからない脳腫瘍の化学療法などが詳述されていて大変勉強になる．

第2章　Subspecialistへの道

救急

聖マリアンナ医科大学救急医学　**松本純一**

A-1 | 総論
領域の特殊性や勉強を進めていく上でのポイントなど

　救急画像診断は，救急疾患の画像診断と考えられがちである．急性病態を画像から解き明かすというのは確かに正しいが，実際の救急診療において，画像診断医の果たせる役割はもっと大きい．画像から解釈できる緊急性を実感として捉える能力は，臨床医と画像診断医の間には大きな隔たりがある．最終的な治療までに複数の医者が介することがありうる救急診療においては，画像が撮られてから適切な治療が行われるまでに時間を要してしまうことはしばしば経験され，また，適切な治療が行われないこともある．したがって，救急診療における画像診断医の役割は，レポートをただ作成することやコンサルテーションに来た医者に対してコメントすることだけではない．実際に治療を担当する医師（上級医や治療を担当する他科の医師）に緊急度を含めて病態を正確に伝え，その患者がタイミングも含めて正しくマネージメントされるよう導くことである．そのためには，初療医から依頼を受けるであろう治療担当医に直接電話をかけることはもちろん，必要であれば，外来や病棟，手術室など，その情報を伝えるべき相手がいるところまで出向く姿勢が必要である．正しい診断を発信すれば，「あとは彼ら次第」，「こちらの責任は果たされた」などと決して考えてはいけない．また，手術になった症例は，短い時間でもよいのでできるだけ手術室に見に行くようにしたい．とくに夜間や休日は通常業務もなく，手術室に行く絶好の機会であるから，積極的に手術室に所見を見に行くようにする．自分が診断および治療方針決定に関与する際，あるいは関与した症例の経過をみる際に，外来や病棟，手術室に何度足を運んだかが，真の総合臨床画像診断能力と相関するのである．電子カルテを見返すだけでは限界がある．

　救急診療における画像診断では，見逃しが短時間・短期間のうちに重大な結果と結びつくことも多い．誰しも見逃しは避けたいところではあるが，以下に示すような3段階での読影は見逃し減少に有効である．まず，①臨床的に疑われている病態を読影し，次に②（臨床的に疑われていても疑われていなくても）「見逃したくない重要病態（各自の経験からそれぞれ想起される病態は異なると思われる）」を能動的に読みに行

く．さらに③第3段階として，機械的に撮像範囲内の臓器を追いながら所見を抽出し，得られた所見から論理的に病態を組み立てていく（「画像推論」）．この際，所見からパターン認識として短絡的に診断名を想起することは危険で，あくまでも，個々の所見から考えられる病態，疾患，現象を論理的に組み立てていくことが肝要である．この「画像推論」のプロセスを経ることで，臨床的には想定していなかった病態を拾える可能性がある．最終的には「画像推論」で想定された病態を，臨床像と対比して鑑別を絞っていく（通常は臨床推論に基づく鑑別疾患を画像診断で絞っていくわけで，いわばその逆をやることになる）．なお，物事・現象には必ず理由があるのであって，臨床所見にしろ，画像所見にしろ，どこかおかしなことがある場合にはその事実を軽視したり放っておいたりせずに，筋が通るようその理由をきちんと探る癖をつけておきたい．見逃したり，診断を誤る場合には，以上のプロセスのどこかに問題があることが多い．

A-2 役立つもしくはおすすめの教科書
☆印：おすすめ TOP5

Trauma Radiology 入門：外傷の画像診断と IVR（「画像診断」Vol.33 No.14）
【松本純一，中島康雄・編】：【学研メディカル秀潤社】：【2013 年】：【本体 2,400 円（税別）】：【14】：【A, B, C, D】：【Ⅰ】　☆

外傷画像診断の基本が網羅されており，外傷の画像に関わる可能性があるのであれば，一度は読んでおきたいです．読むのに時間はかかりません．2012 年に出た「臨床画像」（Vol.28）10 月増刊号「外傷の画像診断と IVR：2012」と合わせれば，さらに広い範囲がカバーでき，より深くもなります．

見逃さない！救急 CT の読み方　急性腹症や頭部疾患などで誰もが悩む症例から学ぶ
（レジデントノート増刊 Vol.15 No.17）　☆
【早川克己・編】：【羊土社】：【2014 年】：【本体 4,500 円（税別）】：【218 ページ】：【14】：【A, B】：【Ⅰ】

総論には，撮影プロトコールや造影剤使用の考え方があり，また各疾患の解説においても，見逃しなく，正しく病態を捉えるために必要な情報が盛り込まれており，とてもいい本だと思います．読みやすい装丁で，すぐに読めると思います．救急に限った本ではありませんが，「画像診断　ヒヤリ・ハット—記憶に残る画像たち—」（放射線診療安全向上研究会・編，南江堂，2010 年）と合わせてどうぞ．

腹部救急対応マニュアル　症例から学ぶ，急性腹症初期対応のアルゴリズム [BEAM (Bunkodo Essential & Advanced Mook)]　☆
【井　清司・編】：【文光堂】：【2011 年】：【本体 4,200 円（税別）】：【236 ページ】：【14, 7, 8, 9】：【A, B】：【Ⅰ】

　救急診療で画像診断医がその役割を全うするためには，臨床的な知識を共有することが大切です．臨床医が何を考え，どういう思考プロセスで画像を利用しているのか，どういった問題に直面し得るのかなど，とても読みやすく解説してあります．おすすめです．

ここまでわかる頭部救急の CT・MRI　☆　[リスト p.264]
【井田正博・著】：【メディカル・サイエンス・インターナショナル】：【2013 年】：【本体 8,500 円（税別）】：【536 ページ】：【2013 年】：【3, 14】：【A, B】：【Ⅰ，Ⅲ】

　画像所見だけでなく，各疾患を理解するために必要な事項がきちんと書かれおり，実臨床で即役に立ちます．井田先生の診療への姿勢が感じられる良書です．外傷についてはほとんど書かれていないのですが，改訂版では是非加筆していただきたいです．そこで，外傷については，「頭部外傷を究める─耳よりな情報教えます！［脳神経外科バイブル（3）］」（窪田　惺・著，永井書店，2002 年）がおすすめです．

救急診療における CT・MRI と IVR（「救急医学」Vol.37 No.10 2013 年 9 月臨時増刊号）
【中島康雄, 松本純一・編著】：【へるす出版】：【2013 年】：【本体 8,000 円（税別）】：【312 ページ】：【14, 16】：【A, B】：【Ⅰ】

　実際の診療でよく遭遇する病態が扱われており，また，総論では，CT プロトコールの考え方，MRI ミニマム・リクワイヤメント，妊娠可能年齢女性の画像診断，アレルギー・腎機能障害と造影剤など，実臨床で問題となる事項が扱われているのがよいです．

すぐ役立つ救急の CT・MRI（画像診断別冊 KEY BOOK シリーズ）
【井田正博，高木　亮，藤田安彦・編著】：【学研メディカル秀潤社】：【2012 年】：【本体 5,200 円（税別）】：【296 ページ】：：【14】：【A, B】：【Ⅲ】

　扱われている疾患が多く，疾患ごとに見開きで掲載されているので現場でさっと確認するのにはいいと思います．

臨床のための解剖学（「Clinically Oriented Anatomy, 5th ed」の訳本）　[リスト p.321]
【佐藤達夫，坂井建雄・監訳, Moore KL , Dally AF・著】：【メディカル・サイエンス・インターナショナル】：【2008 年】：【本体 14,000 円（税別）】：【1216 ページ】：【20】：【A, B, C, D】：【Ⅲ】

　誰しも解剖学書やアトラスを身近に置いていると思いますが，様々な視点で図がまとめられており，個人的にはこれが気に入っています．もっといいものがあってもい

いとは思うので，決してベストだとは思いませんが，テキストマニアではない私が知っている範囲ではこれ．

Autopsy imaging 症例集　死亡時画像診断のための読影マニュアル [リスト p.316]
【髙橋直也, 塩谷清司・編】【ベクトル・コア】：【2012 年】：【本体 4,800 円（税別）】：【144 ページ】：【18】：【A, B】：【Ⅰ】

　救急放射線に入るかどうかはわからないのですが，救急と関連は深い分野です．救急症例を普段見ていれば多くの病態は経験するのですが，死後変化や蘇生術後変化といった Autopsy imaging（Ai）特有の画像所見もあり，一度は目を通しておきたいところです．症例集ですが，症例の解説は物足りないものもあります．Ai を行う施設であれば，「Autopsy imaging ガイドライン 第 2 版（2012）」，「よくわかる オートプシー・イメージング（Ai）検査マニュアル（2010）」も参考になると思います．

「画像診断」誌の「ER 必携」シリーズ
　2007 年 6 月号　　ER 必携 頭部の画像診断（青木茂樹・編）
　2007 年 9 月号　　ER 必携 胸痛の画像診断（内藤博昭・編）
　2008 年 11 月号　ER 必携 腹痛の画像診断（本田　浩・編）
　2009 年 10 月号　ER 必携 頭頸部画像診断（酒井　修・編）
　2010 年 7 月号　　ER 必携 骨盤の画像診断（鳴海善文・編）

【2007 〜 2010 年】：【14】：【A, B】：【Ⅲ】

　救急病態を集めて特集してあり，貴重な切り口だと思います．すべてが必携とは感じませんが，好みの領域を．私は骨盤（2010 年 7 月号：鳴海善文・編）をチョイス．

A-3　いつも目を通しているまたはおすすめの雑誌

救急放射線関連では特にありません……．

A-4　役立つもしくはおすすめの web サイトや研究会

UpToDate®（http://www.uptodate.com/ja）
　様々な病態に関する最新の知見が掲載されており，病態や臨床像，治療方針など何でも調べられ，大変有用です．Keyword を入れれば関連事項がズラリ．信頼度の高い情報ソースと言え，一度使えば病みつきに．

DIRECT 研究会（http://direct.kenkyuukai.jp）

　DIRECT は，Diagnostic and Interventional Radiology in Emergency, Critical care, and Trauma の略．救急診療の質を画像診断と IVR[8] を適切に用いることで向上させようという会．2011 年 7 月から，内因性救急疾患の画像診断，外傷画像診断，外傷・出血性病態に対する IVR をテーマに，大中小規模の座学からドライ・ラボ，ウェット・ラボを用いたものなど様々な形態のセミナーを開催しており，既に 28 回行われています．救急医の参加が多いですが放射線科医の積極的な参加が求められます．以下の 3 つは臨床医主体の学会ですが，この領域は放射線科医の参加により会の質が上がることは必至であり，ぜひ一度参加して，積極的に発言していただきたいと思います．日本の救急医療において放射線科医がいかに活躍できるかがわかるはず．

日本外傷学会（http://www.jast-hp.org）
日本腹部救急医学会（http://plaza.umin.ac.jp/~jaem）
日本救急医学会（http://www.jaam.jp）

日本救急放射線研究会（http://jser.kenkyuukai.jp/special/?id=5178）　［リスト p.360］
　過去の一般演題（主に症例報告）と教育講演のスライドが見られます（ただし，年間 3,000 円の閲覧料が必要）．また，救急放射線関連学会・研究会・セミナー，出版物の案内もあります．

第2章 Subspecialistへの道

核医学

京都大学大学院医学研究科放射線医学講座（画像診断学・核医学） **中本裕士**

A-1 | 総論
領域の特殊性や勉強を進めていく上でのポイントなど

　核医学は放射性同位元素（Radioisotope：RI）で標識された化合物を体内に投与し，生体の機能を定量的に計測する学問であった．しかしながら近年の医用工学の進歩に伴い，画像診断としての側面がクローズアップされている．核医学検査で用いられる放射性薬剤は単一光子を放出するRIで標識されたSPECT（single photon emission CT）[21]製剤，ポジトロンを放出するRIで標識されたPET（positron emission tomography）[16]製剤の2つに大別される．さらに核医学は，画像診断に留まらず，センチネルリンパ節生検の結果による術式の決定や究極の個別化治療である内照射療法など，治療的側面も有している．

　画像診断医としてすべての核医学画像に精通すべきか議論があるところだが，専門性が比較的高く，画像診断と言うよりは画像解析とみなせる心筋SPECT/PET，脳SPECT/PETを除いた一般核医学（骨シンチグラフィ[20]やガリウムシンチグラフィなど），および腫瘍の画像診断として広く行われているフルオロデオキシグルコース（^{18}F-fluorodeoxyglucose：FDG）を用いたPET（現在ではPET/CT[17]として施行されることが多い）画像をしっかり習熟しておくことが現実的と思われる．

　他の画像診断でも同様であるが，核医学のトレンドも時代の変遷に大きく依存しており，教科書に書いていないことが当然のように行われる可能性がある一方で，教科書に書かれてあっても多くの施設で施行されない検査もある．国による相違もあるため，必ずしも欧米の教科書がそのまま本邦に活かせるとは限らない．機器の進歩に伴い，時代とともに知見も異なる．論文や成書に書かれていても実際はどうなのか，常に自分で考える習慣を持たなければならない．

　核医学の画像は鮮明さでは他の画像診断におよばないが，生体内の代謝情報を画像として効率的に教えてくれる．「どこでどんな異常が起きている」という情報を，形態変化として認識される前に捉えることも可能である．従来の形態画像と核医学で得られる代謝画像・機能画像を組み合わせることで，治療方針決定に有効な情報がもたらされる機会が増えている．

A-2 | 役立つもしくはおすすめの教科書

● 必ずしも核医学を専門とするわけではない画像診断医に参考となる 5 冊を提示する．

核医学ノート　改訂第 5 版　［リスト p.313］
【久保敦司，木下文雄・著】:【金原出版】:【2009 年】:【本体 4,500 円（税別）】:【384 ページ】:【15】:【A, B】:【Ⅰ】

　FDG-PET[5]による腫瘍診断を含め，脳，心臓，その他の一般核医学検査について広くまとまっており，またそれほど厚い本ではないため，短時間で核医学を俯瞰する知識の習得を望む初学者に最適な 1 冊である．

放射線医学　核医学・PET・SPECT
【楢林　勇，杉村和朗・監修，小須田茂・編】:【金芳堂】:【2012 年】:【本体 4,600 円（税別）】:【160 ページ】:【15】:【A, B, C】:【Ⅰ】

　実際の核医学診療で行われている豊富な画像が使われており，どのような場合に核医学検査を考慮すると良いのか，どのような画像が得られ，どのように解釈されるのか，全体像を理解しやすい．1 日で読める．

FDG-PET マニュアル 検査と読影のコツ　［リスト p.313］
【陣之内正史・編著，吉田　毅，落合礼次，田辺博昭・著】:【インナービジョン】:【2004 年】:【本体 6,500 円（税別）】:【260 ページ】:【15】:【B, C】:【Ⅰ】

　一体型 PET/CT 装置が普及する前の FDG-PET 検査の豊富な症例からまとめられた初学者に適当な 1 冊である．発売から約 10 年経過し，知見がその後若干変化している点もあるが，記述は断定的になされており，初めて FDG-PET の画像を扱う者にとってはむしろ好都合である．また実臨床で多くの画像を経験した後に再度読み直すとさらに理解が深まり，知識が定着すると考えられる．

核医学技術総論
【福喜多博義・監修，日本核医学技術学会出版委員会・編】:【山代印刷出版部】:【2008 年】:【本体 6,190 円（税別）】:【633 ページ】:【15, 17】:【C, D】:【Ⅲ】（近々改訂版が刊行予定）

　画像ができる原理や画像の撮り方に関する記載が詳しく，画像を解釈する上での技術的側面を習得するのに最適な 1 冊である．SPECT 製剤や PET 製剤を用いた画像診断にとどまらず，RI を用いたインビトロ検査，核医学治療，法規についてもわかりやすくまとめられており，核医学を専門としない者が，現在の核医学検査に関して調べたいときにも参考になる．

ケースレビュー核医学診断（「Nuclear Medicine : Case Review」の訳本） ［リスト p.314］
【南　学・井上登美夫・監訳，Ziessman HA・著】：【メディカル・サイエンス・インターナショナル】：【2004年】：【本体 7,200円（税別）】：【462 ページ】：【15】：【B, C, D】：【Ⅰ，Ⅱ】

　症例ベースに展開するが，症例の解説のみならず，検査に関しての記述も詳しいため，理解しやすい．さらに本邦の実情にあわせた監訳者からのコメントがあり，英語の原著よりも邦訳版のこちらの方がおすすめ．
●臨床現場で役立ちそうなハンディ本として1冊．

核医学画像診断ハンドブック　改訂版－良い読影と効果的な利用のために－ ［リスト p.313］
【利波紀久・監修，中嶋憲一，絹谷清剛・編】：【エルゼビア・ジャパン】：【2011年】：【本体 3,500円（税別）】：【330 ページ】：【15】：【B, C】：【Ⅰ】

　実際の核医学診療の現場にあると便利なハンディ本で，様々な核医学検査の簡単な原理から，読影時のポイントなどがコンパクトにまとめられている．初学者が1から学ぶためというよりは，経験者が実臨床上で確認したいときに役立つ1冊と思われる．
●FDG-PET を含め，腫瘍の画像を扱う専門医におすすめ．

Cancer Imaging　Vol.1, 2
【Hayat MA・著】：【Elsevier Academic Press】：【2008年】【$245（eBook），$235】：【Vol.1 602 ページ，Vol.2 733 ページ】【4, 5, 7, 8, 9, 10, 11, 15】：【D】：【Ⅲ】

　腫瘍の画像診断に関して，FDG はもとより，それ以外の PET 製剤による画像もふまえて，様々な腫瘍について多角的に解説された成書である．2000 年代半ば頃までのデータに基づくものだが，現在に通じる FDG-PET のエビデンスがこの頃までに確立されたためそれほど古さは感じない．深い内容を知りたいときに参考になる．
●最後に，領域が少し専門的になるが，心筋 SPECT/PET，脳 SPECT/PET に携わる診断医の入門書としておすすめできる最近の教科書をそれぞれ1つずつ紹介．

BRAND NEW 心臓核医学：機能画像が病態を捉える
【西村恒彦・編】：【金原出版】：【2012 年】：【本体 8,000円（税別）】：【180 ページ】：【6, 15】：【C, D】：【Ⅰ，Ⅱ】

　心筋 SPECT/PET の基本と実際の画像の解釈に関する詳細を効率的に学べる．ただし実際の検査に携わっている，あるいは画像の読影に関与していないとピンと来ない可能性はある．

最新　脳 SPECT/PET の臨床－脳機能検査法を究める－
【西村恒彦・編】：【メジカルビュー社】：【2012年】：【本体 8,000円（税別）】：【208 ページ】：【15】：【C, D】：【Ⅰ，Ⅱ】

　脳 SPECT/PET の実際の検査法，画像に関する基礎知識について，最新の知見まで

が網羅されている．画像診断というよりは，画像解析としての見方が身につく．こちらも実際の検査に関わるようになってから読むと理解しやすい．

A-3 いつも目を通しているまたはおすすめの雑誌

Journal of Nuclear Medicine（http://jnm.snmjournals.org/）
　核医学の学会としてはもっとも権威のある米国核医学・分子イメージング学会の学会誌であり，Impact factor は Radiology と同程度である．核医学および分子イメージングの動向を注視する上ではずせない．ただし，欧米では専門分化が著しいためか，画像診断のトレーニングを受けていないと思われる著者による臨床研究論文の中には，画像診断という側面からは実臨床と研究の乖離を感じるものもあり，日常診療への適用には慎重さが求められる．

European Journal of Nuclear Medicine and Molecular Imaging
　（http://www.springer.com/medicine/nuclear+medicine/journal/259）
　欧州核医学会の学会誌であり，核医学全般についてほどよく基礎研究と臨床研究が紹介されている．最近は基礎およびトランスレーショナルな研究内容を中心とした"EJNMMI Research"（http://www.springer.com/medicine/nuclear+medicine/journal/13550）が電子版のみとして独立している．

Clinical Nuclear Medicine（http://journals.lww.com/nuclearmed/）
　原著論文以外にも多数の症例報告が interesting image として掲載されている．このため FDG-PET/CT 検査に携わる画像診断医にとって，臨床で何か問題症例に遭遇したときにも参考になる．

Annals of Nuclear Medicine
　（http://www.springer.com/medicine/nuclear+medicine/journal/12149）
　日本核医学会の学会誌であり，編集長および査読者の多くが日本人であるため，我が国での核医学診療になじむ内容となる傾向にある．

A-4 役立つもしくはおすすめの web サイトや研究会

日本核医学会春季大会セミナー（http://www.jsnm.org/meeting/）
　初心者コース，専門医コース，指導者コースなどいくつかのコースが分かれており，核医学を専門とする者のみならず，核医学を専門としない若者にもおすすめできる年1回の講習会である．

PETサマーセミナー（http://www.jcpet.jp/1-3-3）
　PET診療に携わる医師・診療放射線技師・看護師・薬剤師をはじめ，製薬会社や医療機器メーカーが集うセミナーであり，PET/CTの検査数増加に伴い参加者も増加傾向にある．一昔前は研究者が集い，研究に関するネタをもとに議論する形式であったが，最近は臨床的なテーマの比重が高まっている．

日本核医学会（http://www.jsnm.org/）　［リスト p.359］
　速報，日常診療に役立つ基礎知識からガイドラインまで，初学者にも参考になる．また協賛企業バナーリストから医療機器メーカーや製薬会社のサイトにリンクしており，核医学に関する教育用のコンテンツが充実している．

ミスターPETの核医学教室（千田道雄先生による）
（http://www.asca-co.com/nuclear/）
　PET検査はもちろんのこと，核医学全般について明快に解説されており，非常に理解しやすい．

日本アイソトープ協会のホームページ（http://www.jrias.or.jp/）
　核医学知識のみならず，核医学診療の管理に関する情報が豊富．

● 以下，英語版

米国核医学会（SNMMI）（http://www.snm.org/）　［リスト p.357］
　"teaching file"のバナーからティーチングファイルのページにつながり，クイズ形式で学べる．

放射線科医には言わずと知れた"AuntMinnie"のページ　［リスト p.350］
（http://www.auntminnie.com/）
　Referenceタブ→Active Reference Library→Nuclear Medicineにて，PETを含む核医学検査について詳細に解説されたページに行き着く．最近の文献の引用も多い．

ヨーロッパ核医学会のeLearningのひとつ（The European Association of Nuclear Medicine：EANM）（http://nedus.netkey.at/eanm/）
　ここで視聴できるビデオはいくつかのトピックスが比較的平易な英語で解説されており，核医学画像をもとに英語のリスニングに慣れる目的でも有用．

ワシントン大学放射線科のティーチングファイル（MIR Nuclear Medicine）
（http://gamma.wustl.edu/home.html）
　症例が豊富で，核医学画像に精通することができる．

第 2 章　Subspecialist への道

IVR

IVR コンサルタンツ　**林　信成**

A-1 | 総論
領域の特殊性や勉強を進めていく上でのポイントなど

　IVR（Interventional Radiology：インターベンショナル ラジオロジー）[8]は患者に直接手を下す「画像ガイド下の外科的手技」であるという点で，患者さん本人をまったく診ないことが多い画像診断とは大きく異なっている．また，生検を除けば「治療手技」であるという特徴もある．このため IVR を学んでいく上では，画像診断と比べて座学よりも実践の重要性が大きい．少ない経験症例数で優れた IVR 医になるのは，シミュレーション装置で訓練しただけで飛行機の操縦をするのと同じくらい難しい．しかも IVR の手技は血管と非血管に分かれるし，血管でも詰める手技と拡げる手技がある．残念ながらこれらの領域をすべて豊富に経験できる施設は，世界的にも多くない．IVR を志す若い人は，年間 500 例以上実施している施設や第一術者として 100 例以上を経験できる施設を複数箇所まわって研修を受けるべきだと固く信じている．また外科手技と同様に，IVR では「施設間の流儀の差」が著しい．そして，どの流儀が正しいのかは，科学的に解明できていないことが多い．したがって，可能な限り異なる大学に関連した施設で学んだ方が良いだろう．

　IVR を施行する前に画像を見てシミュレーションを行っておくのは当然だが，IVR では自分が主治医でないことが少なくないので，彼らとカンファランスを行っておくことや，患者さんと話しておくことが重要である．ただこれらは，施設の事情や IVR 医の忙しさにより，現実に必ずしも十分にできないことがあるかもしれない．それを克服するには，日常の地道な努力しかないと思っている．画像診断でも IVR でも，普段から他科医に頼られる存在になれるよう，まめにコミュニケーションを図っておくことが大切である．どんなに上手で経験豊富な IVR 医でも，必ず一定の確率で合併症は避けられないのだから．

　手技中はモニタ画像に集中しがちなので，患者さんの状態把握がついおろそかになりかねない．各種モニタリングは必須だが，何か局面が変わるたびに患者さんに声かけする癖はつけておいた方がよいと思う．多くは意識下で行われるので，術者らの会話はすべて患者さんに聞かれていることを忘れないことが大切である．最近は多くの

方々の努力でインターベンションエキスパートナースというIVRに特化した資格制度ができている（http://www.jsivr.jp/INE/index.html）．資格の有無は別として，看護師さんたちの役割の大きさは，計り知れないほど大きい．

「IVRを記録すること」は，とても重要である．被曝量や使用した造影剤量はもちろん，原則として局面が変わるたびに，透視でよいからすべての画像を残しておくのが望ましい．大切なのは，経験した症例をデータベース化しておくことである．外科手術における手術記録と同様に，IVRでもその記録は必須である．IVR学会ではWebで症例登録を行うシステムが稼働している（https://jsir-case.jp/login）．これに準じながら，各施設や個人でカスタマイズした症例データベースが不可欠と思われる．過去に私が在籍した施設では，ファイルメーカーでデータベースを自作し，院内のどこからでも入力できるようにしていた．電子カルテやPACS[14]が発達した今では，その機能の中でできることも多いだろう．ただ外勤先での症例は内部に残しづらいので，個人でも何らかのデータベースを持っておいた方が良い．キーポイントは，「1例も漏らさずすべて」の症例を記録に残すことである．過去の成績を振り返るためにも，中長期的な転帰を知るためにも，学会発表をするためにも，専門医資格を取得するためにも，そのデータベースはきっと役立つに違いない．

IVRは，EBM（evidence-based medicine）[4]という面では難しい立場に置かれている．これは外科手術でも同様なのだが，有効と結論づけられた論文のほとんどは，過去に経験した症例を後方視的に解析したものである．最近ようやく前向き試験の報告が増えてきているが，ランダム化比較試験はまだ少ない．そして多くのランダム化比較試験が，IVRの優位性を示せない結果に終わっている．

デバイスや使用薬剤に関する臨床試験は夥（おびただ）しく存在し，多くが論文化され，ほとんどの試験において，「安全で有効」と結論づけられている．ただそれらの試験は，利益相反の問題を排除することが本質的に難しい．またランダム化比較試験は臨床的疑問を解決するために企画立案されるものであるが，その多くは「有効性を証明する」ことをエンドポイントとして実施される．したがってプロトコールには，それを達成するための様々な工夫が凝らされている．どんなに客観性を担保しても，ある程度はどうしても，「有効性を証明したい」という思いがこもっているのである．

そういうことを知った上で大切なことは，「自分たちは，ときにEBMの立場からは判断が難しい侵襲的な行為を患者さんに行っているのだ」ということを知ることだと思う．IVRの現場では，生身の患者さんと向き合い，話し合い，触れ合う．医師として，社会人として，人間として，まともでなければならない．

なお病棟を持つべきかとか，主治医になるべきか，とかいった議論は，神学論争の

ような感がある．大切なことは，責任感を持って自分が治療した患者の経過を知ることである．TACE（trancecatheter arterial chemoembolization）のあと，どのくらい患者さんが苦しんでいるのか，何を使ってどの程度詰めるとどれくらい痛いのか，数値化しきれない部分を肌身で感じる必要があると思う．

A-2 役立つもしくはおすすめの教科書
☆印：おすすめTOP5

最近私はIVRの教科書は買っていないし読んでいない．IVRはデバイスに大きく依存する手技であり，カテーテルやガイドワイヤーの選択が手技の成否に大きな影響を与える．そしてそのデバイスは，いまだに進歩が著しく，毎年のように新しいものが発売され，数年後にはまったく違うものが使われている可能性が高い．したがって教科書を読む際には，そのことに注意が必要である．以下に一般的と思われる教科書を挙げる．

即断即決！　できる救急IVR　手技のコツとポイント　☆
【中島康雄，田島廣之，西巻　博，大友康裕・編】：【メジカルビュー社】：【2012年】：【本体6,000円（税別）】：【232ページ】：【16】：【A, B, C, D】：【Ⅲ】

　私自身が本当に読んだのは，この前のバージョンである「救急疾患のIVR—手技の実際とポイント（2003）」である．経験の少ない症例が急にやってきた時に何度も利用したことがある．2013年本書を確認したが，これも同じように十分に役立つと思う．項目ごとにわかりやすく簡潔に書かれている．

Interventional Radiologyのコツ　2006年版　☆
（臨床放射線 Vol.51 No.11　2006年10月臨時増刊号）
【鈴木宗治，多田信平・編】：【金原出版】：【2006年】：【本体6,800円（税別）】：【420ページ】：【16】：【A, B, C, D】：【Ⅲ】

　これは手元にあるが，実際に細かく読んだのはその前の版である．上記と同様に，とても役に立った．具体的なデバイスについては古いので，そのつもりで読んだ方が良い．

IVRマニュアル　第2版　☆　［リスト p.314］
【栗林幸夫，中村健治，廣田省三，吉岡哲也・編】：【医学書院】：【2011年】：【本体6,200円（税別）】：【464ページ】：【16】：【A, B, C, D】：【Ⅱ】

　私自身は読んでいないが，研修医がよく使っていた．全体が網羅されているので，初心者でもわかりやすいと思う．

IVR デバイス BOOK（Rad Fan 誌臨時増刊） ☆
【メディカルアイ】：【3000 円くらい】：【16】：【B, C, D】：【Ⅰ】

　雑誌 RadFan では毎年 1 〜 2 回，最新のカテーテルやガイドワイヤーに関する特集が組まれる．それが特集号化されたものである．進歩・変化の激しいデバイスについて，最新の情報を得るにはこのような雑誌が不可欠である．上記の教科書を読んで，そのデバイスについて調べるのに役立つだろう．ただこの記事では個人の好みが強く前面に押し出されているので，必ずしも自分にとって最適のデバイスではない可能性がある．それは外科的手技なので仕方がない．例えるならテニスのラケットで「最良のラケット」を決めることはできないのと同じである．錦織選手にとって最良のラケットとジョコビッチ選手にとって最良のラケットは異なるからである．ただその選択肢を知ること，間違っても卓球のラケットを使わないことが，重要である．

SIR Workshop Manual
【SIR（Society of Interventional Radiology）】：【16】：【C, D】：【Ⅲ】

　SIR（Society of Interventional Radiology，http://www.sirweb.org/）の年次総会では，RSNA（北米放射線学会）ほどではないが膨大な数の教育講演・Workshop が行われる．そのシラバスのようなものである．教科書としての完成度は低いが，これにも最新のことが記載されている．最近はその内容のほとんどが CD 化されている．日本では珍しい手技について調べるときに何度か重宝したが，現場で教科書として役立つ度合いは少ないと思う．これ自体は年次総会に参加しないと購入できないが，SIR のホームページでは，もう少しきちんと教科書化された基礎的なものを多数販売しているし，学会の際の講演ビデオもここから入手可能である（http://directory.sirweb.org/store/）．

日獨医報
特別企画〈シリーズ掲載〉画像診断と IVR のための腹部血管解剖　☆　［リスト p.314］
【バイエル薬品】：【非売品】：【16, 7, 8, 9, 20】：【B, C, D】：【Ⅲ】

　日獨医報の特別企画として 2005 年からシリーズで連載されていたものが，2013 年に第 10 回で完結した（2005 年第 50 巻 4 号，2006 年第 51 巻 1・2・3 号，2007 年第 52 巻 1・2 号，2009 年第 54 巻 2・3・4 号，2013 年第 58 巻 1 号）．基本的な解剖から IVR までが詳細に解説されている．そのうち全体が教科書化されて出版されると期待しているが，本稿執筆時点ではその詳細は不明である．最終回は下記から入手可能である．

http://www.bayer-diagnostics.jp/ja/publication/nichidoku-iho/2013-58-01/index.php?cid=ri_mm140212&fragment=heading_10#heading_10

またバックナンバーの PDF も下記から入手できる．
http://www.bayer-diagnostics.jp/ja/publication/nichidoku-iho/index.php

A-3 いつも目を通しているまたはおすすめの雑誌

日本インターベンショナルラジオロジー学会雑誌（日本 IVR 学会誌）
（http://www.jsivr.jp/journal/journal.html）　［リスト p.342］

　具体的に役立つ学会誌である．毎号必ず特集が組まれており，数年間購読すれば（学会員になればもちろん自動的に送られてくる），IVR のほぼすべての領域がカバーされる．つまり数年間は捨てないでとっておいた方が良いし，子宮動脈塞栓術など比較的浸透度の低い手技の特集は，数年以上の保管が必要である．また IVR 誌には IVR 総会の際に催される技術教育セミナーの内容も収載されている．その内容は背表紙ではわからないので，各自でメモを貼り付けるなど工夫されたい．なおその内容の一部は，会員専用ページからも見ることができる．

Global IVR Trends（RadFan 別冊）（http://www.e-radfan.com/）

　私は JVIR（後述）と CVIR（後述）は，一応すべての論文について，最低限 Abstract や Figures だけは目を通している．Radiology や AJR もタイトルはすべて見ており，IVR 関連の論文はほぼすべて読んでいる．Radiology や AJR の場合，IVR 関連の記事が必ずしも IVR の項目には掲載されず，Neuroradiology とか Gastrointestinal Radiology の項目に載っていることが頻繁にある．「英語の論文を読む癖」をつけるのはきわめて重要だと思うが，残念ながら最近は，読まない・読めない人が増えている．ただ一般の IVR 医がこれらをすべて読むことは現実的にかなり困難だと思うので，手前味噌で恐縮だが本冊子の制作に参加している．これは年に 3 回，RadFan 誌の別冊付録としてついてくる．前述の 4 誌について，IVR 関連の記事が日本語で要約されており，私を含めて 4 人の IVR 医がコメントをつけている．IVR に関連しているものの画像診断が主題の論文，臨床までの道が遠い基礎研究の論文，日本では参考にならない医療経済関連の論文などは割愛されているが，この冊子を読めば，IVR の世界的動向がおおまかに把握できるはずである．臨床研究を志す人は特に，荒井保明先生のコメントをよく読んでもらいたい．勉強になることが満載されている．なお興味がある論文は，必ず「原文を読む」ことが大切である．日本語要約はすべて私が行っているので，その際にバイアスがかかるしミスも生じるからである．

Endovascular Today (http://www.endovascularjapan.com/)

　血管外科・循環器内科・放射線科が共同で編集者を務めている雑誌で，上記 URL にて購入できる．percutaneous transluminal angioplasty（PTA）やステントグラフトの領域は，全体として現状では，血管外科や循環器内科のコミュニティーからの方が，より最新の情報を得られることが少なくない．またこの領域の治療に携わっている放射線科 IVR 医はあまり多くない．ここ数年でも，腎交感神経除神経術 [renal denervation（RDN）] やアンギオソム（Angiosome，どの体内組織がどの源血管によって補給されているのか，という 3D の血流地図）の概念，薬剤コーティッドバルーンなど，私は多くの放射線科医が知ることになる数年前から，この雑誌のおかげでよく知っていた．また頸動脈ステンティングが内膜摘除術と競合してきた歴史，その優劣を競った多くの臨床試験の成績や両者の主張，優位性を示せなかった腎動脈 PTA に関するランダム化比較試験の問題点なども，この雑誌によって深く理解することができた．

JVIR (Journal of Vascular and Interventional Radiology)
　(http://www.jvir.org/)

　米国 IVR 学会（SIR，http://www.sirweb.org/）の学会誌である．会員でなくても購入可能であるが，会員になった方が安いかもしれない．論文のレベルは玉石混淆であり，デバイスの薬事承認や研究費の取得が主目的であったと思われる論文がかなりあるが，編集長や編集委員が替わって最近はかなりスリム化され，1 本あたりのページ数がよく制御されている．特筆すべきは毎号のように掲載される総説で，抗凝固剤や分子標的薬などが取り上げられ，基礎から臨床の実際まで，膨大な引用文献とともに詳細かつわかりやすく解説されている．なお費用対効果やマーケティングに関する記事も多く，米国における保険診療の実態を知るのには役立つが，そういうことに興味のない人は，読み飛ばしてもよいだろう．

CVIR (CardioVascular and Interventional Radiology)
　(http://www.springer.com/medicine/radiology/journal/270)

　欧州 IVR 学会（CIRSE，http://www.cirse.org/）の学会誌である．日本 IVR 学会や米国 IVR 学会が独自の学会誌を発刊するまでは，これらを含む 3 学会の学会誌として機能していた．隔月に発刊されるので，1 冊あたりのボリュームが大きい．ただ記事の数が，やや無駄に多すぎるきらいがある．CIRSE の会員になればもちろん自動的に送られてくるが，日本 IVR 学会に入っていると，格安で購入できる．いつも秋頃に，上記 IVR 誌に購入案内が出る．総説は JVIR に比べると，少し簡略すぎて見劣りするものが少なくない．特徴は症例報告や Letter to the editor の数が多いことで，中にはびっくりするような凄い症例が含まれている．多くの学会誌が症例報告の掲載数を絞っ

てきている中では貴重な存在である．原著論文・症例報告・Letter to the editor の分類に首をかしげる例が少なからずあるが，それが欧州らしいとも言える．

A-4 役立つもしくはおすすめの web サイトや研究会

日本インターベンショナルラジオロジー学会（日本 IVR 学会）
（http://www.jsivr.jp/）　［リスト p.359］

　当然のことながら総会には毎年必ず出席している．日本医学放射線学会の総会と同様に，最近は併催研究会を含めてあまりにも大きくなりすぎ，どれを聴講するか迷うのが悩みである．関西地方会や関東地方会にも，ほとんど毎回出席している．また関西と中部は原則 2 年に 1 度，合同で地方会を開催するので，1 度で両方を楽しめて便利である．ただ関西や中部の 2 回目と，年に 1 回の関東地方会は，IVR 学会からたった 2 か月後くらいの時期に開催されるため，最近は面白さが減ってきているように思う．なお関連研究会である日本 Metallic Stents and Grafts 研究会（http://www.jsemsg.jp/）の HP には，貴重な情報が満載されている．

　学会に出席して講演や質疑応答を聴く際に大切なことは，エビデンスのある情報と個人的な経験をきちんと聞き分けることである．A-1 で述べたように，IVR は EBM という観点からは難しい立場に置かれているが，それでもピアレビュー（査読）を経た論文に基づく意見と「私たちの経験では」という意見では，大きな差がある．また本当に多数の症例を経験し，自分たちの成績を述べながら議論を求める質問やコメントは傾聴に値するが，最初から「こういう症例はこうだ」と決めつける意見は眉に唾つけて聴いた方が良い．繰り返しになるが，IVR は外科的治療手技である．ある症例でうまくいったからといって，別な症例で同じように良い結果が得られるとは限らない．常に考えられる限りありとあらゆるシチュエーションを想定し続ける訓練が必要である．難しいけど．

CIRSE (Cardiovascular and Interventional Radiological Society of Europe，欧州心臓血管インターベンショナル・ラジオロジー学会)
（http://www.cirse.org/）　［リスト p.356］

　海外の学会もまた凄く面白い．現在のところダントツは CIRSE だろう．数年前に SIR（米国 IVR 学会，http://www.sirweb.org/）を抜いて，IVR では世界最大の学会になった．欧州はデバイスやコンプライアンスの規制が日本や米国に比べて圧倒的にユルイので，目新しいデバイスが多く展示されているし，展示会場の華やかさも魅力的である．参加者が 6000 人を超えた最近は，さすがに大規模すぎる問題が目立ち始めているが，それでも参加する価値のある学会だろう．SIR（http://www.sirweb.org/）

も毎年参加してきたが，最近は凋落が著しい．米国では10年くらい前までは高給のポストが多数空いていて求人募集が多かったが，今では生き残りに必死のIVR医も少なくない．したがってSIRでは，マーケティングなどビジネス関連のセッションが多く，学術団体としてよりも医師会ギルドとしての主張が目立ち，日本のIVR医が参加する意義がかなり減ってきている．

JIVROSG (Japan Interventional Radiology in Oncology Study Group)
全体会議 (http://jivrosg.umin.jp/)

　IVRに関するエビデンス作りを使命とする，厚生労働省関連の班会議を母体とした複合組織である．歴史的経緯を書くと長くなるが，もともと荒井保明先生が愛知県がんセンターで厚生省がん助成金を取得したのが出発点である．「IVRのことを世の中の大勢の癌関連の人たちに知ってもらおう」という主旨でRetrospective（後方視的）なデータ集積の共同研究から始めたのだが，長い歴史を重ねて現在は，「IVRに関するエビデンスづくり」を目指す大規模な研究組織に成長した．初期には医療統計学やQOLに関する教育講演が毎回のように行われ，参加者たちの知識向上に大いに役立った．現在は，そういう基礎知識があることを前提に討論が行われているので，初めての参加者には少し敷居が高いかもしれない．しかし，社会的にインパクトのある臨床研究を行う際には何が大切でどういう手順が必要なのか，そういうことを教えてくれる数少ない会である．また厚労省およびPMDA（医薬品医療機器総合機構）関連の研究も多く，新規デバイスの承認やIVR手技の保険償還に，どれだけ多くの人たちがどれほど膨大な労力を費やしているのか，そのことを少しでも知る良い機会だと思う．そのような実情を知らない方たちには，是非とも一度参加してもらいたい．

日本の医療サイトやメルマガ

　放射線科IVR医は，少し気を抜くと一般医療の常識に疎くなってしまう．したがってIVRや画像診断に限らず，広く医療一般について常に情報収集を怠らないことが大切だと思う．幸いなことに今では，インターネットのおかげで，そういうことがきわめて容易になっている．

　エムスリー（http://www.m3.com/index.jsp）などの医療サイトや製薬企業からのメルマガおよびHPは，放射線科以外の情報を得る上で重宝している．ただ利益相反のかたまりでもあるので，バイアスがかかっていることを踏まえた上で読む必要がある．私にとって有難いのは，放射線IVR関連以外のジャーナルで，注目されている論文のタイトルや要旨が記載されていることである．ただ残念ながら誤訳が稀にあるし，本来の主旨とは異なる内容の見出しが付いていることも少なくない．興味のある論文は，必ず出典を示したリンクに飛んで，原文で確認するようにしている．**MTPro**

mtpro.medical-tribune.co.jp/）のメルマガは，エムスリーに比して厳選されているが，ここも製薬企業からの広告で成り立っているのだから，注意が必要である．大学や大病院なら Medical Tribune 誌が送られてくる施設も多いだろう．これもまた，カラー記事はすべて広告なので，白黒の記事をタイトル中心にざっと流し，あとは文献の紹介（1 ページのみなのですぐ読める）だけきちんと読むようにしている．**日経メディカル**（http://medical.nikkeibp.co.jp/）［リスト p.367］の HP も毎日更新され，有用な情報がたまにある．日経メディクイズは，画像診断に関しては **AuntMinnie.com**（http://www.auntminnie.com/）［リスト p.350］の POP Quiz に比べて貧弱だが，皮膚科の症例なども掲載されるので，NEJM の IMAGES 的に情報を得られる．**メドピア**（https://medpeer.jp/）の症例検討会は，NHK の「ドクター G」的な面白さがあり，画像が出てくると優秀な放射線科医がよく詳細なコメントをつけてくれている．

製薬メーカーのメルマガもいくつか購読しているが，個人的にもっとも重宝しているのは**大日本住友製薬**（https://ds-pharma.jp/）からのもので，NEJM や Journal Watch のめぼしい内容を日本語要約したものが掲載されている．これもまた，日本語では「なんのこっちゃ」な文章が多いので，興味のあるものは必ず原文で読んでいる．

上述の中で，IVR に関連する記事はごくわずかである．しかし稀にそのような記事に遭遇したとき，放射線科の IVR が現在の医療に占めている重みや立ち位置を実感することができる．

英語の SNS

海外の学会参加が不要になるのでは？とさえ感じさせるほど圧倒的な情報量を誇るのは，**Endovascular Forum**（http://www.endovascular.org/index.cfm）である．SIR はもちろん，**ISET**（The International Symposium on Endovascular Therapy，http://www.iset.org/）や **GEST**（Global Embolization Symposium and Technologies，http://www.gestweb.org/）なども参加し，その際のライブ症例や教育講演が多数呈示されている．ただあまりにも情報量が多すぎて，私もごく一部しか見られていない．

その他の SNS など

新しい情報の収集に Twitter や Facebook，ブログなどが役立つことは確かである．バイアスはあるが，様々な国内外の学会情報や地方の仲間の動向を知ることもできる．**Endovascular Today**（https://twitter.com/EVToday）や **Interventional News**（https://twitter.com/IN_publishing）の Tweet は，学会の最新情報をはじめ，新製品や新規臨床試験の情報を教えてくれる．一般臨床では**岩田健太郎先生**（https://twitter.com/georgebest1969）**のつぶやき**や**池田正行先生のブログ**（http://square.umin.ac.jp/massie-tmd）が，正直で利益相反がなく，異なった観点から様々な問題を客

観視するのに役立つ．問題は，これらの情報量があまりにも面白くて多すぎて，処理しきれなかったり，時間を浪費して本来の勉強・業務に支障を来したりすることだろう．ネット・ゲーム依存症の学生と同じ危険がある．私自身は，「ツイートを自動的にFacebookに流す設定にし，フォローする人を最低限とし，友達申請は原則中止し，友達承認は知っている人だけ」という原則にしているが，それでも毎日かなりの時間が消費される．でもIVRに役立つ情報も少しは発信することで，心から愛するIVRに少しでも恩返ししたいと思って地道に続けている．「やられたら倍返し」する若さはもう卒業したが，「受けた恩は倍返し」する気持ちは一生持ち続けていたいと思っている．

第2章 Subspecialistへの道

病理

倉敷中央病院放射線科 小山 貴

A-1 総論

■ 緒言

　自分の専門として画像診断を選択した後にも，若い駆け出しの頃，放射線診断か病理かかなり悩んだ時期があり，当時の私は画像診断よりもむしろ病理の教科書や文献を渉猟することの方が多かったと思われる．短い期間ではあったがMayo Clinicで病理部門に机と顕微鏡を頂き病理に浸ることができた時間や，京都大学で病理部の真鍋俊明教授（現 滋賀県立成人病センター研究所所長）に薫陶を受けた時間は私にとってかけがえのない幸せな時間であり，今でももう少しその時間が長かったら病理に転科していたと思われる．思い悩んでいる間にいつの間にか当時からの上司との縁などにより画像診断を抜け出すことが難しくなってしまったように思われ，現在に至る．

　これまで学会などで，病理に関する浅薄な発言を繰り返してしまったせいか，折にふれて「病理を学習した方がよいのでしょうか」という質問を頂くことがあった．病理に関して素人である私自身にはこのようなことを云々する資格はまったくないが，若い頃に病理の学習にある程度長い時間を費やした一放射線科医として，そのような問いに対して日頃思うことを，折角頂いたこの機会に若い放射線科医にお伝えさせて頂きたい．

1 病理診断を学習する上でのポイント

■ 1）放射線診断医にとって病理を学習する意義

病理を学ぶことの大きな意義として，まず考えられるのは次のような点である．
a）疾患概念の認識
b）画像と病理の対比
c）病理診断の限界

　そして，これらの意義は同時に，私自身が自分なりに病理を学習する上での最大の動機でもあったと思われる．以下にそれぞれの項目に関して概説させていただきたい．

a. 疾患概念の認識

　多くの疾患において，その概念は病理によって定義されることが圧倒的に多い．つまり，組織においてかくかくしかじかの所見を示すものと定義されるのである．病理の知識なくしては，疾患概念の定義となる keyword を単に記号として理解する他ないのであるが，病理を知ることにより記号が意味するイメージを具体的に認識することになり，大きく世界を広げることになる．また組織の image を認識することのメリットのひとつとして，病変の発生する部位が変われば画像所見は異なるが，病理像は普遍的であることが挙げられる．例えば血管腫はどのような病変であるかという疑問に対して，我々放射線科医がまず思い浮かべる image は肝臓の dynamic CT[3] において造影効果の拡散する腫瘤かもしれない．あるいは脳の出血や石灰化を伴う腫瘤であったり，軟部組織の T2 強調像で高信号を呈する腫瘤かもしれない．ところが病理学的にはこれらはいずれも血管内皮の増生と拡張した血管腔を特徴とし，発生する臓器にかかわらず基本的には同じなのである．

　病理的な疾患概念を学び始めると，多くの疾患概念が時とともに劇的に変遷することにすぐに気づくであろう．悪性リンパ腫における非 Hodgkin リンパ腫の分類は1980 年代と今世紀ではまったく比較にならない．また，多くの免疫染色[7] の登場により疾患概念の地図は次々と塗り替えられてきた．軟部腫瘍の多くが線維肉腫と呼ばれた時代を経て，次には悪性線維性組織球腫と呼ばれるようになったかと思うと，今やこれらの組織診断はまったく時代遅れということになり，血管周皮腫の多くや胸膜の良性限局性中皮腫は CD34 という免疫染色が登場したことにより孤在性線維性腫瘍 (Solitary fibrous tumor) に塗り替えられてきた．

　すなわち病理学そのものが絶対的な価値基準に基づくものではなく，多数の人々の consensus に基づく砂上の楼閣のようなものだということを再認識することになるであろう．

b. 画像と病理の対比

　私達，放射線科医が病理に求めることはなんといっても画像診断の根拠となる根幹の画像所見が病理のいかなる特徴を反映したものであるかということであろう．多くの場合，病理における診断の根拠と画像診断の根拠は乖離しており，後者は，病理医が診断に際してそれほど重要視しないことであったりする．言うまでもなく病理は細胞レベルにおける組織の特徴を根拠に診断するのに対して，放射線科医は肉眼レベルにおける病理の特徴に診断の根拠を求めるので，これは至極当然である．例えば，子宮腺筋症における病理診断の根拠は子宮筋層内に存在する異所性内膜組織であるが，これはある程度の大きさがない限り，MR 画像では同定されない．一方，MR 画像に

おける診断根拠はT2強調像で境界不明瞭な低信号域であり，異所性内膜に反応して過形成を呈する筋層組織なのだが，通常，強拡大で過形成と判断することは困難なことが多く，弱拡大またはルーペ像で正常の部分と比較して初めてわかることなのである．画像に対応する病理所見は画像診断医が病理に足を運んで，病理を直接見ることで初めて得られるものであることが多いのである．

c. 病理診断の限界

　病理を学ぶ上で最も重要なことは，組織診断における限界を知るということではないかと思う．言い換えれば，病理診断は金科玉条ではないということである．画像診断がそうであるように，病理の最終診断は組織からすぐに決定されるものではなく，複数の鑑別診断から最終的に1つの診断に絞り込まれるという診断のプロセスを辿ることが多く，最終診断にいたるまでには様々な逡巡，紆余曲折があるのである．

　病理の初学者と熟練した病理医の間で診断が相違するのは，拾い上げる所見や考えうる鑑別診断の幅に拠る違いが大きい．病理の研究会などで，1つの症例を巡って熟練した病理医達が下す最終診断の多様さには驚くに至らない．また限られた情報のみの診断では時に診断を誤ることがあるが，それは放射線科医が重要な臨床情報なくしては必ずしも正しい診断に辿り着かないこととよく似ている．

　例えば，大腸癌からの卵巣転移は卵巣原発の類内膜癌の組織像に驚くほど類似し，そのように診断されることがありうる．両者の鑑別は，いくつかのサイトケラチン・サブタイプによる免疫染色が追加されれば解決される問題であるが，原発巣である大腸癌が小さく，卵巣転移で発症したような状況においては病理医自身，免疫染色の必要性に思い至らないこともありうる．また粘液性囊胞性腫瘍という病理診断が下される卵巣の囊胞性病変でも，MRIで典型的なshadingが見られる場合には内膜症性囊胞の上皮の粘液上皮化生に対してそのように診断している可能性に思い至るのである．

　同様の組織診断におけるpitfallは分野，臓器を問わず枚挙にいとまがないが，そのようなpitfallに精通するほどまでに病理を学ぶ必要があるということを強調したいのではない．画像と病理の診断が乖離した場合には，時と場合に応じて，病理が陥っているpitfallの可能性も考慮すべきである．病理を学ぶことにより，病理診断も人為的な選択の結果であるということを認識することの意義は大きいのである．

■ 2) 病理を学習する上でのポイント

a. 検鏡の機会

　病理をローテートする機会に恵まれるローテーターはともかくとして，一般の放射線診断医が画像診断を離れて病理の研修に専念するという機会はないであろう．したがって，日常業務の中で病理の組織に触れる機会は病理所見が気になる症例をピック

アップした上で，病理医に30分なり1時間なりのアポイントメントをお願いして，検鏡の機会を得るということである．あくまでも病理医の都合によるのであるが，多忙な病理医の業務を煩わさないためにも短時間で多くの機会を得る方が相互のためと思われる．多くの場合，放射線科医の興味と病理医の視点には大きな相違がある．これを解決するためには，病理医に画像診断医として興味のある点を伝えて，気長にdiscussion 顕微鏡[†]で検鏡して頂くしかない．

この際，非常に重要なことは病理医と共に検鏡する前に少しの時間でもプレパラートを自分で検鏡する時間を作るということであろう．はじめはその所見を捉えることが難しいと思われても自分で組織から情報を導き出すことをしなければ，所見を捉える能力が上達しないのは画像も病理も同じである．

[†] discussion 顕微鏡：病理標本を一度に数人で見ることができる顕微鏡．

b. 病理の基本

最初に学習すべきポイントは画像診断と同じく，まずは正常像を知ることであろう．わけても基本的なリンパ球，形質細胞，組織球といった炎症細胞，上皮細胞，間質を構成する線維芽細胞といった基本的な細胞，すなわち病理における語彙を知ることで，何が見えているのかという世界を知ることになると思われる．次にどのような異常なのかという所見を拾い上げるのであるが，ここまで来れば，多くの症例で自分なりに画像と病理の対比を行うことが可能になると思われる．わからないときには正常像あるいは典型例に立ち返って比較してみることも重要である．ここから先，鑑別診断を考える，そして最終診断に絞り込むという作業を行うにはそれなりの努力を要するものと思われる．

c. 顕微鏡酔い

病理組織を検鏡し始めた初学者の多くは，おそらく車や船などの乗り物に酔ったような気分不良に陥るということが多いと思われる．特にdiscussion 顕微鏡でプレパラートを動かされたときに起こりやすい．この状態を指す一般的な単語ではないが，本稿においては，一部の病理医の間で使われる「顕微鏡酔い」と表現させて頂きたい．実際にこの顕微鏡酔いが原因でプレパラートを検鏡することを躊躇してしまう者も少なくないと思われる．私自身，志望科を放射線科と病理の間で逡巡した際，プレパラートを検鏡する際の顕微鏡酔いが非常にきつく，自分は病理医には向いていないと浅薄な早計をしてしまった憶えがある．

「顕微鏡酔い」の程度は個人差が非常に大きいのであるが一番の解決法は慣れで，ほとんどの人はこれを克服することができる．あくまでも私見ではあるが，顕微鏡酔いの原因は視点の狭さにあるように思われる．初学者は視野の焦点が狭い領域に集中し

てしまう傾向にあり，この状態で他人にプレパラートを動かされると視点がついていかずに顕微鏡酔いに陥りやすいと思われる．視点を広範囲に素早く移動させながら検鏡することは，顕微鏡酔い対策になると同時に病理の所見を効率的に拾い上げるという一石二鳥の対策なのだと思う．

　これは我々放射線科診断医でも同様の傾向があり，研修医は画像診断や超音波検査の際に狭い領域に視点が固定されているように思えるが，熟練した診断医は瞬時にモニターの広い領域に視点を巡らせるものと思われる．視点の動かし方を自ら意識することは超音波検査や画像診断における所見の拾い上げを促進するためにもきわめて有効な方法に思われてならない．

d. 免疫染色

　病理を知る上で放射線診断医にとってハードルのひとつが免疫染色であろう．放射線関連の学会，研究会においても「免疫染色の某に陽性，某に陰性だったので，○○腫瘍と診断されました」というくだりは日常光景のように繰り返される．およそ1980年代に世界的に広まった免疫染色は最近では新たな疾患概念と深く結びついていることがある．それまで違う診断が下されてきた腫瘍に対して，C-kit の登場は消化管間質腫瘍（GIST），CD34 は孤在性線維性腫瘍（Solitary fibrous tumor）の病理診断を塗り替えてきたように．最近ではますます名称も複雑化して，脱分化型脂肪肉腫のためのMDM2 や CDK4，胃型粘液を染めるための HIK1083 に至っては4桁の数字を覚えるのに困難を感じる方も少なくないと思う．

　しばしば「免疫染色についても勉強する必要があるのでしょうか」という質問を頂くのであるが，その答えは単純である．病理医になるつもりで真剣に学習するのでなければ必要性はきわめて低い．腫瘍の免疫染色性が画像に反映されることはないといっても過言ではないのだから．これだけは強調しておきたい．時に免疫染色を金科玉条とする病理医もいるが，感度，特異度が 100% に達する免疫染色はほとんどないのである．前述のごとく CD34 というマーカーによって孤在性線維性腫瘍という疾患概念が誕生したが，この事実から病理医は孤在性線維性腫瘍の組織学的特徴を学び，今では組織像からこの診断を想起することができる．すなわち，診断を下す上での基本は組織像なのであり，免疫染色に頼りすぎると，CD34 陽性となる腫瘍は他にも多数あるため，診断を誤る危険性がある．Mayo Clinic における私の病理の師であるDr. Unni は免疫染色のこととなるとしばしば次のように云われていたのを思い出す．"Immunohistochemistry ? So what ?"（免疫染色？だから何だ？）

■ **最後に**

　画像診断と病理はいずれも形態診断という共通の枠組みの学問であり，最終診断までに辿る両者の思考プロセスはきわめて類似している．まったく異なる根拠から両者が挙げる鑑別診断がほぼ一致するといった現象の多さには驚くばかりである．必ずしも病理の学習をせずとも，なぜ，両者の診断が一致するのか，あるいは相違するのか，個々の症例で病理診断医と議論させて頂くだけでも放射線科医にとっては非常に得るところが大きいと感じるのは私だけではないと思われる．一方，病理の世界を知ることで改めて画像診断の advantage を再認識することもある．画像は単に病変の全体像を見ることができるというだけでなく，1つの症例においても身体の様々な部位における病変を俯瞰することができる．それから経時的な変化を知ることが出来るというのは病理では難しいのである．そして画像診断の魅力は病理よりもはるかに臨床に近いところに存在しているということかもしれない．

　画像診断医が病理医のもとで症例を供覧する場合には臨床，画像の情報を伝える努力を惜しんではならないと思う．特に生検組織の病理診断においてはきわめて重要な情報をもたらすことが多い．そのような交流により病理医の診断に役立てる機会があれば画像診断医として冥利に尽きるといっても過言ではない．

　本稿により少しでも病理の世界に興味を抱いて頂ければ幸甚である．

謝辞

　私と同じ時期に Mayo Clinic にご留学されていた倉敷中央病院病理検査科の能登原憲司先生には本稿を執筆するにあたり，貴重な助言，多大なご協力を頂き，深謝いたします．また，この原稿の執筆時に所属していた大阪赤十字病院放射線診断科の同僚の先生方にも初稿に対して率直な感想や示唆を頂いたことに感謝の意を表します．

A-2 | 役立つもしくはおすすめの教科書

画像診断に役立つ肉眼病理アトラス—胸部・腹部・骨盤部の典型的疾患
【伊藤　剛・著】：【学研メディカル秀潤社】：【2005年】：【本体6,000円（税別）】：【215ページ】：【5, 7, 8, 9, 19】：【B】：【Ⅱ】

　病理の専門医の資格も有する放射線診断医が長年に亘り，画質にもこだわり抜いて集めた写真から選びぬかれた肉眼病理のアトラスである．我々がよく目にする疾患のイメージを知るという要求に応える貴重な本と思われる．

カラーアトラス　マクロ病理学　第3版
(「Colour Atlas of Anatomical Pathology, 3rd ed」の訳本)
【山川光徳,吉野　正,横井豊治・訳, Cooke RA, Stewart B・著】:【西村書店】:【2005年】:【本体6,500円(税別)】:【300ページ】:【19】:【B, C, D】:【Ⅲ】

　マクロ像を含めて,病理のアトラスを手元におきたいと思うなら上記の本と合わせてこの2冊がおすすめである.

病理形態学で疾病を読む　[リスト p.318]
【井上　泰・著】:【医学書院】:【2009年】:【本体8,400円(税別)】:【352ページ】:【19】:【B, C, D】:【Ⅰ】

　診断にたどり着くための病理の考え方の道筋を知るという意味もあるが,詳しい病理の知識がなくとも一般的な臨床医であれば十分に理解しうる内容である.また一例一例,ミステリーを紐解くような著者の語り口のせいか読み物としても十分に面白い.

骨腫瘍の病理　[リスト p.297]
【石田　剛・著】:【文光堂】:【2012年】:【本体28,000円(税別)】:【510ページ】:【10, 19】:【D】:【Ⅲ】

　骨腫瘍の画像と病理の対比という観点からも日本が世界に誇るべき名著と思われる.石田先生には帝京大学の今村先生と書かれた「非腫瘍性骨関節疾患の病理」という素晴らしい本があり,学術的な価値がきわめて高い本なのであるが,惜しむらくは本書は現時点で絶版であり,入手不能である.

Rosai and Ackerman's Surgical Pathology - 2 Volume Set, 10th ed　[リスト p.319]
【Rosai J・著】:【Mosby】:【2011年】:【$459】:【2892ページ】:【19】:【B, C, D】:【Ⅲ】

　疾患概念をてっとり早く理解するという点に関しては,WHO分類の本「World Health Organization Classification of Tumours」(International Agency for Research on Cancer:IARC)か本書を紐解くのが最良と思われる.最新の知見が網羅されている上に鑑別診断を考えるためにもきわめて有用であり,常に手元に置いておきたい教科書のひとつである.

Atlas of Tumor Pathology / Atlas of Nontumor Patholgy Series
【AFIP(現 American Registry of Pathology)】:【南江堂洋書部にて25,000円前後】:【19】:【B, C, D】:【Ⅲ】

　これまでにAFIP(現在ではAmerican Registry of Pathology)から上梓されたatlas seriesはそのいずれもが病理のことを学ぶためのBibleであり,個々の病変に関するmacro像や臨床像を読むだけでも非常に勉強になることと思われる.私自身が病理を学ぶための一番の教科書であったが,第3seriesから始まった一連のnontumor pathology の text は特におすすめである.

Blaunstein's Pathology of the Female Genital Tract, 6th ed
【Kurman RJ, Ellenson LH, Ronnett BM・著】:【Springer】:【2011 年】:【€ 169,95】:【1246 ページ】:【9, 19】:【C, D】:【Ⅲ】

　婦人科領域においては疾患が非常に多岐に亘るため，その概念を理解するという段階で1つのハードルがあるのだが，その困難を克服するためにも是非，携えたい1冊である．最新版ではそれまでの版と大きく異なり，遺伝子レベルのことまでを含めた最近の知見を網羅しているのだが，疾患概念やマクロ像に関しては前の版の方が画像診断医には読みやすく，よく書けているように思われる．幸いにして，前の版もインターネットではまだ入手することができる．

A-3 いつも目を通しているまたはおすすめの雑誌

病理と臨床（文光堂, http://www.bunkodo.co.jp/）　[リスト p.343]

　放射線診断領域での「画像診断」「臨床画像」などに相当する雑誌であり，毎号，特集のテーマに沿って総説がわかりやすく書かれていることが多い．病理を専門的に学ぶためでなくとも画像診断医としても勉強になる記事が多く，筆者も駆け出しの頃はほぼ毎号，目を通し，多くの恩恵を受けた憶えがある．

The American Journal of Surgical Pathology (AJSP)　[リスト p.340]
（http://journals.lww.com/ajsp/pages/default.aspx）

　筆者が研修医の頃は創刊されて日が浅い時期ではあったが，新たな腫瘍の概念が次々と登場してくることが多く，病院の図書館で真っ先に目を通す雑誌であった．瞬く間に impact factor が上昇していったことからも伺えるように，外科病理に関する最も重要な雑誌のひとつである．ただこの雑誌に限ったことではないが，新たに提唱された概念の中には泡沫のように消えていったものや概念が確固としない曖昧なものもあることを言及しておきたいと思う．

　このほかにも，**Modern Pathology**（http://www.nature.com/modpathol/index.html）や **Histopathology**（http://onlinelibrary.wiley.com/journal/10.1111/(ISSN)1365-2559），**Human Pathology**（http://www.journals.elsevier.com/human-pathology/）などのジャーナルが，診断を専門とする病理医の間でよく読まれている．**Histopathology** は毎年年頭に，テーマ（主に臓器）に沿った総説のみからなる特集号を出版しており，新しい知見をまとめて習得するのに役立つ．うれしいことにこの特

集号はオープン・アクセスになっており、無料でダウンロードが可能である．

A-4 役立つもしくはおすすめの web サイト

病理学の勉強に役立つサイト（京都大学大学院医学研究科 人間健康科学系専攻病理学研究室，http://www.hs-kyoto.net/?page_id=1042）
初学者が病理を独習するための教材が豊富．

免疫組織データベース〜いむーの
（神戸大学病院病理部，http://immuno.med.kobe-u.ac.jp/）
免疫染色に関して調べる必要が生じた時のために．

第3章

注目本リスト
注目雑誌リスト（電子雑誌を含む）
おすすめ web リスト
　A. 検索サイト
　B. 教育用サイト，teaching file
　C. 放射線医学関連学会，研究会
　D. モダリティ，領域別医療情報
　E. 医学・医療情報全般
　F. 医学英語論文
　G. 医学書籍

注目本リスト

「画像診断を考える」(2003年刊行)のおすすめ本リスト:
http://www.shujunsha.net/image_diagnosis/list.pdf

　リストは以下のような順で記載されています．日本語(五十音順)と英語(アルファベット順)に分け，推薦者数の多い順にしました．

【記載方法】

書名（翻訳本の場合は洋書名）
著者名［出版社：刊行年：価格：ページ数］【項目】　［おすすめした執筆者名］
　おすすめした執筆者名［読者対象の区分：おすすめの読み方区分］：コメント．

【項　目】

1. 放射線科全般の本
   （核医学・治療も含む）
2. 放射線診断全般 general radiology の本
3. 中枢神経画像診断（脳・脊髄・頭蓋骨・脊椎）
4. 頭頸部画像診断
5. 胸部画像診断
6. 心大血管画像診断
7. 腹部・消化器画像診断
8. 泌尿器科画像診断
9. 産科・婦人科画像診断
10. 骨・軟部画像診断
11. 乳腺画像診断
12. 超音波画像診断
13. 小児画像診断
14. 救急放射線
15. 核医学画像診断
16. 血管造影・IVR
17. 放射線物理学，MRI/US/CT の原理，等
18. 放射線関係のその他の分野
    （放射線生物学・法規，Autopsy imaging，1～17に当てはまらないものなど）
19. 病理学・アトラス
20. 解剖学・アトラス
21. 発生学，その他基礎分野
22. 内科系分野
23. 外科系分野
24. その他の医学分野
    （統計学，情報処理，医学英語，医学論文の書き方，学会発表の仕方・他）

【読者対象の区分】

A：医学生，研修医1～2年目（初期もしくは前期研修医）向け
B：初期研修医終了～放射線科専門医試験受験前（卒後3～6年程度）
C：放射線科専門医合格後～放射線診断専門医試験受験前（卒後6～8年程度），自分の専門分野外
D：放射線診断専門医取得以後（卒後8年程度以降）

【おすすめの読み方に関する区分】

Ⅰ：1回は通読，その後は繰り返し読み，または拾い読み
Ⅱ：かなりの部分を拾い読み
Ⅲ：必要箇所を拾い読み

1 放射線科全般の本（核医学・治療も含む）

画像診断シークレット 第 2 版 (シークレットシリーズ)（「Radiology Secrets，2nd ed」の訳本）
Solomon JA, Pretorius ES・著，大友　邦，南　学・監訳［メディカル・サイエンス・インターナショナル：2007 年：本体 8,400 円（税別）：724 ページ］【1】

　下野［A, B, C：Ⅲ］：画像診断のみならずそれに関する重要な臨床医学知識を口頭試問のような質問形式で学習できる．かなり高度な内容まで網羅．原著の最新版が2010年に「Radiology Secrets Plus，3e」として発刊されている．

2 放射線診断全般 general radiology の本

1 枚の X 線写真から：鑑別診断の進め方と考え方
多田信平，大場　覚・著［金原出版：1988 年：本体 9,200 円（税別）：320 ページ］【2】

　小山（雅）［A, B：Ⅰ］：雑誌（臨床放射線）に連載された内容が編集された症例解説本です．本書の副題にあるように，鑑別診断の進め方と考え方が丁寧に記載されています．2005年には本書の姉妹本として「1枚の画像から　厳選100例」（大場　覚　編集）が出版されましたが，個人的には著者2人の診断哲学がにじみ出た本書が好きです．
　藤川［C, D：Ⅰ］：画像診断の面白さを教えてくれた本．古くて申し訳ないですが図書館で見つかるかもしれません．

1 枚の画像から 厳選 100 例　（臨床放射線 Vol.50 2005 年別冊）
大場　覚・編［金原出版：2005 年：本体 7,000 円（税別）：340 ページ］【2】

　藤川［B, C：Ⅰ］：現在の知識を素早くブラッシュアップできます．
　南［C：Ⅰ］：1988年に多田先生，大場先生が共著で書かれた「1枚のX線写真から‐鑑別診断の進め方と考え方（金原出版）」の続編．症例が新しくなってCT，MRIなどの画像も追加されている．雑誌「臨床放射線」に連載されていた特集を元にまとめたもので，現在も連載が続いておりさらに貴重な症例が追加されている．いずれそれらがまとめられることを強く希望する．1枚の画像からいかにして情報を取り出し，鑑別診断を進め，最終結論に結び付けていくかがよくわかる．

X 線診断へのアプローチ 全シリーズ 1 ～ 6
［医学書院：1983 ～ 1989 年，192 ～ 271 ページ］【2】

　南［A, B：Ⅰ］：1980年代にシリーズとして出版された本で，もちろんMRIの画像はほとんど含まれていない．しかし単純写真，CTなどを中心としてX線診断の基礎的な知

識や考え方が書かれており，非常に勉強になる本である．特に1. 頭部，2. 胸部1：心臓・大血管，6. 骨，がよい．図書館にはある場合が多いので医学生を含め初学者にはぜひ読んで欲しい．

画像解剖コンパクトナビ
百島祐貴・著［医学教育出版社：2013年：本体2,500円（税別）：360ページ］【2, 20】

下野［A, B, C：Ⅰ, Ⅱ, Ⅲ］：全身の放射線画像解剖アトラス．理解を助けるシェーマや簡潔な読影ポイントなども記載されており，初心者から自習できる親切な本．類書として「若葉マークの画像解剖学 改訂第2版（2014）」もより詳しくとてもおすすめ．

画像診断の御法度—それでいいの？
菅 信一・編著［学研メディカル秀潤社：2005年：本体3,800円（税別）：308ページ］【2】

下野［B, C, D：Ⅰ, Ⅱ］：画像診断におけるピットフォール・ヒヤリハットを学べる実践的な症例集．基本的な知識を習得してから読むとより効果的．

画像診断ヒヤリ・ハット— 記憶に残る画像たち
放射線診療安全向上研究会・編［南江堂：2010年：本体5,000円（税別）：290ページ］【2】

下野［B, C, D：Ⅰ, Ⅱ］：「画像診断の御法度—それでいいの？（2005）」とよく似た画像診断におけるピットフォール・ヒヤリハット症例集．扱っている症例に重なりが少ないので両方とも読むことをおすすめしたい．こういう本が好きであれば「画像でみる患者の失敗，医者の失敗（2004）」もおすすめ．

画像診断を学ぼう：単純X線写真とCTの基本
［Learning Radiology：Recognizing the Basics の訳本］
Herring W・著，江原 茂・訳著［メディカル・サイエンス・インターナショナル：2008年：本体6,800円（税別）：316ページ］【2】

南［A：Ⅰ］：単純X線写真の入門書としてすばらしい本である．胸部単純写真の読影法が詳しく書かれているだけではなく，腹部単純写真や骨単純写真，胸腹部・頭部CTについても簡単に記載されている．画像の読み方および代表的な疾患の所見を学ぶことができる．筑波大放射線科では選択実習の医学生の必読本として貸し出している．原著「Learning Radiology：Recognizing the basics（Saunders）」では第2版が出版されているが，日本語は初版の翻訳であるのが少し残念．

癌取扱い規約からみた悪性腫瘍の病期診断と画像診断　2012年版，2013年版，
（臨床放射線10月臨時増刊号 57-11，58-11）
臨床放射線編集委員会・編［金原出版：2012および2013年：ともに本体7,500円（税別）：256ページ］【2, 19, 24】

　南［C：Ⅱ］：画像に基づいた悪性腫瘍の病期診断について，癌取扱い規約のシェーマを多数用いて解説した本である．著者によって少し書き方が異なるところが残念ではあるが，実際の読影法が詳しく書かれた章も多数あり有用である（できれば1冊にまとめてほしかった）．また，2013年に学研メディカル秀潤社から出版された「悪性腫瘍の病期診断：治療法と予後の分岐点を見極める（2013年画像診断臨時増刊号Vol.33No.4）」も見る観点が少し異なり，治療法を念頭に置いて書かれた項目も多い点が役立つ．

癌の術後画像診断：合併症と局所再発のチェックポイント
福田国彦・編：学研メディカル秀潤社：2013年：本体5,000円（税別）：240ページ【2, 23】

　南［B, C：Ⅱ，Ⅰ］：癌の術後の画像診断について全身をカバーした本．分担執筆であるため，それぞれの章の書き方に少し違いはあるが，日常業務の中で経過観察や術後合併症のチェックは非常に重要であるため，できれば一読したい．

この画像を見たらほぼ決まり！パターン認識からのアプローチ
（画像診断 Vol.32 No.4 2012年臨時増刊号）
青木茂樹，福田国彦・編著［学研メディカル秀潤社：2012年：本体5,000円（税別）：216ページ】【2】

　下野［B, C：Ⅱ］：特徴的な画像所見を呈する症例をランダムに集めた本．基本的な知識を習得してから目を通すと効果的．放射線科専門医試験の直前レビューとして役立つと思う．

CT・MRIアトラスUpdate —正常解剖と読影のポイント
［Medicina Vol.46 No.12 2009年11月号（増刊号）］
齊田幸久・編［医学書院：2009年：本体7,200円（税別）：448ページ］【2, 20】

　下野［A, B, C：Ⅱ，Ⅲ］：CT，MRIの解剖，各領域の読影手順，日常臨床で必須と思われる疾患画像が掲載されている．これ1冊でCT，MRIをかなり把握できるし，ちょっとした事を調べるのにとても便利．読影室には常備したい1冊．改版されてより内容が充実．

CT・MRIによる結核の画像診断（画像診断リファレンス）
宗近宏次・編［メジカルビュー社：2004年：本体8,000円（税別）：248ページ］【2】

　藤川［D：Ⅰ］：ひとつの疾患で様々な経時的変化や所見をまとめて勉強できるところがいいです．古くて新しい病気で縦糸を手繰ってみることは他の疾患でも役立つと思います．

所見から考える画像鑑別診断ガイド
(「Aids to Radiological Differential Diagnosis, 5th ed」の訳本)
Davies SG・著, 南　学・訳［メディカル・サイエンス・インターナショナル：2012年：本体6,000円（税別）：608ページ］【2】

　下野［A, B, C：Ⅲ］：鑑別診断用ハンドブックとして定評のある「Aids to Radiological Differential Diagnosis: 5th ed（2009）」の訳本（原著第6版が「Chapman & Nakielny's Aids to Radiological Differential Diagnosis: Expert Consult - Online and Print, 6e」として2013年発刊）．調べるためだけでなく，放射線科専門医試験前にレビューするのにも良い．単純X線写真や尿路造影，核医学，USなどを網羅しているがMRIはやや薄い内容．疾患は欧米の頻度に沿っている．日本のような細かな腫瘍病理へのこだわりはあまりなく，実践的な内容はこれでよいのだということがわかる．疲労骨折の一覧表，腎誘発性高血圧の項目，統計のページ，AIDSや傍腫瘍症候群の項目などが素晴らしい．

スクワイヤ放射線診断学 (「Squire's Fundamentals of Radiology, 6th ed (2004)」の訳本)
Novelline RA・著, 藤原卓哉・訳［羊土社：2005年：本体8,000円（税別）：643ページ］【2】

　下野［A, B：Ⅰ］：放射線診断学入門書として名高い「Squire's Fundamentals of Radiology, 6th ed（2004）」の訳本．これ以降原著の最新版が発刊されていない様子．まったくの初心者にとっても一からわかるよう大変丁寧に記載されており，理解を深める設問もある．画像を見るときのポイントからその手順までを楽しく学べる．一通りの画像解剖と撮像原理も習得できる．単純X線写真が多いが，US，CT，MRI，核医学など必要十分な画像（現在でも十分耐えうる画質）が掲載されている．

放射線科医のものの見方・考え方　改訂増補版
今西好正, 小谷博子・著［医療科学社：2012年：本体10,000円（税別）：368ページ］【2】

　下野［A, B：Ⅰ, Ⅱ］：画像診断を，画像がどのように成り立っているかという基本や発生学・病態生理学的観点から詳細に解説．第1版よりかなり改訂された．胸部単純X線写真だけでなく，腹部・骨単純X線写真を勉強するのにも有用．私見だがセンスの良い画像診断医は血管系の発生学や生理的変異を熟知しているように感じるが，本書ではそういった点にかなり重きをおいている．

放射線診断ワンポイントレッスン
松浦啓一, 片山　仁・著［南山堂：1985年：4,854円（税別）：228ページ］【2】

　小山（雅）［A, B：Ⅰ］：症例・疾患別に，単純X線写真を中心に画像の読影や知っておくべき情報が記載されています．随所に著者独自の考え方も述べられ，初学者向けですが読み応えは十分です．

レジデントのための CT 診断 — Q&A でわかる
荒木 力・著［南江堂：2004 年：本体 5,700 円（税別）：310 ページ］【2】

下野［A, B：Ⅰ］：CT 入門書としてはベスト．少し画質は古くなった感もあるが，全身のCTの読み方をポイントを押さえたクイズ形式でわかりやすく学べる．

Atlas of Normal Roentgen Variants That May Simulate Disease 9e
Keats T［Saunders,：2012 年：$315.00：816 ページ］【2, 10】

小山（雅）［B, C, D：Ⅲ］：正常変異の教科書です．施設に1冊は必要です．

下野［A, B, C, D：Ⅲ］：単純X線写真の生理的変異アトラス（一部相関するCTやMRIも掲載）．旧版よりかなりページ数が減りコンパクトになった分，オンラインで多量の追加画像（軟部領域など）が見られる（本ですべてを済ませたいなら旧版までの方が良いかも）．別の本であった「Atlas of Radiologic Measurement, 7th Edition」も加わりオンラインで見られる．

松木［B, C, D：Ⅲ］：僕が入局するずっと昔から放射線科医にとって必須の教科書とされてきました．やはり画像診断にとってまず正常変異を知ることは重要で，日常臨床にて異常なのか正常なのかしばしば悩まされます．Keats 先生の教科書はおびただしい数の正常変異の画像を掲載し，以前は単純レントゲンがほとんどでしたが改訂され，現在ではCT，MRIも沢山含まれています．これも放射線科の必須アイテムとして，医局，読影室に購入すべき本です．

Taybi and Lachman's Radiology of Syndromes, Metabolic Disorders and Skeletal Dysplasias 5th ed
Lachman R［Mosby：2007 年：1408 ページ］【2】

小山（雅）［B, C, D：Ⅲ］：症候群や骨系統疾患を調べる教科書です．画像診断に不可欠な1冊ですが，読影室に1冊あれば良いと思います．

下野［B, C, D：Ⅲ］：症候群の臨床・画像所見が満載．何でも載っているのに驚く．購入すると本書のオンライン版にアクセス出来る権限が得られ，それにより検索しやすくなった．

南［C, D：Ⅲ］：きわめて有名な Dr. Taybi の syndrome に関する教科書．もちろんこれを全部読む必要はないし最初から読んでいく必要もないが，知らない syndrome に出会った時には必ずこれを引く習慣を付けるとよい．私自身は第2版と第3版を持っているが第2版の方が使い勝手はよかった（残念ながら現在の版は知らない）．またこの縮刷版として「Handbook of Syndromes and Metabolic Disorders: Radiologic and Clinical Manifestations（Mosby）」があるがこれは読み通せる本である．同様の教科書に「Smith's Recognizable Patterns of Human Malformation, 7th ed.（Saunders）」や「Human Malformations and Related Anomalies（Oxford Univ. Press）」，「Gorlin's Syndromes of the Head and Neck（Oxford Univ. Press）」などがある．

Fundamentals of Diagnostic Radiology 4th ed
Brant WE, Helms CA (Editor) [Lippincott Williams & Wilkins：2012年：$246.99：1472ページ]【2】

下野 [A, B, C：Ⅰ, Ⅱ, Ⅲ]：核医学，超音波を含め画像診断のすべてを網羅している．Fundamentalsという題名だが，初心者向けのみの内容ではなく奥が深い．初めて勉強をする人にとっても全領域の総復習をしたい人にとっても最適．Helmsの骨軟部画像診断の名著「Fundamentals of Skeletal Radiology」が，そのまま骨軟部の章となっている．

藤川 [A, B, C：Ⅰ]：最初に完読したgeneral radiologyの本です．（初版本での感想）

Primer of Diagnostic Imaging 5e
Weissleder R, Wittenberg J [Mosby：2011年：$135.00：816ページ]【2】

藤川 [B, C：Ⅰ]：一気に各分野をreviewするのに最適な本で，私の書き込みがもっとも多い本です．（初版本での感想）

南 [B, C：Ⅰ]：「Radiology Review Manual (Lippincott Williams & Wilkins)」は"読む本，覚える本"とはとても言えないが，この本はMGHの放射線科レジデントの教科書として出版された本で筑波大でも入局時の最初に新人全員に配っている．ここに書かれていることは世界水準として知っておきたい．

AIRP Radiologic-Pathology Syllabus
AIRP [毎年改版]【2】

下野 [A, B, C, D：Ⅲ]：AIRP (American Institute for Radiologic Pathology) (http://www.airp.org/) のサイトで購入できる．画像写真付きの「Radiology Review」Manualのような本．紙質や画質はあまり良くないが箇条書きで多くの病態が掲載されている．

Chapman & Nakielny's Aids to Radiological Differential Diagnosis, 6th ed
Davies SG [Saunders：2014年：$60.95：544ページ]【2】

南 [B, C：Ⅰ]：「Gamuts in Radiology (Springer)」は読むための本ではないが，この本は英国の放射線診断専門医試験のための準備本として非常によく使われている．Gamuts同様，画像所見に対応する病名が並べられているが，その数は重要なものに限定されており，かつ比較的病態生理学に沿って並べられている．MEDSIから第5版の日本語訳（「所見から考える画像鑑別診断ガイド」）も出ている．第2章では代表的な疾患についてコンパクトなまとめが多数記載されている点も試験対策本として使いやすい．

"Diagnostic Imaging" Series
[Amirsys：1冊あたり $300.00 前後：1000 ページ以上]【2】

下野［B，C，D：Ⅲ］：臓器別画像診断の辞書のような本．解説は箇条書きで読み物というよりは調べるための本．読影室にあるととても便利．美しいシェーマと画像（鑑別疾患も）が満載でとても見やすい．改版したものでは内容はかなり進化を遂げている．オンラインでは書籍収録以上の画像を見ることができ検索もしやすくなった．本シリーズの上級編に相当する"Specialty Imaging" Seriesは内容は期待外れの浅い内容でおすすめできない．

"EXPERTddx" Series
[Amirsys：1冊あたり $300.00 前後：500～1000 ページ位]【2】

下野［B，C，D：Ⅲ］："Diagnostic Imaging" Seriesに準拠する臓器別の絵合わせ鑑別診断辞書．画像掲載数は非常に多い．読影室にあるととても便利．

"Expert Radiology" Series
[Saunders：1冊あたり $300.00 前後：1000 ページ以上 2000 ページ弱が多い]【2】

下野［B，C，D：Ⅱ，Ⅲ］：2008年から発刊され始めている臓器別画像診断の教科書．とても画像が美しく力作ぞろい（オンライン版では書籍収録以上に更にページ数が加わる）．洋書の臓器別画像診断シリーズとしては現在一番出来が良いのではと思う．

LWW Teaching File Series
[Lippincott Williams & Wilkins：1冊あたり $150.00 前後：600 ページ前後]【2】

下野［B，C：Ⅰ，Ⅱ］：伝統ある臓器別teaching file集．改版を重ねているものもあり高難度症例も含まれ内容は結構良い．類書としてSaundersの"Teaching Files in Radiology" Series，Thiemeの"Teaching Atlas（一部改版はCase-Based Imagingと名称変更もあり）" Seriesや"RadCases（オンライン追加症例あり）" Series，McGraw-Hillの"Imaging Cases" Seriesなどがある．

Radiology Review Manual 7th ed
Dähnert W [Lippincott Williams & Wilkins：2011年：$134.99：1264 ページ]【2】

下野［A，B，C，D：Ⅲ］：画像診断鑑別書の定番．読影室にあるととても便利．数年単位で改訂され続けており，最新版ではオンラインでも閲覧でき検索しやすくなっている．

"Requisites in Radiology" Series
[Mosby：1冊あたり $100.00 前後：400～700 ページ位]【2】

下野［A，B，C，（Dのものもある）：Ⅰ，Ⅱ，Ⅲ］：領域別画像診断のレジデント向け教

科書．Requisiteは必須という意味だが，基本のみならずかなり高度な内容まで網羅している．かなり安い．数年ごとの改版がなされ，最新版ではオンライン版も可能．旧版からの流用が多く画質が古いものもあり，旧版を持っている方は新たに購入しなくてもよいのもある．本書準拠の臓器別teaching file集として「Case Review Series：Mosby」(https://casereviewsonline.com/) も改版され続けている．こちらもかなり安いが当たり外れが大きい．Requisitesシリーズの類書としてはSaundersの"Problem Solving in Radiology" Seriesなどがある．

3 中枢神経画像診断（脳・脊髄・頭蓋骨・脊椎）

エキスパートのための脊椎脊髄疾患のMRI 第2版
柳下 章・編著，相田典子，江原 茂，勝俣康史，森 墾・著[三輪書店：2010年：本体15,000円（税別）：600ページ]【3】　[p.217 小熊]

下野[B, C, D：Ⅰ，Ⅱ，Ⅲ]：脊髄脊椎MRIの和書教科書として最も定番．この領域では洋書でもこれほどの完成度の本は見あたらないし，この1冊で十二分．改版してより内容は充実．脊髄というとても細い構造物内の異常を画像上で鑑別しようという気持ちになりにくいが，それが可能であるということをこの本から学んだ．

小山（雅）[A, B：Ⅰ]：脊椎と脊髄の疾患が併記された教科書で便利．MemoやBoxの記載も有用である．（初版本での感想）

松木[B, C, D：Ⅱ]：脊椎脊髄疾患の画像の教科書は，今まで少なくて困っていた時にこの本が登場し，非常に助かります．概念，臨床から画像所見，診断キーに区分して解説され，A4サイズでスペースにゆとりがあり，読みやすくなっています．最近の疾患にも触れ，鑑別疾患も沢山挙げられ，日常臨床に役立ちます．研究会や学会発表の準備にも活用でき，当分はこの領域でこの本を凌ぐ教科書は出ないと思います．

南[C, D：Ⅱ]：脊椎・脊髄の画像診断の教科書として定番であり，必要十分な情報が載っている．画像もきれいで，最新の情報も含まれている．唯一，値段が少し高いのが欠点．

小児神経の画像診断―脳脊髄から頭頸部・骨軟部まで
大場 洋・編著[学研メディカル秀潤社：2010年：本体12,000円（税別）：736ページ]【3, (4, 10), 13】　[p.160 菅，p.217 小熊]

下野[C, D：Ⅲ]：小児神経画像の和書教科書としては最も詳細．非常に高度で最新の内容まですべて載っている．Barkovichの「Pediatric Neuroimaging, 5th ed (2011)」

が改版を重ねて大きすぎるようになったので，まずこちらで調べている．

小山（雅）[C, D：Ⅰ，Ⅱ]：小児神経を学ぶ上で最高の邦書．頭頸部や骨軟部にも解説が及び，使い手が良い．

藤川[C, D：Ⅱ]：小児神経放射線は日常お目にかからないことが多いですが，読みやすくためになります

南[C, D：Ⅱ]：小児神経の画像診断について画像診断の解説のみならず，発生や病理についても詳しく書かれている．また脊髄や頭頸部，一部骨軟部領域までカバーしている（残念ながらあまり読めていない）．

神経内科疾患の画像診断
柳下　章・著[学研メディカル秀潤社：2011年：本体10,000円（税別）：624ページ]【3】

下野[B, C, D：Ⅰ，Ⅱ]：柳下先生お一人で書かれた驚くべき本．すさまじい経験と勉学から得られた知識とお考えを惜しみなくご教授して下さっている．典型例と非典型例の両方を豊富な症例画像を提示しながら詳細に解説してあり，その結果読者に新たな非典型例が出現する未来をも予想させる．自分で症例を経験しなくても実感しながら理解できる．脳腫瘍などが網羅されておらず高度な神経内科領域に特化しているが，学習の仕方や考え方を学ぶ意味でも初心者にも是非読んでもらいたい．また，本書を読む前に「脳・脊髄の連想画像診断－画像に見えないものを診る：森　墾・編著（2013）」に目を通しておくとより理解が深まると思う．

松木[B, C, D：Ⅰ]：神経内科疾患の画像診断だけを取り上げた教科書はいままでなかったと思います．どちらかというと中枢神経系の画像診断は腫瘍や感染症，血管障害が中心だっただけに，これほどまでに多くの神経内科疾患の診断に画像が寄与するものなのかと驚くばかりです．これも柳下　章先生の豊富な知識と経験によってなせる業だと思います．研究会で提示される稀な症例や画像も載っていて，読みやすく一度読破されることをおすすめします．

藤川[D：Ⅰ]：神経内科系疾患は幅広くどんどん概念の再構築が繰り返されて苦手になりがちな分野ですが，比較的わかりやすいので食らいついています．

南[C, D：Ⅱ]：神経内科疾患（変性，感染，炎症，脱髄，代謝，中毒その他）についてMRIを中心に画像診断が述べられている．診断の基礎から始まり，豊富な症例と画像およびその説明はすばらしく，単著者による執筆のため非常に統一性が取れている．画像診断医にとっては神経内科の本から入るより，この本から入った方が神経内科的疾患がより身近に感じられると思われる．

これでわかる拡散MRI 第3版
青木茂樹, 阿部 修, 増谷佳孝, 高原太郎・編著［学研メディカル秀潤社：2013年：本体7,400円（税別）：488ページ］【3, (2), 17】

下野[B, C, D：Ⅱ, Ⅲ]：前半では拡散画像の原理からupdateな内容までを解説し，後半では拡散画像の有用な症例画像（大部分が脳だが改版され他部位も充実）を呈示している．いずれも簡潔に説明している．

小山（雅）[B：Ⅰ]：拡散画像について基本から臨床までわかりやすく解説してくれています．（初版本での感想）

南[C, D：Ⅰ, Ⅱ]：拡散MRIについて基本原理及び臨床応用を，中枢神経だけではなく躯幹部に関しても詳しく解説した本．拡散MRIについてはこれ1冊で十分と思われる．

新版 所見からせまる脳MRI
土屋一洋, 青木茂樹, 大場 洋, 下野太郎・編著［学研メディカル秀潤社：2008年：本体8,000円（税別）：504ページ］【3】

小山（雅）[B, C：Ⅱ, Ⅲ]：通読するつもりはなくても，使っているうちにかなりの部分を読むことになる便利な教科書です．

下野[B, C, D：Ⅲ]：絵合わせで鑑別診断ができる画期的な教科書．改版してより内容が充実．非常に稀な病態まで掲載．類書としてはAmirsys社の画像鑑別疾患教科書シリーズの「EXPERTddx™: Brain and Spine (2008)」があるが少しアプローチが異なり，「新版 所見からせまる脳MRI」の方が密度が濃い．

南[C, D：Ⅱ]：絵合わせ的な要素はあるが，頭部MRIにおける代表的な画像所見をもとにその鑑別診断をリストアップした本．神経放射線を専門としていない私にとってはこの本にお世話になることが多い．第2版になって各章の総論がさらに詳しくなってくれたため非常にありがたい．

脳MRI
1. 正常解剖 第2版 / 2. 代謝・脱髄・変性・外傷・他 / 3. 血管障害・腫瘍・感染症・他
高橋昭喜・編著［学研メディカル秀潤社：2005年, 2008年, 2010年：本体9,800円（税別），本体12,000円（税別），本体12,000円（税別）：423ページ，444ページ，544ページ］【3, 20】 [p.159 首]

松木[A, B, C, D：Ⅲ]：この本は解剖から臨床まで幅広く網羅された脳のMRIの教科書で，この領域のバイブルのようなものです．現在も，困った症例があればこの本で調べたり，解剖学的なこともチェックしたりします．また日常臨床以外に研究会や学会発表の準備にも活用しています．高橋昭喜先生たちが書かれた至極の教科書で，放射線科以外に脳外科，神経内科の医局にいけばだいたい本棚にあり，多くの診療科で愛用されています．

下野 [B, C, D：Ⅲ]：「脳 MRI 1. 正常解剖 第2版」は非常に詳細な脳（脊髄も一部）MRI・中枢神経解剖学図譜．本書とシリーズの疾患編の「脳 MRI 2. 代謝・脱髄・変性・外傷・他（2008）」，「脳 MRI 3. 血管障害・腫瘍・感染症・他（2010）」も詳細な大型本で，余力があればトライして下さい．頭部画像解剖の類書として「頭部画像解剖 徹頭徹尾：蓮尾金弘・編（2013）」があるが，こちらの方はより放射線画像に重点が置かれ簡潔な内容．初心者からとっつきやすい．

南 [C, D：Ⅱ]：脳 MRI の解剖では以前は Dr. Kretschmann のアトラス［邦訳：「脳の機能解剖と画像診断」（2008）］にお世話になっていたが，「脳 MRI 1. 正常解剖」の初版が出た頃から解剖でわからないことがあると本書を参照にすることが最も多くなった．画像，標本撮影，シェーマいずれも美しい．疾患編の2巻（代謝・脱髄・変性・外傷・他）・3巻（血管障害・腫瘍・感染症・他）も素晴らしく，和書の中では脳 MRI におけるバイブル的な存在といえる．

よくわかる脳 MRI 第3版（画像診断別冊 KEY BOOK シリーズ）
青木茂樹，相田典子，井田正博，大場　洋・編著［学研メディカル秀潤社：2012年：本体 6,800円（税別）：712 ページ］【3】　［p.160 菅］

小山（雅）[A, B, C, D：Ⅰ]：脳 MRI の症例集として汎用性の高い教科書です．

下野 [A, B, C, D：Ⅰ, Ⅱ, Ⅲ]：脳 MRI の和書教科書として最も定番．最新版では，もはや初心者向けでなく熟練者にとってもかなりヘビーな本となった．内容は非常に稀な疾患まで網羅しており密度も濃い．初心者は少なくとも最初の正常変異とアーチファクトの部分は目を通してほしい．本当は通読をおすすめしたいが，いきなりはしんどいので本書の第1版もしくは同等レベルの教科書を読破しておくのが必要かもしれない．

南 [B, C：Ⅰ]：神経放射線診断の入門書として非常に有名な本．見開き2ページ本のため，見開きごとの関連性が薄いが，それでも診断に困った時にはかなり参考になる．それぞれの章の前にある総論も，撮影法や読影上の留意点などが書かれており充実してきた．

完全攻略 ちょっとハイレベルな頭部疾患の MRI 診断
前原忠行，土屋一洋・編著［学研メディカル秀潤社：2008年：本体 8,000円（税別）：496 ページ］【3】

下野 [B, C, D：Ⅱ, Ⅲ]：症例検討研究会にも対応できるやや高度な頭部疾患群と鑑別疾患画像が豊富に掲載．「よくわかる脳 MRI 第3版」と「決定版 頭部画像診断パーフェクト」が合わさったような本で，まとまりがよい．

南 [C, D：Ⅱ]：頭部疾患の MRI 診断に関し比較的難しい症例を集めた症例集．中級以上の読者が対象である．画像が少し小さめであるが，鑑別診断に詳しい．好みに応じて「決定版 頭部画像診断パーフェクト（羊土社）」のいずれかを見ればよいか？

決定版 頭部画像診断パーフェクト：310疾患で鉄壁の「診断力」を身につける！
土屋一洋, 前田正幸, 藤川　章・編［羊土社：2011年：本体9,800円（税別）：622ページ］【3】
[p.160 菅]

　小山（雅）[B, C：Ⅰ, Ⅱ]：各疾患についてコンパクトにまとめられています．頻度の高い疾患から最近話題の疾患まで，臨床に役立ちます．

　下野[A, B, C, D：Ⅲ]：掲載されている疾患・画像が非常に多いアトラス．MRIだけでなくCT画像も一部扱っている．急いで画像を探して調べたいときに便利．読影手順や病態把握には「よくわかる脳MRI　第3版」の方がわかりやすいので，両方持っていると心強い．

ここまでわかる頭部救急のCT・MRI
井田正博・著［メディカル・サイエンス・インターナショナル：2013年：本体8,500円（税別）：536ページ］【3, 14】　[p.223 松本]

　松木[B, C, D：Ⅰ]：比較的日常臨床で遭遇する脳出血，くも膜下出血，脳梗塞を中心に井田正博先生のたくさんの経験をもとにケースファイル形式で提示しているため，自分で考え，診断し，そのあとに解説を見ることができ疑似体験形式で勉強できます．疾患概念や病態まで詳細に解説されているので，これを読んでから救急診療科や血管内治療科のカンファレンスに出るのと，読まずに出るのとでは大違い．救急診療の受診から治療，経過観察までのプロセスを理解でき，救急領域への興味がより一層湧いてきます．

　南[C：Ⅰ, Ⅱ]：救急で出会う脳出血・くも膜下出血・脳梗塞を中心に，症例をベースにして画像診断のポイント，疾患概念，病態，画像解剖や鑑別疾患について述べられている．このテーマでこれだけの分量の本を書かれた井田先生の日常診療に対する熱意に非常に感心させられる．

詳細版　脳脊髄血管の機能解剖
小宮山雅樹・著［メディカ出版：2011年：本体20,000円（税別）：612ページ］【3, 16, 20】

　下野[C, D：Ⅲ]：脳・頸・脊髄血管解剖と生理的変異をまとめた本．美しい血管造影像や3DCTAやMRA元画像などを用いて発生学の観点から詳細に解説している．著者のサイト（http://komiyama.me/Kodomo/）も脳・脊髄血管疾患関連情報が満載で有用．

　南[D：Ⅱ]：書店で初版を目にした時，思わずすぐ買ってしまった．その直後に詳細版が出てかなり迷った挙句，やはり買ってしまった．Neuro IVRを実際にやっていないのでなかなか身につかないが，やはり持っていて損はない本．

"Uncommon"脳卒中学―見落とせない発症要因
(「Uncommon Causes of Stroke (2001)」の訳本)
Bogousslavsky J, Caplan L・編著, 田川皓一・監訳[西村書店:2004年:本体18,000円(税別):406ページ]【3, 22】

下野[C, D:Ⅲ]:脳卒中の原因として比較的稀な病態を解説した本.画質は古いが放射線画像も多い.「Uncommon Causes of Stroke (2001)」の訳本で,原著第2版が2008年に発刊されている.

イメージからせまる小児神経疾患50―症例から学ぶ診断・治療プロセス
日本小児神経学会・編[診断と治療社:2010年:本体5,700円(税別):132ページ]【3, 13】

下野[C:Ⅰ, Ⅱ]:小児科医向けだが画像が豊富に掲載.比較的稀だが実践的な症例がそろっている.薄いので成書で勉強する前もしくはその後にブラッシュアップするのに最適.

奇形疾患を究める(脳神経外科バイブル Ⅴ)
窪田 惺・著[永井書店:2006年:9,500円(税別):509ページ]【3, 13】

小山(雅)[A, B, C:Ⅰ, Ⅱ]:中枢神経の奇形疾患についてたいへんわかりやすく記載されています.

救急で役立つ頭部CT・MRI-研修医必携
細矢貴亮, 佐々木真理・編著[南江堂:2006年:本体6,300円(税別):308ページ]【3】

下野[A, B:Ⅰ]:現在では頭部CTは主に救急疾患に威力を発揮し,頻繁に撮像される.しかし,最近の頭部画像診断の本はMRI主体で,頭部CTの本はなかなか見当たらなく勉強しづらい.本書は頭部CTを学ぶのに必要十分な内容で,初学者には一読をおすすめしたい.もの足りなければ「ここまでわかる頭部救急のCT・MRI:井田正博・著 (2013)」にトライして下さい.

症例から学ぶ神経疾患の画像と病理
柳下 章, 林 雅晴・著[医学書院:2008年:本体8,000円(税別):240ページ]【3, (19)】

下野[C, D:Ⅰ, Ⅱ]:高難度の症例画像が提示されるクイズ形式の本.本の内容に加え病理や参考症例の掲載されているCDが添付され,本の厚さの2倍ぐらいの内容.解説での鑑別疾患リストや考察は深く有用.

神経病理インデックス
新井信隆・著[医学書院:2005年:本体9,400円(税別):244ページ]【3, 19】

南[C, D:Ⅱ]:神経病理といえば以前は平野先生の「神経病理を学ぶ人のために 第4

版（医学書院）」が定番であったが，この本は豊富な情報がコンパクトにまとめられており，非常に読みやすく，かつ引きやすい．

神経脈管学
小宮山雅樹・著［メディカ出版：2012 年：本体 20,000 円（税別）：628 ページ］【3, 16, 23】

　下野［C, D：Ⅲ］：脳・脊髄の病的な血管・血管病変を集めた血管造影画像中心のアトラス．非常に美しい多量の画像が掲載され，かなり稀な疾患まで網羅．著者のサイト（http://komiyama.me/Kodomo/）も脳・脊髄血管疾患関連情報が満載で有用．

難治性てんかんの画像と病理
柳下　章，新井信隆・編著［学研メディカル秀潤社：2007 年：本体 6,000 円（税別）：252 ページ］【3, (19)】

　下野［C, D：Ⅰ, Ⅱ］：てんかんを生じる疾患のカテゴリーがこれほど広いのに驚く．美しい症例の画像と病理が満載．少数精鋭のチームで丁寧に執筆されているため，統一感がありわかりやすい．

塗って覚えて理解する！脳の神経・血管解剖
窪田　惺・監修，佐々木真理・著［メディカ出版：2008 年：本体 4,600 円（税別）：135 ページ］【3, 20】

　南［A, B：Ⅰ］：神経解剖をマスターするための塗り絵ワークブック．新入局員にはまずこれをマスターさせる？

脳腫瘍の病理と臨床 改訂第 2 版
久保田紀彦・監修，佐藤一史・編集［診断と治療社：2008 年：本体 23,000 円（税別）：340 ページ］【3, 19】

　下野［C, D：Ⅲ］：脳腫瘍病理だけでなく，豊富な画像診断や臨床情報の記載がある．WHO2007 年分類に対応．「脳腫瘍臨床病理カラーアトラス　第 3 版（2009）」より内容が深い．

脳腫瘍臨床病理カラーアトラス　第 3 版
日本脳腫瘍病理学会・編［医学書院：2009 年：本体 19,000 円（税別）：216 ページ］【3, 19】

　南［C, D：Ⅰ］：WHO2007 年分類に従った脳腫瘍病理のアトラス．画像がきれいなだけではなく，臨床事項も十分にまとめられているので有用．とにかく脳腫瘍の分類がどんどん複雑になるので，何とか覚えるにはアトラスなどで実体に近いものを覚え込ませる必要があると思われる．もう少し値段が安い方がよい場合は「臨床・病理 脳腫瘍取扱い規約

―臨床と病理カラーアトラス第3版(金原出版)」も基本となる.

脳脊髄のMRI 第2版
細矢貴亮,宮坂和男,佐々木真理,百島祐貴・編著[メディカル・サイエンス・インターナショナル: 2009年:本体14,000円(税別):798ページ]【3】

下野[A, B, C, D：Ⅱ, Ⅲ]：小児疾患から脊髄/椎疾患まですべての中枢神経領域を網羅. メディカルサイエンスインターナショナルは,和書としては臓器別診断の大きな教科書を多く出版しているが,その中で最良の部類ではと思う.

脳・脊髄の連想画像診断 画像に見えないものを診る
森 墾・編著[メジカルビュー社:2013年:5,000円(税別):236ページ]【3(2)】

小山(雅)[A, B：Ⅰ]：前半の実践編は非常にわかりやすく,著者らしい診断のツボを押さえた得心の内容です. 後半の読影基礎編では自分が日頃感じている内容が定理や数式で表現されており,改めて著者の明晰な頭脳に驚嘆します.

ハインズ神経解剖学アトラス 第4版
[Neuroanatomy：An Atlas of Structures, Sections, and Systems, 8th Edition の訳本]
Haines DE・著,佐藤二美・訳[メディカル・サイエンス・インターナショナル:2013年:本体7,200円(税別):352ページ]【3, 20】

南[A, B：Ⅰ, Ⅱ]：多数のマクロ解剖およびルーペ像が載っており,MR画像との対比もなされている. さらに神経伝導路が詳しく書かれているのが役立つ.

臨床指南 小児神経放射線診断
土屋一洋・編[メジカルビュー社:2004年:本体7,500円(税別):311ページ]【3, 13】

小山(雅)[A, B：Ⅰ]：小児神経の入門書として良い.

Osborn's Brain: Imaging, Pathology, and Anatomy
Osborn AG[Amirsys:$349:2012年:1300ページ]【3】 [p.159 菅]

小山(雅)[C, D：Ⅱ]：画像が多く,イラストも美しい. 表の配置もまとめ方も理解しやすい.

下野[B, C, D：Ⅰ, Ⅱ, Ⅲ]：名著「Diagnostic Neuroradiology: A Text and Atlas：Osborn, AG：Mosby：1994年」の改版に相当する神経放射線-病理相関の教科書. シェーマも画像も大変多くかつ美しい. レイアウトも素晴らしく,文章は簡潔で読みやすく初心者でも取っつきやすいと思われる. Osborn他編著の「Diagnostic imaging: Brain 2nd」より内容が深い. 腫瘍病理に関しては最新の知見まで十二分に網羅しており,神経内科疾患

や代謝疾患などはそれに比べるとやや薄いが必要十分な内容．たぶんOsborn先生は，巨大で完読不能にならないように大量の蘊蓄をとことん切り詰めて，臨床上必要かつ重要な部分のみまとめたものと思われる．そのため無駄な文章がなく，すべてにエッセンスがある．

松木［B，C，D：Ⅱ］：中枢神経系の画像に関する教科書で，世界で最も有名な本のひとつだと思います．それぞれの疾患について，頻度，臨床症状，病理から画像的特徴までコンパクトにまとめて，読みやすくなっています．また新刊となって綺麗な画像が使われ，解り易いイラストをふんだんに用いているため，洋書でも読みやすく，調べるためだけでなく，興味ある項目だけでも通読されることをおすすめします．

Pediatric Neuroimaging 5th ed
Barkovich AJ, Raybaud C［Lippincott Williams & Wilkins：$295.99：2011年］【3, 13, 一部4】

小山（雅）［C，D：Ⅰ，Ⅱ］：小児神経のスタンダードです．

下野［C，D：Ⅱ，Ⅲ］：小児中枢神経画像診断教科書の定番．第4版より内容は著増し画像も美しくなった．最新の病態知見や非常に稀な疾患まで網羅．大量の情報を詰め込んだため文字が小さく読みづらいのが難．

南［C，D：Ⅰ］：言わずと知れた小児神経放射線診断の代表的な教科書．ただし個人的には第3版までしかついていけておらず，最新刊に関してはよくわからない．

Atlas of Fetal and Postnatal Brain MR Imaging
Griffiths PD［Mosby：$189.00：2010年］【3, 13, 20, 21】

下野［D：Ⅲ］：胎児・新生児の正常脳MRIとマクロ像を対比させたアトラス．発達に合わせた詳細なデータが掲載されている．マニア向け．

Atlas of Neuroradiologic Embryology, Anatomy, and Variants
Jinkins JR［Lippincott Williams & Wilkins：2000年：732ページ］【3, 20, 21】

下野［C，D：Ⅲ］：中枢神経系の解剖・発生・変異をまとめたマニアックな内容だが，神経放射線を目指す人にとっては持つべき価値有り．シェーマや画像が豊富．いまだに取って代わる本がない．

Brain Imaging: Case Review Series, 2e
Loevener LA［Mosby：2009年］【3】

下野［A，B，C：Ⅰ］：脳画像teaching file．必須なよく練れた200症例とそれに関するTipsを学べる．旧版も良かったが症例もずいぶん入れ変わっているので，改版も購入して損はない．同シリーズの脊椎・髄画像teaching fileの「Spine Imaging: Case Review Series, 3e (2013)」も第2版よりさらに良くなりおすすめ．脳・脊椎/髄領域を

1冊のteaching fileで済ませたければ「The Teaching Files: Brain and Spine: Expert Consult - Online and Print, 1e: Fatterpekar, G (2012)」もおすすめ.

Clinical Neuroradiology: A Case-Based Approach
Hathout GM［2008年：$162.00：288ページ］【3, 22】

下野［C, D：Ⅱ, Ⅲ］：脳画像のteaching file集だが疾患名当てものではない.各神経路に沿った疾患画像を集めており神経症状との関連理解が深まる.他には見あたらない趣のある本.

Diagnostic Cerebral Angiography 2nd ed
Osborn AG［Lippincott Williams & Wilkins：1999年：$159.00：480ページ］【3, 16】

下野［B, C, D：Ⅱ, Ⅲ］：脳血管造影の教科書.とても見やすくわかりやすい.本書は改版されていないが「Diagnostic and Surgical Imaging Anatomy: Brain, Head and Neck, Spine (2006)」や「Osborn's Brain: Imaging, Pathology, and Anatomy (2012)」が一部その代わりを担っているようだ.

Diagnostic Imaging: Brain 2nd ed
Osborn AG［Amirsys：$339.00：1206ページ：2009年］【3】

下野［B, C, D：Ⅲ］：脳画像診断の辞書のような本.解説は箇条書きで読み物というよりは調べるための本.美しいシェーマと画像(鑑別疾患も)が満載でとても見やすい.改版でずいぶん内容が進化して比較的稀な疾患にまで言及している.オンラインではさらに情報が多く検索しやすい.

Diagnostic Neuroradiology
Osborn AG［Mosby：1993年：960ページ］【3】

南［C：Ⅰ］：本書が出た時にはその綺麗な写真(シェーマや病理を含む)と見やすい構成で,一種の衝撃を与えられた教科書である.現在では,新版の「Osborn's brain：imaging, pathology, and anatomy (Lippincott Williams & Wilkins)」が出ているので,もちろんそちらを買うことをおすすめするが,自分はまだ読んでいないためあえて旧版をあげさせていただく.

Imaging of the Spine (Expert Radiology Series)
Naidich TP, Castillo M, Cha S (eds)［Saunders：$289.00：2011年：632ページ］【3】

下野［B, C, D：Ⅱ, Ⅲ］：洋書でも脊椎・髄領域の画像診断書はなかなか見あたらない.その中では術後画像を含め比較的詳細な内容.2013年9月に訳本が「画像でみる脊椎・

脊髄―その基礎と臨床」として出版された．網羅している疾患は「エキスパートのための脊椎脊髄疾患のMRI 第2版」の方が多い．"Expert Radiology Series"の「Imaging of the Brain（2013）」は総論は最新撮像法や解剖など詳細で画像も美しく研究者にも十分耐えうるが，臨床各論はかなり物足りない．

Magnetic Resonance Imaging of the Brain and Spine 4th ed (Two-Volume Set)
Atla SW［Lippincott Williams & Wilkins：$469.99：2008年］【3, 一部4】

下野［B, C, D：Ⅲ］：中枢神経MRI教科書の定番．第3版よりかなり良くなった．脳よりVolume 2の頭頸部，脊椎・髄領域の内容が良い．洋書の中では脊椎・髄領域は最も良い部類と思われる．

Magnetic Resonance of Myelination and Myelin Disorders 3rd ed
van der Knapp MS［Springer：2005年：1084ページ］【3, 13】

下野［D：Ⅲ］：中枢神経代謝疾患のみに焦点を絞った教科書．改版してさらに最新疾患が数多く掲載．マニアにおすすめ．

Neuroradiology: The Requisites, 3e (Requisites in Radiology)
Yousem DM［Mosby-Yearbook：$110.00：2010年：515ページ］【3, 4】

下野［A, B, C, D：Ⅰ, Ⅱ］：脳，脊髄，頭頸部の教科書．初版（1994年）は本当にセンスあふれる素晴らしい教科書で神経放射線で最高と思っていた．第2版（2003年）はかなり改変され分厚くなった．第3版は，初めて購入する人にはおすすめしたい本ではある．しかし，紙質・画質が悪くなり，内容・画像も第2版とほとんど変わっていないので旧版を持っている人は第3版を購入しない方がよいと思う．最終章のApproach and Pitfalls in Neuroimagingは必読．最後のGamutsもとても有用．

Neurovascular Imaging: MRI & Microangiography
Takahashi S［Springer：2010年：515ページ］【3, 16】

下野［D：Ⅲ］：詳細な中枢神経血管画像解剖の教科書．MR angiographyや3D-CT angiographyだけでなくSusceptibility-weighted imaging（SWI；新しいMR撮像法で磁化率変化を強調した画像．静脈描出や微小出血の検出に役立つ）にも対応し，血管病変も掲載．

Pediatric Neuroradiology: Brain. Head, Neck and Spine
Tortori-Donati P［Springer：1752ページ：2005年］【3, 4, 13】　［p.216 小熊］

下野［C, D：Ⅲ］：小児の中枢神経・頭頸部画像診断の教科書．非常に稀な疾患まで網

羅．Barkovichの「Pediatric Neuroimaging」に匹敵するかある意味越えているかもしれない．発生学的観点からの解説が非常に詳細．

Surgical Pathology of the Nervous System and Its Coverings 4th ed
Burger P, Scheithauer BW, Vogel FS［Churchill Livingstone：672 ページ：2002 年］【3, 19】

下野［C, D：Ⅲ］：中枢神経病理の教科書の中では，ミクロ像だけでなく放射線画像やマクロ像も多く，Radiologic-Pathologic correlationといえる本．同じBurger, Scheithauerコンビで「Tumors of the Central Nervous System（AFIP Atlas of Tumor Pathology Series 4）（2007）」を書いておりこちらもとても良い本だが，本書の方が放射線科医にとっては使い勝手が良いと思うので改版が望まれる．また，このコンビは最近「Diagnostic Pathology: Neuropathology（2012）」を発刊したのでこちらにシフトしたのかもしれない．他の中枢神経病理書としては「Practical Surgical Neuropathology: A Diagnostic Approach（2010）」と「Modern Surgical Neuropathology（2009）」も美しく有用でおすすめ．

4 頭頸部画像診断

頭頸部の臨床画像診断学 改訂第 2 版
尾尻博也・著［南江堂：2011 年：本体 14,000 円（税別）：680 ページ］【4】 ［p.167 尾尻］

藤川［C, D：Ⅱ］：臨床を意識して書かれているので日常業務で役立っています．

下野［C, D：Ⅰ，Ⅱ，Ⅲ］：尾尻先生お一人で書かれた力作．しかもパワーアップした改訂版．治療方針を立てる上で重要な頭頸部病変進展形式などが詳しく記載されている．臨床に役立つ読影手順や考え方が学べ，耳鼻科医などとのカンファレンスで効力が発揮される．本書は稀な疾患まで網羅した症例集ではなく，筆者がmentorと仰ぐMancusoの巨大本「Head and Neck Radiology（2010）」とスタンスがよく似ている．

南［C, D：Ⅰ，Ⅱ］：言わずと知れた頭頸部画像診断のバイブル的な教科書．単に画像の読み方だけではなく，臨床的なポイントもきちんと押さえられていてカンファレンスなどに非常に有用である．ただし画像解剖に関して初心者にはまだ難しい記載があるが，「頭頸部画像診断に必要不可欠な臨床・画像解剖（2011）」を傍らにおいて読むとわかりやすい．

歯科放射線診断 teaching file 第 2 版
金田　隆，倉林　亨，佐野　司・編著［砂書房：2007 年：本体 8,500 円（税別）：312 ページ］【4】

下野［B, C：Ⅰ，Ⅱ］：和書の歯科領域画像診断教科書では最もおすすめ．パノラマが中心で，単純X線写真とCTとMRIが一部掲載．各画像に照らし合わせた手書きシェーマ

があり，本領域の画像を見慣れていない人にとってもわかりやすい．

南［C：Ⅰ，Ⅱ］：歯科領域の画像診断といえば以前は東先生の「アトラス口腔画像診断の臨床（1992）」が定番であったが，本書はパントモグラフィから始まり，CTやMRIの画像まで詳しく解説してくれている．画像が大きくて見やすく，解説もわかりやすい．

頭頸部画像診断に必要不可欠な臨床・画像解剖
（画像診断　Vol.31 No.11　2011年臨時増刊号）
尾尻博也・編著［学研メディカル秀潤社：2011年：本体5,000円（税別）：240ページ］【4, 20】

下野［B，C，D：Ⅱ，Ⅲ］：頭頸部画像解剖と生理的変異をまとめた本．頭頸部画像診断において解剖知識が最重要なので，このコンパクトな大きさで実践例を呈示しながら解説している本書はとても有難い．読影室に常備したい1冊．

南［B，C：Ⅱ］：これまで頭頸部の画像解剖アトラスというと，軸位断を中心に数枚の冠状断や矢状断の画像が追加されて，線を引き出してその解剖学的名称が書かれているだけの本が主であったが，この本は各領域についてかなり細かい解剖学的構造の描出や説明，その破格までが記載されている．各構造の臨床的重要性を知る上でも有用．

頭頸部のCT・MRI　第2版
多田信平・監修，尾尻博也，酒井　修・編：メディカル・サイエンス・インターナショナル：2012年：本体14,000円（税別）：776ページ【4】　[p.168 尾尻]

下野［B，C：Ⅰ，Ⅱ］：旧版から内容が一新され実践的となった．

松木［B，C，D：Ⅱ］：僕自身，第1版からお世話になり，頭頸部領域の画像診断を十分に網羅した教科書です．一昔前は，有名なPeter M. Som先生のHead and Neck Imagingを参考に調べたりしていましたが，この教科書が出版されてから，まずこの本をベースに読んでいけばたいていのことは解決します．第2版では700ページ以上とボリュームアップし，そこには正常解剖ではわかりやすいシェーマが含まれ，画像は格段に綺麗になり，MDCT（多列検出器型CT：Multi Detector row Computed Tomography）や高磁場MRIの画質の高い画像へのこだわりもみられ，また主要な項目をBOXという形で要約され，記憶に残りやすいように工夫されています．この領域を牽引されてきた多田信平先生と多くのエキスパートによるSom先生の本に負けないこだわりの1冊のように思われます．

画像診断ポケットガイド　頭頸部Top 100診断
（「Pocket Radiologist Head and Neck Top 100 Diagnoses」の訳本）
Harnsberger HR・著，尾尻博也・訳［メディカル・サイエンス・インターナショナル：2005年：本体5,000円（税別）：374ページ］【4】　[p.169 尾尻]

小山（雅）［A，B，C：Ⅰ］：非常にコンパクトにまとまっていて読みやすい．

画像でみる耳の診断と治療 小児編
内藤 泰・著［国際医学出版：2011 年：本体 4,500 円（税別）：172 ページ］【4, 13】

下野［C, D：Ⅰ, Ⅱ, Ⅲ］：小児の耳画像は，正常像からして馴染みにくい．この本は発達過程の正常像を多く掲載し，小児耳疾患をその正常像と対比させながら解説している実践的な本．"成人編"の発刊が望まれる．

症例から見る難治性疾患の診断と治療　耳鼻咽喉科領域編
加我君孝・監修，小林俊光，小宗静男，丹生健一・編［国際医学出版：非売品：2011 年：本体 4,000 円（税別）：164 ページ］【4, 23】

下野［C, D：Ⅰ］：耳鼻科医向けの20ページ弱の総説モノグラフ．画像も比較的豊富に掲載されており，放射線科医にも楽しめる．（耳鼻科医に紹介してもらって）Meiji Seika ファルマ株式会社に問い合わせれば，無料で入手可能と思われる．その中の一部が「症例から見る難治性疾患の診断と治療　1. 耳科領域編（2011）」として国際医学出版より販売されている．

頭頸部の画像診断 (画像診断別冊 KEY BOOK シリーズ)
酒井 修・編著［学研メディカル秀潤社：2002 年：本体 4,700 円（税別）：424 ページ］【4】

下野［A, B, C：Ⅰ, Ⅱ］：発刊されてずいぶん時間が経つが和書頭頸部教科書ではまだ一番好きな本．コンパクトなのに意外と忘れがちな咽頭造影の正常写真まで掲載され，臨床現場で役に立つ．酒井先生の編著書として，頭頸部領域の豊富な症例＋類縁疾患画像満載の「Head and Neck Imaging Cases（McGraw-Hill Radiology の Imaging Cases series, 2011）」も，とても英文が少なく初〜中級者向けアトラスとしておすすめ．

放射線医学　頭頸部画像診断
楢林 勇, 杉村和朗・監修, 興梠征典・編［金芳堂：2012 年：本体 4,000 円（税別）：102 ページ］【4】

下野［A, B：Ⅰ］：とっつきにくい頭頸部領域の入門書として最適．薄いながら必要十分に頭頸部疾患を網羅し簡潔に紹介している．金芳堂の"放射線医学"シリーズ（本シリーズの中では「放射線医学 骨格系画像診断（2013）」もとても良い）の中では最も実践的と感じる．

Head and Neck Imaging - Two Volumes, 5th ed
Som PM, Curtin HD［Mosby：$489.00：3080 ページ：2011 年］【4】　[p.168 尾尻]

小山（雅）［D：Ⅲ］：頭頸部画像診断のスタンダード教科書のひとつ．困ったときによく参照する．

下野［B, C, D：Ⅲ］：頭頸部領域における最大の本．改版して内容は著増．頭頸部に関

してどのような疾患も載っている．美しい大きめの画像が満載で，巨大本の割には目を通しやすい．

Atlas of Head and Neck Imaging : The Extracranial Head and Neck
Mukherji SK［Thieme Medical Publishers：2004 年］【4】

下野［C, D：Ⅰ，Ⅱ］：頸部領域のみに特化したteaching file．非常に高難度で稀な疾患まで網羅．解説が素晴らしい．マニアにも耐える珠玉の症例集．高難度で稀な症例を見れるという意味では「Head and Neck Imaging: Case Review Series, 3e（2011）」もあるがこちらは単に羅列した感があり身につきにくい．

Diagnostic Imaging: Head and Neck　2nd ed
Harnsberger HR［Amirsys：$339.00：1206 ページ：2010 年］【4】

下野［B, C, D：Ⅲ］：頭頸部画像診断の辞書のような本．解説は箇条書きで読み物というよりは調べるための本．美しいシェーマと画像（鑑別疾患も）が満載でとても見やすい．オンラインではさらに情報が多く検索しやすい．本書の局所上級編に当たる「Speciality Imaging: Head and Neck Cancer（2012）」は癌のStagingアトラスとしては詳細．しかし，稀な疾患まで網羅しているわけではなく，本書を持っていれば購入する必要はないと思われる．

EXPERTddx: Head and Neck
Harnsberger HR［Amirsys：$329.00：2009 年］【4】

下野［B, C, D：Ⅲ］：「Diagnostic Imaging: Head and Neck」に準拠する鑑別診断辞書．画像所見の絵合わせからだけでなく臨床症状からも検索できる優れもので，他に類を見ない．

Head & Neck Radiology Imaging
日本頭頸部放射線研究会・企画，編集［キョーリン製薬株式会社：非売品］【4】

下野［B, C：Ⅰ］：年に2～4回程度刊行される20ページ弱の頭頸部画像診断総説モノグラフ．日本頭頸部放射線研究会もしくは杏林製薬株式会社の（hitoshi.matsumura@mb.kyorin-pharm.co.jp）に問い合わせれば，無料で入手可能と思われる．

Head and Neck Radiology　Two Volume Set
Mancuso AA［Lippincott Williams & Wilkins：$529.99：2264 ページ：2010 年］【4】　［p.167 尾尻］

下野［B, C, D：Ⅲ］：この本はとても巨大だが疾患を調べるためというよりは，頭頸部領域の読影や考え方を学ぶための本．図説明文においても，この画像からはこのように考えたが実際の結果は別であった，というように口頭で教わっているような感じがする．重

要と思われる内容は繰り返し記載されている．頭頸部画像診断において組織診断はあまり重要ではなく実際かなり難しいのだと感じる．疾患を調べたい場合にはオンラインでのみみられるSection IIで探した方が良い（これがまた数100ページ分！）．字がとても小さく誤植があるのが残念．本書に準拠したteaching fileが「Head and Neck Imaging: A Teaching File（LWW Teaching File Series）（2011）」として発刊されているが，画像も内容も本書の抜粋のため本書を持っていれば購入する必要はないと思われる．

Imaging of the Temporal Bone 4th ed
Swartz J, Loevner LA［Thieme：€ 189.99：604ページ：2008年］【4】

下野［C, D：II, III］：側頭骨領域に焦点を絞った伝統ある教科書．マニアックだが意外と内容は易しい．類書として「Specialty Imaging: Temporal Bone（Amirsys, 2013）」があり，こちらはより初心者から学びやすい．

Valvassori's Imaging of the Head and Neck 2nd edition, revise and enlarged
Mafee MF, Valbassori GE, Becker M［Thieme：€ 329.99：866ページ：2004年］【4】

下野［B, C, D：II, III］：耳鼻科医からも評価が高い．側頭骨領域の内容も深い．画像は大きく見やすい．MR画像は古く感じる．個人的には，本書の方が有名なSomの「Head and Neck Imaging」より好きなので改版が望まれる．

5 胸部画像診断

胸部X線写真の読み方 第2版
大場 覚・著［中外医学社：2001年：5,800円（税別）：324ページ］【5】

小山（雅）［B, C：I］：章ごとのテーマについて，胸部X線写真の読み方や考え方が丁寧に記載されています．CT, MRIが全盛の中，放射線科医としていちどは読んでおくことをおすすめします．（初版本での感想）

藤川［C, D：I］：特に肺内陰影の分布についての生理学的放射線学的相関の項は何時みても感心します．（初版本での感想）

南［B, C：I］：胸部単純写真を本格的に学びたい場合にはこの本に限る．少し画像が小さい症例もあるが，記述は論理的で応用範囲が広い．

胸部X線診断に自信がつく本 (Generalist Masters 1)
郡　義明・著［カイ書林：2010年：本体2,800円（税別）：201ページ］【5】

下野［A, B：I］：胸部単純X線写真とはこういう手順でこういったことを意識して読

影するのだなということがわかりやすく解説してある．漠然と感覚的に読影する癖が修正される．余計な事が書いておらず説明が簡潔で，胸部単純X線写真入門書としてはベストと思う．この「ジェネラリスト・マスターズシリーズ」はいずれも評判が高い．

南[B：I]：とにかく胸部単純写真の重要点を短時間で学びたい人には非常に役に立つ．しかしその分量の割に重要点がきちんと書かれており著者の経験が凝縮されている．これも発刊時，一目見て衝動買いした本(といっても値段は信じられないくらい安い)．画像の大きな症例が多く見やすい上に，臨床的に重要なことも多数書かれている．

胸部写真の読み方と楽しみ方
佐藤雅史・著[学研メディカル秀潤社：2003 年：本体 4,000 円(税別)：272 ページ]【5】
[p.173 栗原]

小山(雅)[A，B：I]：表題にあるように，胸部X線写真をみることが楽しくなる内容です．楽しみながら読むことができます．

南[B，C：I]：小三J読影法の開発者である佐藤先生による単著．続版として共著による「極める！胸部写真の読み方：小三J読影法と症状・症候からせまる胸部画像診断学(学研メディカル秀潤社)」が出ているが，初版の方が著者の味が出ていて興味深く読める．ただし続版にはありとあらゆる疾患が載っており，リファレンスとしても有用である(画像が小さく，解説が必ずしもマッチしていない部分もあるので改訂の際には改善していただけるとありがたい)．

極める! 胸部写真の読み方
小三J読影法と症状・症候からせまる胸部画像診断学
佐藤雅史・編著[学研メディカル秀潤社：2012 年：本体 6,000 円(税別)：351 ページ]【5】

下野[A，B，C，D：I，II]：胸部単純X線写真の"小三J読影法"と症状から胸部疾患を学べる本．私にとって胸部画像の師匠と崇める佐藤先生がお一人で書かれた実践的名著の「胸部写真の読み方と楽しみ方(2003)」が，名前を変えて佐藤先生と複数の執筆者の手により，稀な病態まで言及する本となった．しかし(佐藤先生ごめんなさい)，私は前著の方がバランスも良く好きなので，できれば両方とも読むことをおすすめしたい．

画像による呼吸器疾患診断アプローチ
四元秀毅, 岩井和郎, 鈴木　光・監修, 編集[アトムス：2012 年：本体 6,800 円(税別)：328 ページ]【5，22】

下野[A，B，C：I，II]：多数の教育的な胸部疾患画像が掲載されている．本では画質はあまりよくないが，添付CDで拡大して見ることが可能．最初に画像所見からの鑑別手順の解説があり，後半の症例検討では画像所見別に123症例掲載されている．

胸部CT診断 90ステップ 1. 肺
荒木　力・著［中外医学社：1998年：本体5,600円（税別）：218ページ］【5】

　南［B：Ⅰ］：「腹部CT診断120ステップ」と並んで，これも筑波大レジデントの必読教科書として指定．頑張れば1週間で読めるでしょう．

胸部CT診断 90ステップ 2. 縦隔・大血管
荒木　力・著［中外医学社：1998年：本体4,800円（税別）：182ページ］【5, 6】

　南［B：Ⅰ］：同様にこれも筑波大レジデントの必読教科書として指定．1週間で読破しよう．

胸部画像診断の勘ドコロ (これだけおさえれば大丈夫 2)
高橋雅士・編：メジカルビュー社：2006年（新版が2014年3月25日刊行予定）：8,500円（税別）：376ページ：【5】　　［p.173 栗原］

　下野［A, B, C：Ⅰ, Ⅱ］：胸部領域の画像読影手順を，胸部単純X線写真からCT，さらにPETまで体系的に学習でき非常に完成度が高い．胸部画像診断を1冊で済ませたい人にはこれをおすすめしたい．"勘ドコロ"シリーズの中で傑出しているのではと思う［「これだけおさえれば大丈夫 1 頭部画像診断の勘ドコロ（2006）」も素晴らしいが，両方とも新版が2014年3月25日刊行予定］．このコンパクトさでこの内容は特筆すべき．画像も大変美しい．

胸部のCT 第3版
村田喜代史, 上甲　剛, 村山貞之・編［メディカル・サイエンス・インターナショナル：2011年：本体15,000円（税別）：832ページ］【5】　　［p.174 栗原］

　下野［B, C, D：Ⅰ, Ⅱ, Ⅲ］：胸部CTの和書教科書の中では最大で最新情報まですべて網羅．改版してより内容が充実．

胸部放射線研究会 プログラム・抄録集
胸部放射線研究会［非売品（購入できるかは胸部放射線研究会事務局にご相談を）］【5】

　下野［C, D：Ⅰ］：日本医学放射線学会秋期臨床大会に併設されている胸部放射線研究会の抄録集．写真付きの稀な胸部疾患アトラス．

CTから学ぶ胸部単純撮影
酒井文和・著［克誠堂出版：2008年：本体5,200円（税別）：300ページ］【5】

　下野［A, B：Ⅰ］：胸部CT所見を単純X線写真に還元しながら学習できる．無気肺や各陰影の読影手順を詳細に解説．

シェーマでわかる胸部単純 X 線写真パーフェクトガイド
(「The Chest X-Ray: A Survival Guide」の訳本)
Lacey GD, Morley S, Berman L・著,栗原泰之・訳[メディカル・サイエンス・インターナショナル:2012 年:本体 6,500 円(税別):400 ページ] 【5】

下野[A, B, C:Ⅰ, Ⅱ, Ⅲ]:この1冊で呼吸器科だけでなく,小児科,循環器科,ICU 領域の胸部X線写真読影手順が学べる.側面像の評価方法も記載.シェーマと写真が美しい.コンパクトなのに症状から迫る胸部疾患へのアプローチまで記載されており,パーフェクトという名の通りの内容.

実践! 胸部画像診断押さえておきたい 24 のポイント
野間恵之・著[学研メディカル秀潤社:2011 年:本体 4,400 円(税別):180 ページ] 【5】

下野[B, C:Ⅰ]:胸部単純X線写真の読影を中心に胸部疾患・画像に関するTipsが満載.基本的な知識を習得した上で読めば,本書のアプローチの素晴らしさがより理解できると思う.私の先輩でもあり昔からの胸部画像の師匠である野間先生がいつもおっしゃられていることを,家庭教師のごとく指導して下さっている感じがする.

症例から学ぶ胸部画像診断
酒井文和・編著[克誠堂出版:2006 年:本体 4,600 円(税別):268 ページ] 【5】

下野[A, B:Ⅰ]:胸部画像を所見パターンや病変主座別に分け,それらをどのように認識して解釈していくかを解説した本.この過程において各病態と鑑別疾患も学べる.稀な疾患は多くなく,臨床上必須な疾患とその画像所見の理解に役立つ.

日経メディクイズ 胸部 X 線 画像診断の基本
徳田 均・監修,日経メディカル・編[日経 BP 社:2012 年:本体 5,800 円(税別):160 ページ] 【5】

下野[A, B, C:Ⅰ]:「日経メディカル」誌に連載されている"日経メディクイズ"の胸部単純X線写真症例集.最初に胸部X線写真の解剖や読影手順が記載されており,比較的commonだが良問ぞろいの57症例が掲載.解説では画像だけでなく病態臨床情報のTipsが満載で,画像も美しい.

肺病理アトラス 第 2 版—呼吸器疾患の立体的理解のために
山中 晃,横山 武・著[文光堂:1990 年:本体 19,418 円(税別):284 ページ] 【5, 19】

南[C, D:Ⅰ, Ⅱ]:教科書としては古くなってしまったがマクロおよびミクロ病理の画像が多数のっている.特に総論はシェーマが綺麗で,基本的な概念を勉強するためには有用.図書館にあればぜひ借り出して読むべき.

びまん性肺疾患の臨床　診断・管理・治療と症例　第4版
泉　孝英,坂谷光則・編集顧問,びまん性肺疾患研究会・編［金芳堂：2012年：本体15,000円（税別）：565ページ］【5, 19, 22】

下野[C, D：Ⅱ, Ⅲ]：大阪で開催されている"びまん性肺疾患研究会"で提示された症例をもとに執筆されている．類書の「間質性肺疾患診療マニュアル久保惠嗣,藤田次郎・編（2010）［改訂予定有］」や「間質性肺炎を究める：滝澤　始・編（2012）」よりは，画像・病理に重きが置かれているため，放射線科医にとっても面白いと思う．また内容はこれらの類書より最もマニアックかつ最新で掲載症例（画質も良い）も豊富．特発性肺線維症のみをもっと掘り下げて勉強したい人には「特発性肺線維症（IPF）改訂版：杉山幸比古・編（2013）」がある．

フェルソン読める! 胸部X線写真 改訂第2版―楽しく覚える基礎と実践 (CD付)
（「Felson's Principles of Chest Roentgenology: A Programmed Text, 3rd（2006）」の訳本）
Goodman LR・著,大西裕満,粟井和夫・訳［診断と治療社：2007年：本体6,800円（税別）：256ページ］【5】

下野[A：Ⅰ]：「Felson's Principles of Chest Roentgenology: A Programmed Text, 3rd ed：Goodman LR（2006）」の訳本．これ以降原著でも改訂版は出ていない様子．Felsonの「Chest Roentgenology」に準拠した胸部単純X線写真に関する穴埋め形式ドリル．がんばれば1週間以内で読破できる．X線写真の原理や一部CT画像も掲載．胸部X線写真に対して目を慣らしたり系統だって習得するのは困難だが，本書は全くの初心者から可能せしめる画期的な本．良く出来ており画像も美しい．Felson10箇条だけでも読む価値あり．

フレイザー呼吸器病学エッセンス（「Synopsis of Diseases of the Chest, 3e（2005）」の訳本）
Fraser RS, Colman NC, Müller NL, Paré PD・著,清水英治,藤田 次郎・監訳［西村書店：2009年：本体12,000円（税別）：1084ページ】【5, 22】

下野[B, C, D：Ⅰ, Ⅱ, Ⅲ]：胸部疾患のバイブルである「Fraser and Pare's Diagnosis of Disease of the CHEST. 4 Volume Set, 4th ed（1999）」は絶版になったようで，そのコンサイス版の「Synopsis of Diseases of the Chest, 3e（2005）」の訳本．本書は放射線画像は少なく，胸部疾患の病態解説に重きを置いている．感染症や薬剤性肺障害などその内容の深さに感動するし，画像が少なくても放射線科医にも十分役立つ．

明解 画像診断の手引き―呼吸器領域編 Suppl
［国際医学出版：非売品（2012年4月のSuppl 122以降は購入可）］【5, (13), 22】

下野[B, C, D：Ⅰ]：呼吸器科医向けの20ページ弱の総説モノグラフ．呼吸器画像に

特化しており放射線科医にとっても難度が高く手応え十分.（呼吸器科医に紹介してもらって）Meiji Seika ファルマ株式会社に問い合わせれば，無料で入手可能と思われる.

免疫不全者の呼吸器感染症
大曲貴夫，上田晃弘，藤田崇宏・他編［南山堂：2011 年：本体 6,500 円（税別）：380 ページ］【5, 22】

　下野［C, D：Ⅱ，Ⅲ］：免疫不全における肺病変は画像のみで診断することは難しい．そのため臨床医学知識が重要で，トータルで対応せねばならない．画像はやや小さめでわかりづらいが，呼吸器領域にかかわらず免疫不全患者へのアプローチが理解できる．

High-Resolution CT of the Lung　4th ed
Webb WR, Müller NL, Naidich DP［Lippincott Williams & Wilkins：2008 年：$239.99］【5】

　小山（雅）［B, C, D：Ⅰ，Ⅱ］：日常的に読影することの多い呼吸器画像診断の教科書としておすすめです．（第3版での感想）

　下野［A, B, C, D：Ⅰ，Ⅱ，Ⅲ］：HRCTやびまん性肺疾患読影の基本となる教科書．クリアカットに画像パターンを分類して解説しているので，思いの外内容は易しい．しかし，実際の症例がそれほどまでにクリアカットに分類できるかどうかは疑問を抱く．版を重ねて分厚くなり写真も増加し，使い勝手も良くなっているが，改訂内容が少ないので2改版ごとの購入が良いのではと思う．類書としての「Specialty Imaging: HRCT of the Lung (2009)」は結構良いが，「High-Resolution CT of the Chest 3/E (2009)」はあまりおすすめできない．

　南［C, D：Ⅰ，Ⅱ］：肺のHRCTの教科書を一つあげるとするとやはりこれになる．私自身は第3版までしか読んでいないので第4版をあまり知らないが，2008年の出版のため次の版が出るのを待っているところである．2013年にこの入門書と言える「Fundamentals of High-Resolution Lung CT: Common Findings, Common Patterns, Common Diseases, and Differential Diagnosis（Lippincott Williams & Wilkins）」が出ており，初心者にはそれが良いかもしれない．またインデックスとしてはDr. Gurneyの「Specialty Imaging: HRCT of the Lung: Anatomic Basis, Imaging Features, Differential Diagnosis（Lippincott Williams & Wilkins）」が非常に有用．

Chest Radiology: Plain Film Patterns and Differential Diagnoses　6th ed
Reed JC［Mosby：2010 年：$139：480 ページ］【5】　　［p.173 栗原］

　下野［A, B：Ⅰ，Ⅱ］：各章，クイズからはじまるが，その解答解説だけではなく，半分 teaching file，半分オーソドックスな教科書というユニークな作り．画像パターンごとに考えられる鑑別診断のコツが学べる．旧版よりは単純X線写真よりかなりCT画像を

重視する方向へシフトしたものの，旧版の流用画像も多く少し画質が悪いものものあり，HRCT（High resolution CT）画像も少なめ．

　南［C：Ⅰ］：古くからある胸部放射線診断の有名な入門書．胸部単純写真の画像所見を中心に，どのように考えて鑑別診断を進めていくかが書かれている．残念な点は，少し画像が古くなってしまっていたり小さな画像が含まれている部分があり所見が読みとりにくい点である．CTの冠状断再構成像などがくっつけばさらに良いが，なかなか難しいか？

Reading the Chest Radiograph: A Physiologic Approach
Milne EN ［Mosby：1993年：400ページ］【5】

　小山（雅）［B，C：Ⅱ］：胸部単純X線写真の生理的成り立ちについてよく解説されています．

　南［D：Ⅰ，Ⅱ］：ICU radiologyで有名なDr. Milne（vascular pedicleの提唱者）が呼吸生理学者と共に書いた本で，あまり人に教えたくなかった私のマル秘本．画像の奥深さを感じさせてくれ非常に有用であるが，所々記述が難しい部分がある．各疾患の典型的な画像所見をシェーマでまとめたハンドブックがついておりこれも役立つ．現在，絶版になっている点が残念（一時翻訳することも考えたが難しい個所もあり断念）．

Fraser and Pare's Diagnosis of Disease of the Chest, 4-Volume Set, 4th ed
Fraser RS, Müller NL, Colman NC, Paré PD ［Saunders：1999年：3504ページ］【5】　[p.174 栗原]

　下野［B，C，D：Ⅲ］：胸部画像診断で最大の本．HRCTや特殊なびまん性肺疾患などの記載は古く物足りない部分もある．文章が非常に多く内容は深いが，画像はその割に少ない．絶版で改版しないという噂もあるが，本書という存在を記憶に留めてほしいし，いつの日かこのような本が再度出てくることを望む．

Heitzman's the lung: 3rd ed
Heitzman ER, Groskin SA ［Mosby Year Book：1993年：636ページ］【5】

　南［C，D：Ⅰ］：これも絶版になってしまったDr. Heitzmanの有名な胸部放射線診断の教科書．伸展固定肺と標本X線写真の対比がなされている．伊藤春海先生を中心として発展してきた日本のHRCTと病理を対比した文献や著書をくまなく読むことができればもちろんそのほうが良いが，源流を知りたい人には貴重な本と思われる．

Imaging of Diseases of the Chest 5th ed
(Expert Consult - Online and Print)
Hansell DM, Lynch DA, MD, McAdams HP, et al ［Mosby：2010年：$360：1208ページ］【5】

　下野［B，C，D：Ⅲ］：胸部単純X線写真もCTも豊富で，バランス良くすべてを網羅し

て内容が濃い．現在でのFraserの代わりの本と思う．胸部画像の教科書を1冊ですませたいなら本書がおすすめ．

Imaging of Pulmonary Infections
Müller NL, Franquet T, Lee KS, Silva CIS［Lippincott Williams & Wilkins：2007 年：$173.99：192 ページ］【5】

　下野［C, D：Ⅰ, Ⅱ, Ⅲ］：肺感染症の画像だけを取り扱った本．豊富な画像と，画像からどの程度起因菌が推察できるかの詳細なデータが掲載されている．ほとんどの起因菌は推察するのが難しいように感じる．

Imaging of the Chest, 2-Volume Set (Expert Radiology Series)
Müller NL, Silva CIS［Saunders：2008 年：$360：1608 ページ］【5】

　下野［B, C, D：Ⅰ, Ⅱ, Ⅲ］：画像も大変美しく盛りだくさんな内容にも関わらずとても読みやすい．現在の洋書胸部画像診断教科書の中で最も好きでおすすめ．同じ著者達により，本書をベースとして新たな症例画像を加えて簡潔な画像鑑別診断書として発刊した「High-Yield Imaging: Chest: Expert Consult - Online and Print, 1e（2009）」も専門医試験レベルのかなり良い本．「Imaging of the Chest」が大きくてしんどければこちらをトライしてよいかも．

Interstitial lung disease 5th ed
Schwarz MI［People's Medical Publishing House：2010 年：$149.00：1220 ページ］【5, 19, 22】

　南［D：Ⅱ, Ⅲ］：びまん性肺疾患に関する臨床的事項及び病理の信頼できるテキスト．画像所見に関する記載も含まれている．一部日本と考え方が異なる部分もあるが，幅広いびまん性肺疾患を調べるのにはよい．

Müller's Diseases of the Lung: Radiologic and Pathologic Correlations 2nd ed
Lee KS, Franquet T, Han J, Johkoh T［Lippincott Williams & Wilkins：2011 年：$190.99］【5】

　下野［A, B, C：Ⅰ, Ⅱ］：放射線画像と病理画像のとても美しいアトラスのような本．改版してかなり内容は充実したが，文章は読みやすく簡潔．

Radiologic Diagnosis of Diseases of the Chest 1e
Müller NL, Fraser RS, Colman NC, Paré PD［Saunders：2001 年：816 ページ］【5】

　小山（雅）［B, C, D：Ⅱ］：日常的に読影することの多い呼吸器画像診断の教科書としておすすめです．

Thoracic Imaging: Pulmonary and Cardiovascular Radiology 2nd ed
Webb WR, Higgins CB［Lippincott Williams & Wilkins：2010 年：$252.99］【5, 6】

下野［A, B, C, D：Ⅰ, Ⅱ, Ⅲ］：胸部だけでなく心臓画像診断までかなりの疾患を網羅．美しい画像が満載で簡潔に解説してあり学習しやすい．若手に胸部領域で1冊洋書をすすめるなら本書をすすめたい．

6 心大血管画像診断

個人授業　心臓ペースメーカー ──適応判断から手術・術後管理まで
永井良三・監修，杉山裕章，今井　靖・著［医学書院：2010 年：本体 3,800 円（税別）：264 ページ］【6, 14, 22】

南［C, D：Ⅰ］：放射線科医にとっても非常にわかりやすい本．ICU フィルムを読んだりする時に有用である．厚さも手ごろで読みやすい．

心臓腫瘍学
天野　純・総編集，中山　淳，池田宇一・編［南山堂：2011 年：本体 20,000 円（税別）：423 ページ］【6, 19, 23】

下野［D：Ⅱ, Ⅲ］：心臓腫瘍に関する最も詳細な教科書．CT, MRI，マクロ・ミクロ画像も大変豊富で，非常に稀な症例まで掲載．疫学なども学べる．

先天性心疾患を理解するための臨床心臓発生学
山岸敬幸・白石　公・編著［メジカルビュー社：2007 年：本体 9,800 円（税別）：228 ページ］【6, 21】

南［C, D：Ⅱ, Ⅰ］：当たり前のことであるが小児の先天性心疾患を知るためには発生学的事項を理解することが必要である．加えて最新の分子生物学的な知識についても触れてくれている．カラーのシェーマが美しい．これと平行して「図解　先天性心疾患─血行動態の理解と外科治療（医学書院）」や「カラーイラストでみる　先天性心疾患の血行動態治療へのアプローチ（文光堂）」で各疾患の血行動態を理解するとよい．

大動脈疾患の診断と手術　第 2 版
安達秀雄・著［メディカル・サイエンス・インターナショナル：2006 年：本体 7,600 円（税別）：199 ページ］【6, 23】

南［C, D：Ⅱ］：図と写真が多用されており厚さもそれほど厚くなく読みやすい．大動脈ステントに関する記述もあるが少し古くなってしまったので改訂版が待たれる．

臨床心臓構造学―不整脈診療に役立つ心臓解剖
井川 修・著［医学書院：2011 年：本体 12,000 円（税別）：180 ページ］【6, 20】

　南［D：Ⅱ］：ablation 治療を行う医師のために書かれた本であるが，心臓の三次元構造がMDCTで詳しく見れるようになった現在，放射線科医にとっても有用な本である．必要なところのみ拾い読みすればよいが非常に綺麗な本のため，思わず見入ってしまう．「心臓外科の刺激伝導系（医学書院）」も同じく美しい本であるが，まだ手が出ない．

わかる！心臓 画像診断の要点（わかる！画像診断の要点シリーズ 4）（「Direct Diagnosis in Radiology: Cardiac Imaging」の訳本）
Claussen CD, Miller S, Kramer U, Riessen R・著，似鳥俊明・監訳［メディカル・サイエンス・インターナショナル：2009 年：本体 5,800 円（税別）：368 ページ］【6】　[p.178 吉岡]

　下野［A, B：Ⅰ, Ⅱ, Ⅲ］：コンパクトなのに心臓疾患をバランスよくすべて網羅．シェーマも多く使い勝手が良い．

Cardiac Radiology: The Requisites 3e (Requisites in Radiology)
Miller SW［Mosby：2009 年：456 ページ］【6】

　藤川［C, D：Ⅰ］：心臓疾患はこの本で学びました．（初版本での感想）

Cardiovascular Imaging, 2-Volume Set (Expert Radiology Series)
Ho V, Reddy GP［Saunders：2011 年：$369：1832 ページ］【6, 16】

　下野［B, C, D：Ⅱ, Ⅲ］：心臓と頭部以外の血管をすべて網羅したとても美しくわかりやすい本．本領域で1冊だけ有したいならこれがおすすめ．

Cardiovascular MRI in Practice: A Teaching File Approach
Grizzard J, Judd R, Kim R［Springer：2008 年：299 ページ］【6】

　下野［C, D：Ⅱ, Ⅲ］：美しい心臓MR画像が満載．付属するDVDが素晴らしく，本ではなかなか感覚をつかめにくい心臓の動きも学べる．

CT and MR Angiography Comprehensive Vascular Assessment
Rubin GD, Rofsky NM［Lippincott Williams & Wilkins：2008 年：$308.99］【6, 16】

　下野［C, D：Ⅲ］：CTAとMRAを用いて全身の血管解剖，破格，血管炎など多彩な血管疾患を解説している．血管という視点から全身の画像診断にもアプローチできる優れもの．

7 腹部・消化器画像診断

腹部単純X線写真のよみ方
大場　覚・著［中外医学社：1990年：本体5,400円（税別）：226ページ］【7】　［p.184 南〈消〉］

小山（雅）［A, B：I］：腹部単純X線写真を学ぶための良書です．臨床での重要度が薄れつつある検査ですが，画像診断を志す者として一度は目を通し，理解しておくことが必要です．同著者による「腹部単純X線写真読影テキスト（1991）」や「abdominal plain film（1992）」（Baker SR・著）も良いですが，私は本書が好きです．ただ目を通すのは容易ですが，実践できるまでには経験と訓練が必要かもしれません．

藤川［C, D：I］：マイヤースの「腹部放射線学」と同様に腹部の"動き"を感じることができます．

南［C：I］：大場先生による「胸部X線写真の読み方」の姉妹書．1枚の単純写真から腹腔内に生じている病態をいかにして推察するかについて書かれており，和書の中ではベストと考える（洋書では「Meyers' Dynamic Radiology of the Abdomen」）．大場先生による簡略本が文光堂の青シリーズの1冊「腹部単純X線読影テキスト」として出ているが，そちらは初心者向き．ただし一気に読める点は非常に良い．

胃と腸アトラス　I, II
八尾恒良・責任編集，「胃と腸」編集委員会・編［医学書院：2001年：各本体12,000円（税別）：369ページ，412ページ］【7】　［p.187 南〈消〉］

下野［B, C, D：II, III］：「胃と腸」誌掲載の"今月の症例"をベースに厳選して集めた症例アトラス．いまだに十分役立つ．

南［C, D：III］：2冊からなる大著で合計781ページに及ぶ．消化管全体に関してあらゆる疾患（何と200症例！）のバリウム造影と内視鏡写真や手術標本・病理像などが提示されている．その画像は美しく，時間のある時にパラパラとめくってみるだけで楽しくなってくる．この前身本である「胃と腸ハンドブック（医学書院）」も是非とも見てみると良い．

感染性腸炎 A to Z　第2版
大川清孝，清水誠治・編［医学書院：2012年：本体8,000円（税別）：296ページ］【7, 22】

下野［B, C, D：II, III］：感染性腸炎を臨床面からまとめて勉強できる．内視鏡写真が中心で，一部消化管造影やCT像が掲載．本邦では滅多に出会わない稀な起因菌による腸炎まで多岐に解説がなされている．類書として「炎症性腸疾患鑑別診断アトラス（2010）」があるが，こちらは扱っている腸疾患の範囲が広く内視鏡写真が主体．

南［D：I］：ありとあらゆる腸感染症（細菌・ウイルス・寄生虫や潰瘍性大腸炎との合

併例)が載っている．内視鏡写真が中心であるが，一部バリウム所見やCT，超音波画像も載っており，臨床所見も詳しく書かれている．炎症性腸疾患との鑑別やその限界を知る上でも重要．

肝胆膵の画像診断―CT・MRIを中心に（画像診断別冊 KEY BOOK シリーズ）
山下康行・編著［学研メディカル秀潤社：2010年：本体 5,600 円（税別）：520 ページ］【7】
［p.185 南〈消〉］

　下野［B, C, D：Ⅰ，Ⅱ，Ⅲ］：肝胆膵脾領域のCT，MRIにおいて和書洋書問わず最もおすすめ．総論で読影手順が学べ，各論の症例はかなり稀なものまで網羅．

　南［C：Ⅰ］：肝臓の画像診断の本としてはこれまでは「肝の画像診断（1995）」が定番であったが，本書は最近の知見も含め，肝胆膵の画像診断がCT・MRIを中心に非常に要領よくまとめられている．また各章の始めにある総論の内容もすばらしい．個人的に2頁見開き本は好きではないが，この本は非常に有用である．

消化管造影ベストテクニック　第2版
齋田幸久，角田博子・著［医学書院：2011年：本体 4,800 円（税別）：128 ページ］【7】

　下野［A, B：Ⅰ］：検査の持つ意味を理解しながら，標準的な造影検査手技を要領よく習得できる．術後透視の方法まで記載．改版では旧版の大部分がそのまま残って追記された形をとっている．

　南［B：Ⅰ］：消化管造影の担当になった場合にはまずこれで検査の仕方の全体像を押さえることが必要．咽頭造影や術後造影の方法まで書いてくれているのは本当にありがたい．筑波大レジデントの必読教科書．厚さの割に少し高いのがやや欠点．

大腸疾患診断の実際 ―Ⅰ 検査法・炎症性疾患・虫垂疾患，大腸疾患診断の実際 ―Ⅱ 腫瘍性疾患・消化管ポリポーシス　第2版
市川平三郎，山田達哉・監修，牛尾恭輔・著［医学書院：1988年，1990年：本体 24,000 円（税別），本体 29,000 円（税別）：262 ページ，339 ページ］【7】　［p.188 南〈消〉］

　下野［B, C：Ⅰ，Ⅱ，Ⅲ］：大腸疾患の教科書として定番．色あせない名著．

　南［C, D：Ⅱ］：大腸疾患の診断について注腸造影を中心に内視鏡像，病理所見も含めて詳しく解説してある．牛尾先生の単著による2冊本で，総ページ数は550ページを越えるが，その画像の美しさには見とれるばかりである．もちろん大腸癌の深達度診断に関する記載も重要．現在絶版となっているが，図書館には必ず（？）あると思われるのでぜひ見て欲しい．この本に書かれている知識はCT colonographyの読影にも大変役立つ．

腹部 CT 診断 120 ステップ
荒木 力・著［中外医学社：2002 年：本体 7,700 円（税別）：340 ページ］【7, 8】

　下野［A, B：Ⅰ］：画質は少し古く感じるが，初めて腹部 CT を勉強するのに最適．クイズ形式で学びやすい．

　南［B：Ⅰ］：腹部の CT 検査を担当する場合にはまずこれを読むこと．筑波大レジデントの必読教科書として指定．現在，絶版にはなっているものの図書館や読影室には必ずあるでしょう．頑張って 10 日から 2 週間で読み終えましょう．

胃 X 線診断の考え方と進め方　第 2 版
吉田裕司，市川平三郎・著［医学書院：1998 年：本体 12,000 円（税別）：360 ページ］【7】
［p.184 南〈消〉］

　南［C：Ⅰ］：三部作からなる本の 1 冊で胃 X 線造影の読影に関しきわめて理論的に書かれている．読者の好みもあるが個人的には好きな本．同著者の「胃 X 線読影の基本と実際（医学書院）」はその実践編で，余裕があればそちらも読んでみることをおすすめする．

消化管の病理学　第 2 版
藤盛孝博・著［医学書院：2008 年：本体 12,000 円（税別）：312 ページ］【7, 19】　　［p.189 南〈消〉］

　南［C, D：Ⅰ, Ⅱ］：消化管の病理に関し口腔・食道から大腸・肛門に至るまで綺麗なマクロとミクロ病理の写真が満載の教科書．第 1 章にはきわめて実践的な記述があったり，第 9 章には消化管病理を知るのに必要な発生学や組織学の知識がまとめられたりしている．シェーマも沢山使われ非常にわかりやすい．

小腸内視鏡所見から診断へのアプローチ
松井敏幸，松本主之，青柳邦彦・編［医学書院：2011 年：本体 12,000 円（税別）：192 ページ］【7, 22】

　下野［B, C, D：Ⅱ, Ⅲ］：小腸疾患の内視鏡と小腸造影像を対比させたアトラス集．豊富な症例画像と簡潔な解説でわかりやすい．

大腸疾患セレクション
大腸疾患研究会・編［メディカルレビュー社：2008 年：本体 3,620 円（税別）：162 ページ］【7】

　下野［B, C, D：Ⅰ, Ⅱ, Ⅲ］：近畿圏で開催されている大腸疾患研究会の症例集．高難度の大腸疾患を扱っている．

IIc がわかる 80 例：早期胃癌診断のエッセンス
中野　浩・著［医学書院：2008 年：本体 8,000 円（税別）：212 ページ］【7】　［p.188 南〈消〉］

　南［D, C：I］：早期胃癌の基本となる IIc 病変を中心にその関連する形態を含め 80 症例（実際には関連症例を含めると 100 例以上）をまとめた本．その造影像の美しさには目を見張る．決して初心者向けとは言えないが，各症例にはポイントも書かれており胃バリウム造影の真髄に迫ることができる．同著者による「IBD がわかる 60 例（医学書院）」も個人的には非常に好きな本である．

腹部画像診断アトラス I～XIV
腹部放射線研究会（腹部放射線学会の前身）・編［バイエル薬品（旧 日本シェーリング）］【7, 8, 9】

　下野［B, C, D：I, II, III］：バイエル薬品（旧 日本シェーリング）株式会社が無料で配布してくれていた．日本腹部放射線学会（http://www.jsar.jp/）の前身である腹部放射線研究会の症例をまとめたもの．腹部領域における最高の症例アトラス．現在では，日本腹部放射線学会会員（有料）になれば Web で見ることができる．「臨床放射線」誌にも 1 年遅れで掲載されるようになった．

連断腹部 連続断層画像ケーススタディ　腹部疾患
堀　晃・著［羊土社：2007 年：本体 6,500 円（税別）：62 ページ］【7】　［p.185 南〈消〉］

　南［B：I］：CD ソフトを基本とした本で「急性腹症の CT」よりは少しやさしめである．画像には異常所見が明瞭に示され，随所に術中所見なども加えられ解説が非常に丁寧であるため，医学生でも無理なく使える（筑波大放射線科では医学生用のソフトとして常備）．とにかくこの値段でこれだけの数の症例（100 例）が見られるのはすばらしい．

わかりやすい大腸 X 線診断
松井敏幸・著［中外医学社：2006 年：本体 4600 円（税別）：184 ページ］【7】　［p.184 南〈消〉］

　南［C：I］：大腸 X 線検査の前処置，撮影法，読影法の総論から種々の疾患の各論に至るまで，限られたページ数にこれだけの情報量をよくまとめあげられたものだと感心させられる本．牛尾先生の本にはなかなかチャレンジしにくい場合でも，本書であれば注腸検査を始める前に数日で読むことが可能である．

Meyers' Dynamic Radiology of the Abdomen : Normal and Pathologic Anatomy 6th ed
Meyers MA, Charnsangavej C, Oliphant M［Springer：2010 年：$269.00：419 ページ］【7】

　下野［A, B：I］：放射線科医にとって必読書．はじめて読んだとき，かなり感動した．解剖学的見地から疾患の進展形式を解説．これをきちんと理解し読影の際に応用できるよ

うになれば，画像診断の世界が一気に広がる．なぜか最新版では画像もページ数もとても少なくなった．初めて読む人にとってはすっきりした感じと思うが，すでに第5版を読んだ人にとっては旧版の方が良かったと感じるかもしれない．掲載画像が，現在にマッチして消化管造影ではなくCTが主体となっているが，その画質は少し古く感じる．

南[C, D：Ⅰ]：有名なDr. Meyersの腹部画像診断の教科書．腹膜腔・後腹膜腔で生じる病態がどのように進展していくかを理論的に解説してくれている．新しい著者としてDr. CharnsangavejやDr. Oliphantが加わり，CTやMRI，一部PETの画像が一気に増えた．それにより内容がわかりやすくなった部分も随分あるが，旧版の単純写真からいかに腹部の病態を推定するかという部分が消えてしまったところもある．できれば旧版も一緒に読んでみるとより想像力を書き立てられる．

Abdominal Imaging, 2-Volume Set (Expert Radiology Series)
Sahani D, Samir A［Saunders：2011年：$369：1600ページ］【7, 8】

下野[B, C：Ⅱ, Ⅲ]：洋書で腹部画像診断を1冊ですませたいならこれをおすすめしたい．稀な病態まですべて網羅しているわけではないが，必要十分に記載され美しくわかりやすい本．

Atlas of Nontumor Pathology, Fascicle 5 - Gastrointestinal Diseases
Noffsinger A, Fenoglio-Preiser C, Maru D, et al［American Registry of Pathology：Armed Forces Institute of Pathology：2008年：南江堂洋書部にて**本体25,550円**（税別）：831ページ］【7, 19】

南[C, D：Ⅲ, Ⅱ]：消化管疾患では腫瘍以外にも感染症，炎症性疾患や自己免疫性疾患などが腫瘍との鑑別という意味でも非常に重要となるがそれらの病理についてまとめられた本．分類は主に部位ごとになっており，それに先立ち先天奇形がまとめられている．Tumor pathology seriesと併用するとなお良い．

CT and MRI of the Abdomen and Pelvis: A Teaching File 3rd ed
(LWW Teaching File Series)
Ros PR, Mortele KJ, Pelsser V, Thomas S［Lippincott Williams & Wilkins：2013年：$59.99］【7, 8, 9】

下野[B, C：Ⅰ]：腹部CT，MRIのteaching fileの中では最良と思う．豊富な症例と簡潔な解説が素晴らしい．第1・2版ともとても良い本だった．第3版では旧版からの流用症例が多いものの，画像を新しいものに差し替えたり，内容をひねってあったり，新概念疾患を加えたり細やかな改訂がなされている．書籍に掲載されている症例数が150だが，オンラインで見られる症例と併せて400例以上あることを考えると値段も安い．

Diagnostic Imaging: Abdomen 2nd ed
Federle MP, Jeffrey RB, Woodward PJ, Borhani AA［Amirsys：2009年：$339：1200ページ］【7, 8】

　下野［B, C, D: Ⅲ］：腹部画像診断の辞書のような本．解説は箇条書きで読み物というよりは調べるための本．美しいシェーマと画像（鑑別疾患も）が満載でとても見やすい．改版でずいぶん内容が進化して比較的稀な疾患にまで言及している．オンラインでは更に情報が多く検索しやすい．本書の局所上級編に当たる「Specialty Imaging: Hepatobiliary & Pancreas (2012)」は内容が浅くおすすめできない．

Gastrointestinal Imaging 4th ed: The Requisites (Requisites in Radiology)
Boland GW［Saunders：2014年：$110：576ページ］【7】

　下野［B, C, D: Ⅰ］：旧版（今までいまいち）までの著者が変更され，全く別物となった．このコンパクトさで掲載されている病態（最新かつ稀なものまで．jogger's colitisなど初めて知った．）と画像（最新かつ美しい）の豊富さにたまげる．専門家にとっても調べる本として耐えうる内容．今まで洋書で腹部消化器領域の本で心から満足するものには出会わなかったが，本書は和書を越え超おすすめ．特に腸管領域（感染症など）はすごい内容で，肝胆膵脾領域も和書に負けていない．Goreの巨大本より解説病態も画像も多いかもしれない．

Gastrointestinal Radiology: A Pattern Approach 4th ed
Eisenberg R［Lippincott Williams & Wilkins：2003年：1193ページ］【7】

　下野［B, C, D: Ⅱ, Ⅲ］：消化器画像疾患の鑑別診断の教科書．繰り返しが多い．鑑別診断の分類は独特で，腹部単純写真や消化管透視での鑑別は有用と思う．腸管疾患は，日本では出会わないかなり稀な疾患まで網羅．画像はやや古く感じる．

Textbook of Gastrointestinal Radiology 3rd ed
Gore RM, Levine MS［Saunders：2008年：$599：2576ページ］【7】

　下野［B, C, D: Ⅲ］：消化器画像診断で最も大きな本．改版して古い画像も多いものの結構画質は良くなり，掲載されている疾患も増え良くなった．和書の消化器・腹部領域の教科書にも迫ってきた．この第3版の内容を抜粋流用して，「High Yield Imaging: Gastrointestinal (2010)」が発刊されている．こちらの内容はかなり平易で，それほど良い本とは思えない．

The Abdominal Plain Film with Correlative Imaging 2nd ed
Baker SR, Cho KC［McGraw-Hill Professional：1999年：652ページ］【7, 8, 9】

　下野［B, C：Ⅰ, Ⅱ, Ⅲ］：腹部単純X線写真中心の教科書．前著以来，様々な石灰化をきたす症例画像が豊富で，眺めているだけでも楽しい優れもの．類書はない．

8 泌尿器科画像診断

知っておきたい泌尿器のCT・MRI（画像診断別冊 KEY BOOK シリーズ）
山下康行・編著［学研メディカル秀潤社：2008年：本体5,400円（税別）：384ページ］【8】　［p.193 陣崎］

　下野［B, C, D：Ⅰ, Ⅱ, Ⅲ］：泌尿器領域のCT，MRIにおいて和書洋書問わず最もおすすめ．総論で解剖や読影手順などが記載され，必須症例は網羅されている．

　南［B, C：Ⅰ］：泌尿器画像診断に関しては「泌尿器の画像診断—いま必要な疾患の知識と各種画像診断（学研メディカル秀潤社）」以降，なかなか良い本がなかったが，本書では綺麗な画像を用いて要点がよくまとめられている．入門書としてどちらの本を選ぶかは個人の好みによると思われる．

図解　泌尿器科手術
影山幸雄・著［医学書院：2010年：本体12,000円（税別）：312ページ］【8, 23】

　南［C, D：Ⅱ］：後腹膜・骨盤部の画像診断においてはその膜構造の理解が重要であるが，最近の手術書ではそれらが詳しくかかれているため非常に参考になる．本書かまたは「イラストレイテッド泌尿器科手術—図脳で覚える術式とチェックポイント（2冊本，医学書院）」を参考にするとよい．

泌尿器・生殖器腫瘍まるかわり事典（臨床画像 Vol.26 2010年11月増刊号）
河野　敦・編［メジカルビュー社：2010年：本体5,000円（税別）：208ページ］【8, 9】

　下野［B, C：Ⅱ, Ⅲ］：泌尿器生殖器腫瘍・腫瘍類似疾患に関して比較的稀な疾患まで網羅したコンパクトなアトラス．

Clinical Urography 3 Volume Set, 2nd ed
Pollack HM・編［Saunders：2000年：3434ページ］【8】　［p.195 陣崎］

　下野［C, D：Ⅲ］：泌尿器画像診断で最大の本．CT，MRIは古く感じるし，意外と調べても載っていないものもある．調べようとする疾患が，あらかじめ腫瘍性だとか炎症性だとかあたりをつけていないと目次から探すのは難しい．絶版で改版しないという噂もある．

しかし，本書という存在を記憶に留めてほしいし，いつの日かこのような本が再度出てくることを望む．

Genitourinary Imaging 2nd ed (Case Review Series)
Zagoria RJ, Mayo-Smith WW, Fielding JR［Mosby：2007年：$69.95：432ページ］【8, 9】

下野［B, C：Ⅰ］：泌尿器生殖器婦人科画像teaching file．必須なよく練れた239症例とそれに関するTipsを学べる．泌尿器系が特に良い．

Genitourinary Radiology The Requisites, 2e (Requisites in Radiology)
Ronald J. Zagoria MD［Mosby：2004年（2014年以降に新版が発刊されるかもしれません）：448ページ］【8】

藤川［C, D：Ⅰ］：泌尿器系画像診断のまとまった教科書がないので今でも読み返します．（初版本での感想）

Radiology Illustrated: Uroradiology 2nd ed
Kim SH［Springer：2012年：€179,95：1335ページ］【8】

下野［B, C：Ⅰ, Ⅱ］：泌尿器領域のCTやMRIに加えIVPなどすべてのモダリティを含めたアトラス．画像が豊富で解説は簡潔でわかりやすいため，比較的短期間で一通り目を通せる．

Textbook of Uroradiology 5th ed
Dunnick R, Sandler C, Newhouse J［Lippincott Williams & Wilkins：2012年：$184.99：480ページ］【8】　［p.195 陣崎］

下野［B, C：Ⅰ, Ⅱ］：泌尿器領域のCTやMRIが中心で「知っておきたい泌尿器のCT・MRI」に似た内容．画像は美しくまとまりのある本．泌尿器領域定番の「Davidson's Radiology of the Kidney and Genitourinary Tract」は1999年以降改版されていないため，本書が定番となりつつある．最新版は第4版とほとんど内容は変わっていない．

9 産科・婦人科画像診断

婦人科MRIアトラス（画像診断別冊 KEY BOOK シリーズ）
今岡いずみ, 田中優美子・編著［学研メディカル秀潤社：2004年：本体4,400円（税別）：280ページ］【9】　［p.198 三森］

下野［B, C, D：Ⅰ, Ⅱ, Ⅲ］：婦人科領域のMRIにおいて和書洋書問わず最もおすすめ．

疾患別からでも絵合わせ的なアプローチからでも調べやすい．

　南[B, C：I]：別に挙げた富樫先生の「婦人科 MRI の読み方（医学書院）」を読破した後は，この本で婦人科疾患全体を網羅するのがよい．Key Book シリーズの中の1冊で見開き2ページ本．この後に読むとすると子宮体癌・子宮頸癌・卵巣癌のそれぞれの「癌取扱い規約（金原出版）」と，別に挙げた「子宮腫瘍病理アトラス（文光堂）」「卵巣腫瘍病理アトラス（文光堂）」か？

卵巣腫瘍病理アトラス
石倉　浩，手島伸一・編［文光堂：2004年：本体 18,000 円（税別）：352 ページ］【9, 19】
[p.199 三森]

　下野[C, D：II, III]：婦人科領域の画像診断の対象としては腫瘍性疾患が多く，病理の本はとても役立つ．本書はマクロ像も豊富に掲載され病態に関する説明も詳しく画像診断に有用．姉妹本の「子宮腫瘍病理アトラス：文光堂（2007）」もおすすめ．

　南[D：II, III]：これにはなかなか手を出しにくい人は「卵巣腫瘍取扱い規約　第1部（金原出版）」でもよい．子宮腫瘍病理アトラスと同じシリーズの卵巣版．

子宮腫瘍病理アトラス
石倉　浩，本山悌一，森谷卓也，手島伸一・編［文光堂：2007年：本体 18,000 円（税別）：325 ページ］【9, 19】

　南[D：II, III]：同著者による「卵巣腫瘍病理アトラス」と合わせて2冊買うか，それともDr. Blaustein の教科書にするか？それは個人の好み次第といえる．しかし本書は少し古くなってしまったので，英語に抵抗がなければ2011年発行の後者の方がよいかもしれない．

婦人科 MRI の読み方
富樫かおり・著［医学書院：1997年：本体 4,700 円（税別）：120 ページ］【9】　[p.199 三森]

　南[B：I]：113ページという薄さに素晴らしいエッセンスが詰まっている．少し古くはなったがその内容は今でも十分通用する．婦人科MRIの入門書として最適．

婦人科疾患の診断と治療 update（臨床放射線 Vol.56 No.11 2011年10月臨時増刊号）
後閑武彦，山下　孝・編［金原出版：2011年：本体 7,500 円（税別）：356 ページ］【9, 16, 18, 19】
[p.199 三森]

　下野[C, D：II, III]：婦人科領域の画像診断だけでなく，疾患概念・病理や治療法に関してまで比較的新しいトピックが集められている．「婦人科MRIアトラス（2004）」で足りない分はこれで補える．

臨床胎盤学
有澤正義・著［金芳堂：2013 年：本体 14,000 円（税別）：199 ページ］【9, 19】

下野［C, D：Ⅱ, Ⅲ］：胎盤に関する画像の教科書は見あたらないので，この本がその代わりになる．胎盤領域では「目で見る胎盤病理：中山雅弘・著（2002）」もおすすめで本書と相補する内容．

Blaustein's Pathology of the Female Genital Tract 6th ed
Kurman RJ, Ellenson LH, Ronnett BM・編［Springer：2011 年：€ 169.95：1246 ページ］【9, 19】
［p199 三森］

下野［C, D：Ⅲ］：婦人科領域病理の決定版．

Diagnostic Imaging: Obstetrics, 2nd ed
Woodward PJ, Kennedy A, Sohaey R, et al・著［Amirsys：2011 年：$339：1000 ページ］【9】

南［D：Ⅲ］：胎児 MRI 検査の際に役立つ本．胎児の異常のみならず，母体の異常，産後合併症などに関しても，疾患とその要約，画像所見が箇条書きで書かれている．ただし胎児 MRI の読影は見るべきポイントが多数あるので（胎児の通常の奇形以外に，肺の成熟度，皮膚，臍帯，羊水，胎盤など），その読影法については別の文献や書物で習得する必要がある．

Radiology Illustrated: Gynecologic Imaging 2nd ed
Kim SH［Springer：2012 年：€ 179.95：1280 ページ］【9】

下野［B, C：Ⅰ, Ⅱ］：産婦人科領域のCTやMRIに加えIVRまですべてのモダリティを含めたアトラス．世界に先んじている日本の婦人科領域MRI状況に，洋書の中で唯一耐えうる．症例画像が非常に豊富だが，解説は簡潔でわかりやすいため，比較的短期間で一通り目を通せる．

Obstetric Imaging (Expert Radiology series)
Copel J［Saunders：2012 年：$295：808 ページ］【9, 12】

下野［B, C, D：Ⅲ］：産科・胎児の画像診断書．ほぼ画像は超音波のみだが，大変美しくその画像から胎児MRI所見も想像できる．婦人科領域の「Gynecologic Imaging: Expert Radiology Series（2011）」は日本の放射線科事情に即しておらずあまりおすすめできない．

10 骨・軟部画像診断

骨・関節のX線診断
江原　茂・著［金原出版：1995年：本体15,500円（税別）：385ページ］【10】

小山（雅）[A, B：I]：骨の画像診断を系統的に学習できます．

下野[A, B, C：I, II]：CTやMRI画像は少し古く感じるが，単純X線写真中心の骨画像診断の教科書としてはいまだに十分役立つ．

藤川[A, B, C：I]：骨の単純X線写真の知識を整理して学べます．

南[C：I]：骨・関節のX線診断をきちんと勉強しようと思ったならば日本語であればこの本がよい．ただし絶版になっているため図書館などで借り出す必要あり．洋書で類似の本と言えば，Dr. Chewの「Skeletal radiology: the bare bones (2010) 」で，やはり単純写真を中心に基礎から記述してくれており，術後変化などの整形外科的記述も豊富である．

骨軟部疾患の画像診断　第2版（画像診断別冊 KEY BOOK シリーズ）
上谷雅孝・編著［学研メディカル秀潤社：2010年：本体5,400円（税別）：424ページ］【10】

下野[B, C：I, II, III]：骨軟部領域でMRIを主体とした本では最もおすすめ．特に各関節総論の詳細な多方向多断面の正常解剖MRIアトラスが大変使いやすい．

松木[B, C, D：III]：KEY BOOKシリーズの1冊で骨軟部疾患の診断を始める人にとってもわかりやすく，common diseaseを取り上げているので，日常臨床で活用できる1冊です．僕自身も以前から読み，読破しているはずですが時々お世話になり簡単に調べられる本です．この本は少し余白のスペースもあり，他の教科書や論文で調べたことを書き込んだり，紙に記載したことを張り付けたりすることによって自分オリジナルの本として扱うこともできます．

南[C：I, II]：あまり好きではない見開き2ページ本であるが，Dr. Helmsの教科書を読んだ後は復習としてこれを読むのがよい．画像は鮮明で，各章の総論の部分も非常によい．

膝MRI　第2版
新津　守・著［医学書院：2009年：本体5,400円（税別）：228ページ］【10】

下野[B, C, D：I, II]：旧版に追記がなされた感じの改版本．箇条書きでわかりやすく臨床の現場で調べやすい．画像も美しく膝MRI本としてはベスト．

松木[B, C, D：III]：整形外科領域で一番オーダーの多いのは脊椎を除いて膝が圧倒的に多いと思います．膝のMRIといえば半月板損傷や円板半月板ぐらいわかっていたら何とかなると思っている先生も多いのでは．この本は，膝のMRIを甘く見ていた先生にとっ

ては今までの診断の未熟さを思い知らされる1冊です．非常に勉強になる本です．

南［C：I］：膝MRIを日本語で勉強するにはこの本以外にない．手ごろな厚さで必要な最新の情報まで詳しく盛り込まれている．

関節炎のX線診断講義 (Generalist Masters 9)
杉本英治・著［カイ書林：2012年：本体3,600円（税別）：272ページ］【10】

下野［B, C, D：I］：関節炎のX線診断を系統的かつ実践的に解説している．マンツーマンで授業を受けているような細やかさでわかりやすい．画像も大きく見やすい．

南［C：I］：関節炎の画像診断を日本語で学ぶならばこの本が効率的と思われる．薄い本であるが内容はしっかりしておりすばらしい．所々画像が鮮明でない箇所もあるのが少し残念である．

骨外傷の画像診断ハンドブック
江原 茂・著［メディカル・サイエンス・インターナショナル：2012年：本体4,600円（税別）：204ページ］【10】　［p.204 杉本］

下野［A, B, C：I, II］：初心者から系統だって骨折画像を学べる．箇条書きで簡潔に解説してある．

南［B, C：I］：骨折の画像診断に関し，種々の骨折の分類の記載は最小限にとどめ，基本となる情報をコンパクトにまとめている．本当はこのような本を医学生にもっと読んで欲しいと思われるが…．

骨関節画像診断入門 第3版（「Fundamentals of Skeletal Radiology 3rd ed (2004)」の訳本）
Clyde A. Helms・著，伊藤勝陽・監訳［エルゼビア・ジャパン：2005年：本体7,000円（税別）：260ページ］【10】

下野［A, B：I］：Helmsの名著「Fundamentals of Skeletal Radiology, 3rd ed (2004)」の訳本．原著の改版第4版が2013年10月に出版されたが大きな変更はなくMRIの内容が少し増えた程度．簡潔に骨軟部画像診断をまとめており，とてもわかりやすく超おすすめ．必要，不必要なものの差がはっきりわかる．端的に記載されているので，専門家から見れば誤りにみえる部分もあるかもしれないが，非常に実践的．Helmsは，骨軟部の教科書として「Musculoskeletal MRI, 2e (2008)」を出版しているが，同じく実践的で非常にわかりやすい．

南［B：I］：現代の骨軟部画像診断を効率よく学ぶためには最もよい初心者のための入門書．MRIに関しても種々の関節についてその読影ポイントが書かれている．一方，基本として重要なDon't touch lesionsの記載などもあり，非常に実践的な内容である．

骨系統疾患 X 線アトラス
西村　玄・著［医学書院：1993 年：本体 14,000 円（税別）：226 ページ］【10, 13】

小山（雅）[B, C, D：Ⅰ, Ⅱ, Ⅲ]：骨系統疾患に関する最高の和書です．特殊な分野なので各自の必要度に応じて使用すれば良いと思います．改訂がないのが残念です．替わりと言っては語弊がありますが，西村先生も共著者の一人である「Bone dysplasia: An atlas of genetic disorders of skeletal development 3rd ed（2012）」が昨年発行されました．

藤川[D：Ⅰ]：圧倒的な情報量を誇ります．気長に読めば味わい深く骨の生理を考えさせられます．

骨腫瘍の病理
石田　剛・著［文光堂：2012 年：本体 28,000 円（税別）：510 ページ］【10, 19】　　[p.247 小山（貴）]

下野[B, C, D：Ⅰ, Ⅱ, Ⅲ]：私見だが，本書は骨腫瘍の著名な教科書「Dahlin's Bone Tumors, 6th ed（2009）」を越えている．病理だけでなく放射線画像とその解析も大変詳しい．高価な教科書なので図書館で借りて読んだがあまりにすごいので購入してしまった．同著者による「非腫瘍性骨関節疾患の病理（2003）」もやはり病理だけでなく放射線画像も豊富でおすすめ．

南[D：Ⅰ, Ⅱ]：骨腫瘍の病理というとこれまでは「Dahlin's Bone Tumors：General Aspects and Data on 10, 165 Cases（Lippincott Williams & Wilkins）」をよく参照していたが，現在ではまずこの本に頼っている．画像も沢山載っており放射線科医にとっても非常に有用．一緒にカンファレンスをさせてもらっていたので懐かしい画像もある．

足の画像診断
小橋由紋子・著［メディカル・サイエンス・インターナショナル：2013 年：本体 7,400 円（税別）：312 ページ］【10】

南[D：Ⅱ]：これまであまり詳しく記載されることのなかった足の画像診断に関し，MRIを中心に書かれている．臨床的な事項にも詳しく触れられており非常に有用であるが，足の基本解剖についての総論があるとさらに良い．足のMRI検査オーダーが出て困った時に頼りになる本．

アトラス骨・関節画像診断 1 ～ 6
［中外医学社：2010 ～ 2011 年：本体 3,600 ～ 5,600 円（税別）：104 ～ 169 ページ］【10】

南[C：Ⅱ]：全部で6巻からなる本であるが整形外科医によって書かれており，彼らがどのようにして画像から情報を得ているか，臨床的に重要な事項は何か，などを知ることができ，放射線科医にとっても非常に参考になる．ただし巻および著者によっては書き方

があまり十分でなく，必ずしもわかりやすくない部分もある（その意味で初心者向けとは言えない）．中級者以降が図書館などでパラパラめくってみるのによい．個人的には第4巻の「骨・軟部腫瘍」は画像も豊富で好きである．

運動器疾患の「なぜ？」がわかる臨床解剖学
工藤慎太郎・編著［医学書院：2012年：本体4,600円（税別）：232ページ］【10, 20】

　南［D：Ⅰ, Ⅱ］：臨床的に比較的頻度の高い運動器疾患につき，その機能解剖や臨床症状の成因が詳しく書かれている本．読影においても役に立つ記載が多いが，所々難しい．

X線診断へのアプローチ　6　骨　第2版
片山　仁・著［医学書院：1987年：本体4272円（税別）：259ページ］【10】

　小山（雅）［A, B：Ⅰ］：骨の単純X線写真について，基本的な読影方法が丁寧に記載されています．手元にあるのは初版本ですが，内容はいまも色褪せていません．

肩関節のMRI読影ポイントのすべて　改訂第2版
佐志隆士, 井樋栄二, 秋田　恵一・編［メジカルビュー社：2011年：本体8,500円（税別）：336ページ］【10】

　下野［B, C, D：Ⅰ, Ⅱ］：旧版から大きく変わった．各病態を多方向多断面の美しいMRIで逐一対比させて解説しているのでわかりやすい．これを読めばなんだか肩関節の一人前の専門家になった気持ちさえする．各先生方のコラムやTipsも大変有用．

カラー写真で学ぶ骨・関節の機能解剖
竹内義享, 田口大輔・著［医歯薬出版：2009年：本体4,000円（税別）：170ページ］【10, 20】

　南［C, D：Ⅱ］：骨・関節の機能解剖を種々のカラー写真やCGを用いて記載した本．運動器系の機能や外傷のメカニズムを知るには非常に役に立つ本である．とにかく綺麗．

骨・関節X線写真の撮りかたと見かた　第8版
堀尾重治・著［医学書院：2010年：本体6,200円（税別）：480ページ］【10】

　南［B：Ⅰ］：骨X線写真の撮影法に関する本であるが読影のポイントも詳しく書かれており（それは撮影のポイントにも通じる）骨X線診断学を学ぶ初心者には最適と思われる．この中から画像診断医にとって必要な情報のみを抜き出せばよい．

骨系統疾患：出生前診断と周産期管理
西村　玄，室月　淳，澤井英明・編［メジカルビュー社：2011年：本体9,000円（税別）：264ページ］
【10, (9, 13, 22, 23)】

　下野［C, D：Ⅲ］：骨系統疾患の画像診断にも役立つ教科書．X線写真だけでなく胎児CT画像も掲載．臨床的な記載が大半を占めるので，類書では「骨系統疾患X線診断アトラス（1993）」の方がおすすめだが絶版かもしれない．

骨軟部画像診断のここが鑑別ポイント　改訂版（できる！画像診断入門シリーズ）
土屋一洋・監修，福田国彦・編［羊土社：2012年：本体5,400円（税別）：247ページ】【10】

　下野［B, C：Ⅱ, Ⅲ］：鑑別すべき疾患と合わせて掲載されている疾患・画像がとても多い．基本的かつcommonな病態を一通り網羅しており，忙しい臨床現場でも調べやすい．連続する解剖図が掲載されていないため，関節疾患などで典型より少しずれた部位例の把握には苦慮する．この点では「骨軟部疾患の画像診断　第2版（2010）」の方が使い勝手が良い．また各関節疾患などはより詳細な教科書が必要．この"できる！画像診断入門"シリーズ（というか羊土社発行の画像教科書全般）で共通して個人的に感じることだが，画像が小さくわかりづらいのが残念．

図解　関節・運動器の機能解剖　上肢・脊柱編，下肢編
Castaing J，Santini JJ・著，井原秀俊，中山彰一，井原和彦・共訳［協同医書出版社：1986年：本体4,200円（税別），本体3,800円（税別）：199ページ，173ページ】【10, 20】

　南［D：Ⅱ］：本書「画像診断を考える」の初版では「カパンジー機能解剖学（医歯薬出版）」（こちらは2010年に，新版である第6版の翻訳がカラーで出た）を挙げたが，少し高価で分厚すぎた．Castaingは手の届く価格でかつそれほど厚くはない．フランスのリハビリテーション医学における考え方を知ることができるだけではなく，骨・関節の機能を理解するのに有用な情報が多く載っている．興味がある方にはぜひおすすめする（ちょっと古くなってしまっているが基本事項は変わらない）．

非腫瘍性骨関節疾患の病理
石田　剛，今村哲夫・著［文光堂：2003年：本体24,000円（税別）：334ページ】【10, 19】

　南［D：Ⅰ, Ⅱ］：「骨腫瘍の病理（文光堂）」と同じ著者による非腫瘍性骨・関節疾患の病理の本．画像も多数載っており，放射線科医にとって有用な記載が満載である．絶版になっているのが残念．

Imaging of Soft Tissue Tumors 3rd ed
Kransdorf M, Murphey MD［Lippincott Williams & Wilkins：2013年：$242.99］【10】

　小山（雅）［**B, C, D：Ⅰ, Ⅱ**］：軟部腫瘍に関する臨床，病理，画像が記載された教科書です．分量も少なく，軟部腫瘍の系統的学習に適しています．（第2版での感想）

　下野［**C, D：Ⅰ, Ⅱ, Ⅲ**］：軟部腫瘍ばかり集めたマニアックな教科書．しかし，本当に役に立つ．改版してよりパワーアップしオンラインでも閲覧できる．2013年に改訂されたばかりの最新のWHO分類にも対応している．

　藤川［**D：Ⅱ**］：みなさんご存じの名著ですがつまみ読みすることが多いです（第2版での感想）．

　南［**C, D：Ⅱ**］：軟部腫瘍の画像診断についてはこれがベスト．2013年に第3版が出版され，ますますパワーアップしている．できればこれと「Enzinger and Weiss's Soft Tissue Tumors（Saunders）」をそろえたいが──．

Arthritis in Black and White, 3rd ed
Brower AC, Flemming DJ［Saunders：2012年：$142：416ページ］【10】

　藤川［**C, D：Ⅰ**］：リウマチ性骨疾患のバイブルだと思います．

　南［**C：Ⅰ**］：最初出版された時，黒人と白人の関節炎について書かれた本と勘違いし見向きもしなかった．しかしAFIPでDr. Browerの講義を聞いて感銘を受け本書を買った．同じく関節炎の本としてはDr. Forresterの「Radiology of joint disease（Saunders）」が画像も大きくより素晴らしい（関節炎の読影法のABC'sを提唱）が，残念ながら絶版になってしまった．

Bone and Joint Imaging, 3rd ed
Resnick D, Kransdorf MJ［Saunders：2005年：$319.00：1536ページ］【10】

　小山（雅）［**C, D：Ⅱ**］：Diagnosis of bone and joint disordersの簡易版．イラストも多くわかりやすい．（第2版での感想）

　南［**C, D：Ⅰ, Ⅱ**］：Dr. Resnickの「Diagnosis of bone and joint disorders（Saunders）」の要約版．要約版といっても1500ページ以上あり，読むのはなかなか大変であるが，Dr. Helmsの後に読む洋書としては良いと考える．ただし必要に応じて親本を拾い読みする方が理解が深まる，という考え方もあり．

Bone Dysplasias：An Atlas of Genetic Disorders of Skeletal Development, 3rd ed
Springer JW, Brill P, Superti-Furga A, et al［Oxford University Press：2012年：$275：828ページ］【10】

　小山（雅）［**D：Ⅲ**］：特異な分野だが，骨系統疾患の最新の教科書．

南［D：Ⅲ］：骨系統疾患を勉強するには西村　玄先生の「骨系統疾患X線アトラス（医学書院）」がバイブル的存在であったが，少し古くなってきたところにこの本が改訂された．もちろん西村先生も共著者に加わっている．ただし紙質がやや悪いため画像がわかりにくい箇所もある．少し原則的な考え方を知りたい人は「Primer of bone dysplasia（Springer）」なども楽しめる．

Enzinger and Weiss's Soft Tissue Tumors 6th ed
Goldblum JR, Weiss SW, Folpe AL［Saunders：2013年：$399：1064ページ］【10, 19】

下野［C, D：Ⅲ］：軟部腫瘍病理の決定版．軟部腫瘍は全身のどこにでも発生しかつ画像のみでは診断しきれないので，疫学・病態まで詳しく解説した本書は持っていて損はない．改版され放射線診断に関する章も充実しており，放射線診断が軟部腫瘍病理診断の上で重要であることがわかる．

南［D：Ⅲ］：軟部腫瘍の病理に関するバイブル的な本．これに手が出にくい人は文光堂の「腫瘍病理鑑別診断アトラス：軟部腫瘍」もよいが，学会発表の前などはやはりこのDr. Enzingerの本を最低限チェックしておくべき．

Koehler/Zimmer's Borderlands of Normal and Early Pathological Findings in Skeletal Radiography, 5th ed
Freyschmidt J, Brossmann J, Sternberg A, Wiens J［Thieme：2002年：$159.99：1120ページ］【10】
［p.160 菅］

小山（雅）［B, C, D：Ⅱ］："Koehler and Zimmer"で知られる教科書です．正常変異と共にその発生や疾患との鑑別などにも触れられており，Keatsとあわせて使用しています．

南［C, D：Ⅱ, Ⅲ］：Dr. Keatsの「Atlas of normal roentgen variants that may simulate disease（Saunders）」よりもこちらの方が好きであったが，基本的には骨・関節しか載っておらず，また最近のDr. Keatsの本にはCTやMRIの画像も加わったことから，両者とも必須の本になってしまった（少なくとも読影室には）．

Dahlin's Bone Tumors: General Aspects and Data on 10,165 Cases 6th ed
Unni KK, Inwards CY［Lippincott Williams & Wilkins：2009年：$232.99］【10, 19】

下野［B, C, D：Ⅰ, Ⅱ, Ⅲ］：骨腫瘍の教科書として定番．病理だけでなく放射線画像も豊富．なぜか「Differential Diagnosis in Orthopaedic Oncology 2nd ed：Greenspan A（2006）」はほぼそっくりに見える．

Diagnosis of Bone and Joint Disorders 5 Volume Set, 4th ed
Resnick D [Saunders:2002 年:4944 ページ] 【10】

　　下野 [B, C, D:Ⅲ]:骨軟部画像診断で最大の本．その奥深さに感動する．全体の割合から考えると，腫瘍部分はやや物足りない感がある．絶版で改版しないという噂もあるが，本書という存在を記憶に留めてほしいし，いつの日かこのような本が再度出てくることを望む．本書のコンサイス版の「Bone and Joint Imaging (Expert Consult- Online and Print), 3e (2004)」はまだ出版されている様子．Resnickが関わった本は，「Internal Derangements of Joints: 2-Volume Set, 2e (2006)」,「Skeletal Imaging: Atlas of the Spine and Extremities, 2e (2009)」,「Magnetic Resonance Imaging in Orthopedic Sports Medicine (2008)」があるがいずれもおすすめ．

Imaging of Arthritis and Metabolic Bone Disease
Weissman BNW [Mosby:2009 年:$209:772 ページ] 【10】

　　下野 [C, D:Ⅰ, Ⅱ, Ⅲ]:関節症・炎, 膠原病, 外傷性, 代謝性, 医原性骨軟部疾患を取り扱っている本．骨軟部画像だけでなく上記疾患に関わる全身の画像・病態も掲載され内容はとても面白い．

Imaging of Bone Tumors
Kricun ME [Saunders:1993 年:677 ページ] 【10】

　　南 [C, D:Ⅱ]:本書では骨腫瘍についてのPart Ⅱの総論もさることながら, Part Ⅰの各論が骨の各部位ごと（長管骨, 手, 足, 脊椎, 肋骨, 骨盤骨）に書かれており, その骨の特徴およびそこに発生しやすい骨腫瘍を極めて総合的に学ぶことができる．できれば頭蓋骨や顎骨, 鎖骨, 肩甲骨, 種子骨などについてもまとめてほしかった．残念ながら絶版になっているので図書館などで読むとよい．

Imaging of the Musculoskeletal System, 2-Volume Set (Expert Radiology Series)
Pope T, Bloem HL, Beltran J, et al [Saunders:2008 年:$359:2336 ページ] 【10】

　　下野 [B, C, D:Ⅱ, Ⅲ]:洋書で骨軟部画像診断を大きめの本で有したいならこれをおすすめしたい．単純X線写真からMRIまですべてのモダリティで全分野を網羅．とても美しくわかりやすい本．

Magnetic Resonance Imaging in Orthopaedics and Sports Medicine 3rd ed
Stoller DW [Lippincott Williams & Wilkins:2006 年:$499.99] 【10】

　　下野 [C, D:Ⅲ]:骨軟部MRIでは最大の教科書でほとんどが関節の内容（腫瘍その他は少ない）．本書はシェーマなど非常に美しくもはや美術書として持つ価値有り．

MRI of Bone and Soft Tissue Tumors and Tumorlike Lesions: Differential Diagnosis and Atlas
Meyers SP［Thieme：2007年：€239.99：814ページ］【10】

下野［B, C, D：Ⅰ, Ⅱ, Ⅲ］：骨軟部腫瘍の本としては最もMRI症例画像数が多いのではと思う．見やすく調べやすいアトラス．

MRI of the Musculoskeletal System 6th ed
Berquist TH［Lippincott Williams & Wilkins：2012年：$287.99］【10】

下野［B, C, D：Ⅱ, Ⅲ］：骨軟部MRIの教科書の定番で，改訂が早い．内容がとても良いというわけでもないが標準的で，すべてを網羅．画質は良くなったが，第5版とそれほど内容は変わっていない印象．関節が中心の教科書．腫瘍や感染症などに関しては少しは内容の進歩がみられるが，MRIだけで判断すべき疾患ではないし，他の教科書を持っていた方がよいように思う．

Musculoskeletal Imaging: A Teaching File 3rd ed (LWW Teaching File Series)
Chew F［Lippincott Williams & Wilkins：2012年：$153.99］【10】

下野［B, C, D：Ⅰ］：症例の豊富なteaching file．単純X線写真症例が多く，解説は簡潔で良問ぞろい．2006年の第2版内容をかなり流用しているため旧版を持っている人は新たに購入するほどではないと思われる．ただしトータルで症例数が40ぐらい増加しupdateな内容．類書の「Musculoskeletal Imaging: Case Review Series, 2e（2008）」も悪くないが本書の方がはるかにおすすめ．

Musculoskeletal Imaging: The Requisites, 4th ed (Requisites in Radiology)
Manaster BJ, May DA, Disler DG［Saunders：2013年：$110：800ページ］【10】

下野［A, B, C, D：Ⅰ, Ⅱ, Ⅲ］：骨軟部領域のあらゆる疾患に関してすべてのモダリティ所見を体系的に学習できる．updateな内容まで網羅し完成度が高い．疾患特徴・鑑別疾患・依頼医が何を知りたいか，などが表にまとめてありわかりやすい．骨軟部放射線診断を1冊で済ませたい人にはこれをおすすめしたい．"Requisites in Radiology"シリーズの中でも傑出しているのではと思うし，このコンパクトさでこの内容は特筆すべき．本書に準拠した問題集として，「Musculoskeletal Imaging: Case Review 2e（2008）」があるが内容はそこそこ良い．

Skeletal Radiology the Bare Bones, 3rd ed
Chew FS［Lippincott Williams & Wilkins：2010年：$137.99：360ページ］【10】　［p.204 杉本］

南［B, C：Ⅰ］：Dr. Helmsの本と比べ，正統派ともいうべき入門書．好みは分かれると

思うが，単純写真を基本とした骨画像診断の勉強には非常によい．病態生理などにも重きが置かれている．

The Language of Fractures 2nd ed
Schultz RJ［Lippincott Williams & Wilkins：1990年：333ページ］【10】

南［B：Ⅰ］：研修医時代に読んで感動した本．タイトルのセンスもさることながら，内容的にもすばらしいためどうしてもあげたくなるが，現在は絶版になっている．もし興味があれば図書館などで借り出すことをおすすめする（それも研修のなるべく早い時期に）．やはりこの本をレジデント時代に勉強された江原先生がそれと同様の素晴らしい本（「骨外傷の画像診断ハンドブック（MEDSI）」）を書かれているので今ではそちらが取っつきやすいかもしれない．

11 乳腺画像診断

新版 乳腺病理学 細胞・組織・画像
市原 周・著［名古屋大学出版会：2013年：本体5,400円（税別）：124ページ］【11, 19】
[p.209 角田]

南［C, D：Ⅰ］：日本の乳腺病理の第一人者による乳腺病理学の本．最新のWHO分類第4版に沿って書かれており，病理だけではなく乳腺疾患の概念や画像に関してもコンパクトにまとめられている．

線維腺腫・乳腺症を極める
角田博子・著［日本医事新報社：2010年：本体6,700円（税別）：280ページ］【11, 12, 19】

南［C, D：Ⅰ］：乳腺の良性疾患，線維腺腫と乳腺症について，多数の超音波画像と病理組織像を対比しながら解説してくれている本である．あまり類書がないテーマであり，その記述は読影において非常に参考になる．

乳腺MRI実践ガイド―撮像法，読影基準，治療
戸崎光宏, 福間英祐・編［文光堂：2007年：本体6,500円（税別）：270ページ］【11】　[p.209 角田]

下野［B, C, D：Ⅰ, Ⅱ］：和書で乳腺MRIの読影手順を学習するならこれがベストと思われる．機種別の撮像法や治療，IVRにまで言及している．もっと多くの疾患画像を見て勉強したい方には別の教科書が必要．

乳腺画像診断法
松江寛人, 廣田映五・編著［金原出版：2004年：本体8,800円（税別）：258ページ］【11, 12】

南［C：Ⅰ］：私はこの本の前身である「乳腺診断アトラス（金原出版）」で乳腺の画像診断を勉強したが，マンモグラフィ・超音波・病理の画像がすべての症例について詳しく記載されており，画像-病理相関が理解しやすくなっている．

乳腺腫瘍学
日本乳癌学会・編［金原出版：2012年：本体7,400円（税別）：400ページ］【11, 19, 23】
［p.209 角田］

南［C, D：Ⅰ，Ⅱ］：日本乳癌学会発行の乳癌に関するスタンダードテキスト．乳癌の診断および治療の進歩は著しく，特に化学療法に関してはその基本的な考え方と最新の知識を知っておく必要がある．

マンモグラフィガイドライン 第3版
日本医学放射線学会, 日本放射線技術学会・編［医学書院：2010年：本体3,000円（税別）：112ページ］【11】　［p.207 角田］

南［B：Ⅰ］：マンモグラフィの研修の前には必ず読んでおきたい本．ただしカテゴリー分類は所々判断に迷う部分もあり，BI-RADSのカテゴリーなども参考にする必要あり．

マンモグラフィ診断の進め方とポイント 第4版
東野英利子, 角田博子, 秋山 太・編著［金原出版：2013年：本体6,000円（税別）：288ページ］
【11】　［p.208 角田］

下野［B, C：Ⅰ］：マンモグラフィ入門書の定番の最新版．第1章から第7章までは読影手順に必要な総論・知識がシェーマを多用して記載されておりわかりやすい．病理の解説も，画像所見からの病理組織名へのアプローチであり実践的で即役立つ．第8章での演習問題症例はすべてオンラインでも見ることができ，電子データのため拡大して詳細を確認できる．

マンモグラフィのあすなろ教室
石山公一, 大貫幸二, 佐志隆士, 角田博子・著［学研メディカル秀潤社：2007年：本体5,500円（税別）：260ページ］【11】　［p.208 角田］

下野［B, C：Ⅰ，Ⅱ］：マンモグラフィ入門書として最適．読影手順，所見の拾い方や解釈を飽きが来ないように解説．

臨床と病理のための乳腺 MRI アトラス―画像と組織像の完全対比
土屋眞一・隈崎達夫・監修, 草間 律, 高山文吉・編［医療科学社：2006 年：本体 9,500 円（税別）：288 ページ］【11】

下野 [B, C：Ⅰ, Ⅱ]：和書MRIの教科書の中では症例画像が多くてとっつきやすい．

Teaching Atlas of Mammography 4th ed
Tabár L, Dean PB, Tot T［Thieme：2011 年：€ 139.99：312 ページ］【11】　[p.208 角田]

下野 [B, C：Ⅰ, Ⅱ]：マンモグラフィの定番教科書．画像が豊富でかつ美しい．触診情報から病理まで記載．

南 [C：Ⅰ]：マンモグラフィの神様といわれる Dr. Tabár による本．非常に美しい教科書で見ているだけでうっとりする．画像の元となる病理を知るのにもよい．2014年3月に邦訳［「マンモグラフィ読影アトラス」（メディカル・サイエンス・インターナショナル）］が出た．同じく Dr. Tabar による breast cancer に関する 3 冊本（Thieme）があるが，そちらはまだ読めていない．

Breast Imaging: The Requisites 2nd ed (Requisites in Radiology)
Ikeda D［Mosby：2011 年：$109：448 ページ］【11】

下野 [B, C：Ⅰ, Ⅱ, Ⅲ]：マンモグラフィ，マンモMRIの読影手順がよくわかる．USや生検手順，手術後やインプラント後の乳腺画像所見に関しても解説が詳しい．各章の最後に確認用設問がある．画像掲載は多く画質もよいがやや小さくて見づらい．本書に準拠した問題集の「Breast Imaging: Case Review Series, 2e（2012）」はあまりおすすめできない．

Diagnostic Imaging: Breast 2nd ed
Berg Y［Amirsys：2013 年：$339：1448 ページ］【11】

下野 [B, C, D：Ⅲ]：あらゆる乳腺疾患におけるすべてのモダリティ画像が満載．解剖，読影手順，画像所見からのアプローチ，病理なども非常に詳細に解説．"Diagnostic Imaging" Series の中では最も充実しており傑出していると思う．

Speciality Imaging: Breast MRI: A Comprehensive Imaging Guide
Sughra Raza, Birdwell RL, Ritner JA［Amirsys：2009 年：$229］【11】

下野 [B, C,, D：Ⅰ, Ⅱ, Ⅲ]：乳腺MRI症例の豊富なアトラス．MRI所見別の鑑別診断を調べやすい．

12 超音波画像診断

甲状腺超音波診断ガイドブック 改訂第2版
日本乳腺甲状腺超音波医学会／甲状腺用語診断基準委員会・編［南江堂：2012年：本体3,600円（税別）：163ページ］【12, 4】

南［C：Ⅰ］：甲状腺・副甲状腺の超音波検査を勉強するための基本書．JABTS（日本乳腺甲状腺超音波医学会）が作成していることもあり，その記述は信頼でき，正常所見や用語の定義などもきちんとかかれている．画像の枚数も多い．

消化管エコーの診かた・考えかた 第2版
湯浅 肇, 井出 満・著［医学書院：2004年：本体5,600円（税別）：284ページ］【12, 7】
［p.186 南〈消〉］

南［C：Ⅰ］：初版（1998）を手にした時，超音波を使って消化管をこれほど細かく見ている人がいることを知らなかったことが衝撃的であった．そしてそこに書かれている所見がCTでも応用できないかを一生懸命考えているうちに，消化管のCTに非常に興味を持つようになった．個人的にとても好きな本．

心臓超音波テキスト 第2版
日本超音波検査学会・監修, 関根智紀, 土居忠文・著［医歯薬出版：2009年：本体7,600円（税別）：330ページ］【12, 6】

南［C, D：Ⅲ］：心臓超音波検査はもちろん普段やっていないが，わからないことがあると拾い読みして調べても容易に理解できる本として持っている．記述は信頼ができ，わかりやすい．

動画像でトレーニング乳腺エコー〔Windowsパソコン用ソフト〕
桜井正児, 岡村隆徳・著［医療科学社：2012年：本体5,500円（税別）：134ページ】【12, 11】
［p.208 角田］

南［C, D：Ⅰ］：乳癌の超音波によるスクリーニングを効率的に行うにはどうしても動画に慣れる必要があるが，これはそのトレーニングがDVDでできる仕組みになっている．63症例のトレーニングを通して動画での検出能力を高めることができる．

日超検 腹部超音波テキスト
日本超音波検査学会・監修［医歯薬出版：2002年：本体7,000円（税別）：302ページ］【12, 7】
［p.185 南〈消〉］

南［C：Ⅱ, Ⅲ］：日本超音波検査学会から出版されている本で，初心者が1から勉強す

る本としては少し難しいと思われるが，所見を調べる際にはほとんどの疾患について書かれているのでありがたい．

乳房超音波勘違いケース100
佐久間浩，尾羽根範員・編著［南江堂：2011年：本体3,400円（税別）：210ページ］【12, 11】

南［C：I］：乳腺の超音波診断において誤診例を100例集め，その読影ポイントを記載した本．練習問題として非常に良いが，一部「結果を知ってからだとそう言えるが──」と思えるような記述もある．同著者による「乳房超音波トレーニングブック（ベクトル・コア）」も所見を拾う際の参考になる．

乳房超音波診断ガイドライン　改訂第2版
日本乳腺甲状腺超音波診断会議・編［南江堂：2008年：本体3,200円（税別）：156ページ］【12, 11】　［p.208 角田, p.212 丸上・平井］

南［C：I］：乳房超音波診断に関するガイドラインであり，用語や検査法，判定法について述べられている．病理に関する記述も有用である．乳房超音波検査をするにあたって一度は読んでおく本．綺麗な画像も多数載っている．

腹部超音波テキスト　上・下腹部　改訂第三版（アトラスシリーズ 超音波編）
辻本文雄・編著，松原　馨，井田正博・著［ベクトル・コア：2002年：本体13,000円（税別）：352ページ］【12, 7, 8, 9】　［p.185 南〈消〉, p.211 丸上・平井］

南［B：I］：超音波の教科書は本当に多種多数出版されているが，初心者向けの教科書としてはまずこれをすすめている．綺麗な解剖図，大きな超音波画像，それを説明する適切なシェーマ，そして最後に超音波検査のコツや装置の仕組みに関する理論的な面が述べられている（この順番が好き）．値段が高いことだけが欠点であるが，そろそろ廉価版が出てもらえるとありがたい．

13　小児画像診断

どこを見る？　何がわかる？　画像による新生児症例カンファランス
奥　起久子，原　裕子，河野達夫・編著［メディカ出版：2012年：本体5,800円（税別）：244ページ］【13】　［p.218 小熊］

下野［B, C, D：I，II］：新生児などNICUにおける画像診断の読影手順，考え方が体系的に学べる．撮影時の心得，エアリークやチューブトラブルの解説，新生児全身の代表的疾患症例集から成り立っている．症例は教育的なものからその応用編まで，病態に関して治療とからめて詳しく解説している．新生児・NICUに関わりの薄い私にとっては知ら

ないことが多く載っている．胸部領域が特にすばらしく感じる．
　南[C：Ⅰ]：新生児の画像，特に胸部単純写真を読影するには非常に有用な本．カンファランス形式を通して実践に必要な知識を学ぶことができる．最新の疾患概念までわかりやすく解説されている．

こどものX線をどう読むか：討論による実戦的アプローチ
続　こどものX線をどう読むか：討論による実戦的アプローチ
こどものX線をどう読むか　3
藤岡睦久・他著［金原出版：1986, 1989, 1992年：本体4,800円（税別）：225ページ］【13】

　小山（雅）[A, B：Ⅰ]：小児画像診断で大きな役割を占める単純X線写真を中心に，所見の解釈から診断に至る過程が討論形式で記載されています．

小児がんアトラス
秦　順一，浜崎　豊，小林庸次・編著［金原出版：2010年：本体8,000円（税別）：180ページ］【13, 19】

　南[C, D：Ⅱ]：小児がんの臨床や病理について勉強するのに役立つ．症例を中心として多数の病理写真に加え，画像所見，遺伝子情報について記載がある．総論の記載も有用である．

症例に学ぶ—小児放射線カンファレンス（小児科診療 Vol.74 No.11 特大号）
野坂俊介・編著［診断と治療社：2011年：本体7,500円（税別）：244ページ］【13】

　下野[B, C, D：Ⅰ, Ⅱ]：関東で開催されている小児放射線勉強会の症例集．臨床上必須症例から高難度症例まで網羅．

症例に学ぶ新生児X線診断
藤岡睦久・編著［メディカ出版：1995年：4,078円（税別）：200ページ］【13】

　小山（雅）[A, B, C：Ⅰ]：新生児期の主要な疾患が画像所見とともに大変わかりやすく記載されています．一般の放射線科医にはなじみの少ない分野ですが，小児画像を勉強する入門書として通読をおすすめします．

新生児学入門　第4版
仁志田博司・著［医学書院：2012年：本体5,800円（税別）：464ページ］【13, 9, 22】

　南[D：Ⅱ]：新生児やNICUに関して勉強するには良い基本的な教科書であるが，放射線科医にとっては必要な部分のみ拾い読みすればよいと思われる．

必修 小児の画像診断
(「Pediatric Radiology: The Requisites, 2nd ed：Blickman (1997)」の訳本)
Hans Blickman・著, 相原敏則・監訳［メディカル・サイエンス・インターナショナル：2002年：本体11,000円(税別)：360ページ］【13】

下野 [A, B, C：Ⅰ, Ⅱ]：訳注は本当に素晴らしい．画像は少し古くなった感があるが，一通り小児画像診断を勉強するのにおすすめ．原著は2009年に「Pediatric Radiology: The Requisites, 3rd ed」として最新版が発刊されている．これは第2版の単純X線写真や透視部分が流用されて画質が古く，コアとなる疾患も変更に乏しいが，中枢神経系・頭頸部領域は画像も内容も一新され多くの疾患が掲載されている．

Photo Quiz 小児腹部救急の読影トレーニング
野坂俊介・著［診断と治療社：2007年：本体4,500円(税別)：104ページ］【13, 12, 14】

下野 [B, C, D：Ⅰ]：小児腹部救急疾患のクイズ形式症例集．超音波画像を中心に様々なモダリティの画像が掲載．症例が実践的で役に立つ．"まとめ"にはTipsが満載．

Caffey's Pediatric Diagnostic Imaging, 2-Volume Set, 12th ed
Coley BD［Saunders：2013年：$355：2080ページ］【13】 [p.216 小熊]

小山(雅) [C, D：Ⅰ, Ⅱ]：小児画像診断のバイブル的存在です．12版になってイラストがきれいになりましたが，Web画像が増えた分，本の厚みは減りました．紙を好む世代にとってはやや使い難い面もあります．

下野 [B, C, D：Ⅲ]：小児放射線診断学の最大の教科書．本書は頻繁に改訂され編著者まで変更される．開けるのも苦労した超巨大な2007年発刊の第11版を見終わったと思ったらもう改版された．最新版は11版の約半分のページ数となった．その代りビデオ画像・追加イメージのe-Figureや参考文献がオンラインで見れる．もう1つの小児放射線診断学の定番「Imaging of the Newborn, Infant, and Young Child, 5th ed (Swischuk LE)」は2003年から改版されていないが改版を望む．

南 [D：Ⅲ]：小児放射線医学のバイブル的存在．US, MRI, CTなどにおいても最新の画像が含まれている．読めばいいことはわかるのだがなかなか読めない——．(私は1990年の「Essentials of Caffey's Pediatric X-Ray Diagnosis (Year Book Medical Pub.)」で止まっている．)

松木 [B, C, D：Ⅲ]：小児領域の画像診断の教科書と言えば，まず出てくるのはCaffeyでしょう．昔から世界で愛読され，小児領域の膨大な量の画像診断を網羅しているので，診断に困ったときにはこれで調べるようにしています．少なくとも医局や読影室に購入しておくべき本だと思います．

Emergency Imaging of the Acutely Ill or Injured Child　5th ed
Swischuk LE［Lippincott Williams & Wilkins：2006 年：624 ページ］【13, 14】

　南［D：Ⅰ］：小児放射線を専門とする人にとっては必須の小児救急放射線診断に関する本．ただし第5版はもう手に入らない．私も古い版を持っているのみである．

14　救急放射線

ここまでわかる急性腹症のCT　第2版
荒木　力・著［メディカル・サイエンス・インターナショナル：2009 年：7,200 円（税別）：384 ページ］
【14, 7, 8, 9】

　小山（雅）［A, B：Ⅰ］：急性腹症の画像について系統的に記載され，理解しやすいです．
　下野［A, B, C：Ⅰ, Ⅱ］：クイズ形式でわかりやすい．改版して掲載症例が著増した．"キーポイント"は，素晴らしいアドバイスとなっており，"ノート"も奥が深い．荒木先生お一人で書かれたteaching fileはどれも素晴らしいが，これはその中でも最良ではと思う．
　藤川［A, B, C, D：Ⅰ］：職場で繰り返し参照するたび新鮮で好奇心をくすぐります．

急性腹症のCT
堀川義文, 岩尾憲夫, 安田晶信・編著［へるす出版：1998 年：本体 14,000 円（税別）：620 ページ］
【14, 7, 8, 9】　[p.185 南〈消〉]

　下野［B, C, D：Ⅰ, Ⅱ］：CTの画質は少し古く感じるが，いまだに急性腹症画像診断の最高の教科書．症例が豊富で連続画像で掲載されており，実際的に学べる．本書の内容とその続きのupdateは，"急性腹症のCT演習問題"（http://www.qqct.jp/）というサイトで（なんと無料で！）さらに詳しく学び続けられる．
　南［C：Ⅰ］：少し古くなったが急性腹症のCTに関する本というとこの本以外にないと考える．値段も少々高いが，その豊富な症例とバラエティには驚嘆する．これに関連したウェブサイト"急性腹症のCT演習問題"（http://www.qqct.jp/）も非常に勉強になる．値段が高いと感じる初心者には別に挙げている「連断腹部 連続断層画像ケーススタディ 腹部疾患」もよい．

救急画像診断アトラス　外傷編, 内因性疾患編 Vol.1&2
相川直樹・監修, 船曳知弘・著［ベクトル・コア：外傷編（DVD-ROM 付）　2007 年：本体 8,000 円（税別）：176 ページ / 内因性疾患編 2010 年：本体 8,000 円（税別）, 本体 9,000 円（税別）：224, 256 ページ］【14】

　南［C：Ⅱ］：外傷編, 内因性疾患編（2冊組）から成る救急画像診断に関するアトラス．

多数の症例・画像が載っており，パラパラめくって気になるところを拾い読みするだけでも非常に有用である．DVDにより連続画像を見ることもできる．

経過でみる救急・ICU画像診断マニュアル
救急対応に活かす実践的画像診断とフォローアップ撮影のポイント
清水敬樹・編［羊土社：2007年：本体 5,500円（税別）：269ページ］【14】

　南［B, C：Ⅰ］：救急疾患の画像が時間経過で並べられており非常にわかりやすい．放射線科医にはなかなか書けない本とも言える．

内科救急見逃し症例カンファレンス M&Mでエラーを防ぐ
長谷川耕平・著［医学書院：2012年：本体 3,800円（税別）：192ページ］【14, 22】

　南［B, C：Ⅰ］：内科救急における誤診や見逃しに関し，論文的考察も含めて解説したすばらしい教科書．放射線科医にとってもいかにして見逃しを防ぐことができるか参考になる記述が多い．M&Mカンファレンスのやり方についても述べられており，非常に参考になる．

Critical Care Imaging 3rd ed
Goodman LR, Putman CE［Saunders：1992年：510ページ］【14】

　南［C：Ⅱ］：ICUにおける胸部単純写真を中心として，救急医療におけるその他の画像の読影法についてもまとめた本．古い本なのでMRIについてはあまり書いていないが，逆に単純写真の読影については詳しく書かれている．図書館などにあれば拾い読みすると役に立つ情報が載っている．

Harris & Harris' The Radiology of Emergency Medicine
Pope TL［Lippincott Williams & Wilkins：2012年 $256.99：1048ページ］【14】

　南［C, D：Ⅱ］：自分自身は第3版（単純写真が中心であったが外傷のメカニズムなどについて記載が詳しい）を勉強したので最近の版はあまりよく知らないが，バイブル的な本．しかし短時間で読むには「Accident and Emergency Radiology: A Survival Guide（Saunders：もうすぐ3rd ed.が出るとのこと）」がよい．また大著としてはDr. Schwartzの「Emergency Radiology（McGraw-Hill）」をすすめる人もいる．

15 核医学画像診断

FDG-PET マニュアル　検査と読影のコツ
陣之内正史・編著,吉田　毅,落合礼次,田辺博昭・著［インナービジョン：2004 年：本体 6,500 円（税別）：260 ページ］【15】　［p.227 中本］

　下野［B, C：Ⅰ, Ⅱ］：FDG-PET 入門書として最もおすすめ．非常に実践的な内容でわかりやすい．本書以降多くの PET 関連和書が出版されたが,いまだに一番好きで役立つと思う．

　南［B：Ⅰ］：初心者が FDG-PET を勉強するのに最適な本．あまり難しい理論には触れられておらず,実践に即した内容が中心となっている．各論でもポイントやまとめが明確に書かれている．少し古くなってしまったが入門書としては今でも有用．

核医学画像診断ハンドブック　改訂版 良い読影と効果的な利用のために
利波紀久・監修,中嶋憲一,絹谷清剛・編［エルゼビア・ジャパン：2011 年：本体 3,500 円（税別）：330 ページ］【15】　［p.228 中本］

　南［C：Ⅱ］：核医学の画像診断の際に備忘録的な使い方ができる本．正常パターンの説明から始まり,画像の読み方,効果的な利用法の記載があり,比較的広範囲の検査がカバーされていてかなり有用である．

核医学症例検討会第 100 回記念症例集
核医学症例検討会・編［2003 年：非売品］【15】

　下野［B, C, D：Ⅱ, Ⅲ］：近畿地方を中心に開催されている"核医学画像症例検討会"の症例集．症例が豊富で面白い．核医学症例検討会事務局［大阪市立大学大学院医学研究科核医学教室（http://www.med.osaka-cu.ac.jp/nucmed/#SlideFrame_1）］

核医学の基本パワーテキスト――基礎物理から最新撮影技術まで
［Nuclear Medicine Physics：The Basics , 7th Edition の訳本］
井上登美夫,山谷泰賀・監訳［メディカル・サイエンス・インターナショナル：2013 年：本体 5,600 円（税別）：228 ページ］【15】

　南［B, C：Ⅰ］：研修医の頃,核医学の物理を理解するために勉強した Dr. Chandra による最新版の翻訳．内容は非常にわかりやすくサッと読むことができる．日本と異なる薬剤や制度などが書かれている項目もあるが,それは日米の違いとして面白い．

核医学ノート　改訂第5版
久保敦司,木下文雄・著［金原出版：2009年：本体4,500円（税別）：384ページ］【15】　［p.227 中本］

南［B, C：Ⅰ］：核医学に関して短時間で全体を知るには最適な本．学生から使える．

ケースレビュー核医学診断［「Nuclea Medicine：Case Review」の訳本］
Ziessman HA・著［メディカル・サイエンス・インターナショナル：2004年：本体7200円（税別）：462ページ］【15】　［p.228 中本］

南［C：Ⅰ］：FDG-PETについても書かれているが，従来からある古典的な核医学検査における多種多様の検査方法や読影に関し，Q&A形式で記載されている．問題を解いているうちに多くの知識を得ることができ，専門医試験の準備に有用．

16 血管造影・IVR

腹部血管のX線解剖図譜
平松京一・編［医学書院：1982年7月：本体12,000円（税別）：256ページ］【16, 7, 8, 9, 20】

小山（雅）［A, B：Ⅰ, Ⅱ］：血管造影を始めた頃，解剖から破格の頻度まで記載されて大変お世話になった1冊．

下野［B, C：Ⅱ, Ⅲ］：現在でも有用な腹部血管造影解剖図譜．

IVRマニュアル　第2版
栗林幸夫,中村健治,廣田省三,吉岡哲也・編［医学書院：2011年：本体6,200円（税込）：464ページ］【16】　［p.233 林］

南［C, D：Ⅱ］：IVRの適応，術前処置，手技，合併症などについて網羅的に解説した本．それぞれの手技については日本インターベンショナルラジオロジー学会雑誌などの各論文を参照にするのがよいが，一度はやったことのある手技に関して短時間で確認するのに有用．第2版ではさらにカバーする手技が広がった．

日獨医報　特別企画＜シリーズ掲載＞　画像診断とIVRのための腹部血管解剖
［バイエル薬品：2005年第50巻4号, 2006年第51巻1・2・3号, 2007年第52巻1・2号, 2009年54巻2・3・4号,2013年58巻1号（この号で完結）：非売品（無料）］【16, 7, 8, 9, 20】　［p.234 林］

下野［B, C, D：Ⅲ］：2005〜2013年にかけて，「日獨医報」に掲載された非常に詳細な腹部血管造影解剖図譜特集．これが最終的に1冊の本になることを望む．バイエル薬品株式会社が運営している"造影剤と画像診断の情報サイト Radiology & Interventional"（http://www.bayer-diagnostics.jp/index.php）から特集総説雑誌の「日獨医報」のサイ

トから見ることができる(http://www.bayer-diagnostics.jp/ja/publication/nichidoku-iho/index.php).

17 放射線物理学,MRI/US/CT の原理など

MRI 応用自在　第 3 版
高原太郎・監修［メジカルビュー社：2013 年：本体 7,500 円（税別）：480 ページ］【17】

　南［C, D：Ⅰ, Ⅱ］：MRI の最新の撮像技術・臨床応用技術をオムニバス的にまとめた本．項目によっては少し物足りないところもあるが，メーカーによって異なる呼び名，撮像技術を調べるのに非常に有用．このような本で勉強していかないとなかなか進歩についていけない．

MRI 自由自在
高原太郎・著［メジカルビュー社：1999 年：本体 7,000 円（税別）：228 ページ］【17】

　下野［A, B, C：Ⅰ］：臨床の現場で即役立ち，非常にわかりやすい画期的な教科書．いまだに MRI 原理・撮像法入門書として最も実践的．

MRI の基本パワーテキスト　第 3 版　基礎理論から最新撮像法まで
「MRI：The Basics, 3rd Edition」の訳本］
Hashemi RH, Bradley WG, Jr., Lisanti CJ・著，荒木　力・訳［メディカル・サイエンス・インターナショナル：2011 年：本体 6,500 円（税別）：408 ページ］【17】

　南［B, C：Ⅰ］：MRI の原理について解説した本は多数見られるが，きわめて簡略化されすぎていたり，逆に数式などを用いて難し過ぎたりするものもある．放射線診断医であれば MRI の原理について書かれた本は必ず 1 冊読み通す必要があるが，初心者にとってはこれが最適かと思われる．（以前は Dr. Elster や Dr. NessAiver の訳本を推薦していたが）

MDCT の基本　パワーテキスト　CT の基礎からデュアルソース・320 列 CT まで
（「MDCT Physics: The Basics: Technology, Image Quality and Radiation Dose」の訳本）
Mahesh M・著，陣崎雅弘・監訳，百島祐貴・訳［メディカル・サイエンス・インターナショナル：2010 年：5,200 円（税別），208 ページ］【17】　［p.180 吉岡］

　南［B, C：Ⅰ］：MDCT の基本を知るには良い本で，心臓の CT についても基本的なことが書かれている．

改訂版 超実践マニュアル MRI
VERSUS 研究会・監修,小倉明夫,土橋俊男,宮地利明,船橋正夫・編[医療科学社:2010年:本体 3,800 円(税別):384 ページ]【17】

下野[A, B:Ⅰ, Ⅱ]:診療放射線技師向けの実践的な MRI 撮像入門書.医学生や研修医にとっても,MRI 原理を知らなくても実際 MRI 検査運用が把握できる.「MRI 自由自在」ほど撮像原理の解説はないが,実際臨床における各臓器別撮像法まで記載.末尾の用語解説一覧表が役立つ.これで物足りなければ上級者向けの「MRI 応用自在 第3版(2013)」がおすすめ.

わかりやすい MRI 九分九厘保証付き,わかりやすい MRI 2 九分九厘保証付き
(「MRI made easy (1990)」の訳本)
Hans H.Schlid・著:湯浅祐二・訳[バイエル薬品(旧・日本シェーリング):無料]【17】

下野[A, B:Ⅰ]:「わかりやすい MRI」は MRI の原理から書いている本の中では最も理解しやすい.原著の「MRI made easy (1990)」はネット上で "http://www.stat.columbia.edu/~martin/Tools/MRI_Made_Easy.pdf" から無料でダウンロードできる.「わかりやすい MRI 2」はその続編にあたり MR angiography や拡散強調画像(DWI)など近年普及した撮像方法まで網羅.バイエル薬品(旧・日本シェーリング)株式会社が無料で配布してくれる.

18 放射線関係のその他の分野(放射線生物学・法規,Autopsy imaging など)

Autopsy imaging 症例集 死亡時画像診断のための読影マニュアル
髙橋直也,塩谷清司・編[ベクトル・コア:2012年:本体 4,800 円(税別):144 ページ]【18】
[p.224 松本]

下野[C, D:Ⅰ, Ⅱ]:死亡時画像診断の教科書としては最も手っ取り早く症例を学べる.症例掲載数は従来の類書より増えたが MRI 症例は少ない.外傷以外の死亡時画像診断を体系的に学習するのはやや難しく感じる.なお,Ai 学会(http://plaza.umin.ac.jp/~ai-ai/)で死亡時画像診断に関して E ラーニングが開催される様子.

19 病理学・アトラス

外科病理学 第4版
向井 清,真鍋俊明,深山正久・編著［文光堂：2006年：本体40,000円（税別）：1,976ページ］【19】

下野［B, C, D：Ⅲ］：「Rosai and Ackerman's Surgical Pathology」に匹敵するテキストとして企画され，日本の状況に合わせてある．病理学和書で1冊有するならこれがおすすめ．内容が古くなりつつあるので改版を望む．

南［C, D：Ⅲ］：和書で病理の全体的な教科書とするとやはりこれである．非常に高い本であるができれば持っていたい．

カラーアトラスマクロ病理学 第3版［「Colour atlas of anatomical pathology」の訳本］
Cooke RA・著,山川光徳,横井豊治,吉野 正・監訳［西村書店：2005年：6,500円（税別）：300ページ］【19】

南［C：Ⅱ］：画像診断医にとってマクロ病理に慣れ親しんでおくことは重要であるが，現状の多忙な毎日ではなかなか剖検に顔を出すこともできない．この本は代表的なマクロ病理について多数の写真を示してくれている．ただし個人的にはDr. Sandritterの「macropathology（Mosby-Year Book）」の方が好きであるが今は手に入らない．

肝臓を診る医師のための肝臓病理テキスト
中沼安二・編著［南江堂：2013年：本体15,000円（税別）：322ページ］【19, 7】

南［D：Ⅱ, Ⅲ］：腹部画像診断，特に肝臓を専門にする人にとってはその基本となる病理の知識が存分に得られる本である．肝臓病理について基本から実践的な内容まで詳しく書かれている．これらの病理所見のうち，まだ画像化されていない情報を今後いかにして画像に表すかを考えさせてくれる．

"癌取扱い規約"シリーズ（臨床と病理カラーアトラス）
［金原出版：本体3,000～8,000円（税別）ぐらい］【19, 24】　［p.193 陣崎］

下野［B, C, D：Ⅲ］：取扱い規約は読影室にあった方が望ましい．

"腫瘍病理鑑別診断アトラス"シリーズ
腫瘍病理鑑別診断アトラス刊行委員会・監修［文光堂：本体10,000円前後］【19】

下野［C, D：Ⅲ］：和書の臓器別腫瘍病理モノグラフ．臓器別外科病理学を学習するのには最適．順次改版され続けておりupdateな内容になっている．類書に中山書店の「癌診療指針のための病理診断プラクティス」シリーズがあるが，値段が高めの割には内容も

放射線診断医にとっては面白くない．小児科領域腫瘍に特化している「小児腫瘍組織カラーアトラス」シリーズ（金原出版）もおすすめ．

皮膚病理イラストレイテッド　1. 炎症性疾患
今山修平・著［学研メディカル秀潤社：2012年：本体9,000円（税込）：232ページ］【19, 22】

　南［C：Ⅱ］：我々にとって皮膚病理を勉強する必要はあまりないが，この本の第1章では各血球成分の同定の仕方などが綺麗なイラストで描かれており非常に有用である．第1章だけでよいので読むと病理を理解しやすくなる．

病理形態学を疾病で読む
井上　泰・著［医学書院：2009年：本体8,400円（税別）：352ページ］【19】　［p.247 小山（貴）］

　下野［C, D：Ⅰ, Ⅱ］：厳選された病理症例のteaching fileという形をとっているが，哲学書のような趣のある読みもの．病理学を学習したり調べたりする本ではないが，扱われている疾患や考え方は画像診断にも役に立つ．ただ，ここまで深く調べたり考えたりする論調についていけるかは人によると思う．

臨床に活かす病理診断学　消化管・肝胆膵編　第2版
福嶋敬宜，二村　聡・編［医学書院：2011年：本体8,500円（税別）：300ページ］【19, 7】
［p.187 南〈消〉］

　南［C：Ⅰ］：病理の先生がどのように考えて病理診断を行っているか，病理診断報告書はどのようにして読めばよいかなど，消化器病理に必要な情報が多数満載された本である．消化器カンファレンスを中心になって行う時には是非とも読んでおきたい．他分野の教科書であるが楽しく読める．

AFIP Atlas of Tumor Pathology: 4th series
Silverberg SG, American Registry of Pathology［American Registry of Pathology］【19】

　下野［B, C, D：Ⅲ］：元Armed Forces Institute of Pathology（AFIP）［2011年に予算不足でその歴史を閉じた！］の臓器別腫瘍病理モノグラフ．

"Atlas of Nontumor Pathology" Series
［American Registry of Pathology］【19】

　下野［B, C, D：Ⅲ］：元Armed Forces Institute of Pathology（AFIP）の臓器別非腫瘍性疾患病理モノグラフ．

"Diagnostic Pathology" Series
[Amirsys]【19】

下野[B, C, D：Ⅲ]：Amirsys社発行の"Diagnostic Imaging"Seriesと同じ形式の臓器別病理診断の辞書のような本.

Rosai and Ackerman's Surgical Pathology - 2 Volume Set, 10th ed
Rosai J [Mosby：2011年：$459：2892ページ]【19】　[p.247 小山（貴）]

下野[B, C, D：Ⅲ]：外科病理学の定番.放射線科医は,スタンダードな印象があるためかSternbergより好んでいるようだ.

Sternberg's Diagnostic Surgical Pathology-2 Volume Set, 5th ed
Mills SE, Carter D, Greenson JK, et al [Lippincott Williams & Wilkins：2009年：$479.99]【19】

下野[B, C, D：Ⅲ]：Ackermanと双璧の外科病理学の教科書.病理医の評価が高い.

WHO Classification of Tumours
[International Agency for Research on Cancer (IARC)]【19】　[p.209 角田]

下野[B, C, D：Ⅲ]："Blue Book"と呼ばれるWHO腫瘍分類シリーズ.AFIP本とは相補しあう感じ.（個人的な予想だが,AFIPがなくなった後の代替機関がないとなると,組織分類はよりこちらに統一される傾向かもしれない.）

20 解剖学・アトラス

グラント解剖学図譜　第6版（「Grant's Atlas of Anatomy, 12th ed」の訳本）
坂井建雄・監訳,小林　靖,小林直人,市村浩一郎・訳 [医学書院：2011年：本体15,000円（税別）：912ページ]【20】

下野[A, B, C, D：Ⅲ]：原著の「Grant's Atlas of Anatomy」第12版（2008）にあたる.掲載画像が豊富で,X線写真,CT,MRIも一部掲載されてわかりやすい.解剖学図譜としてベストかどうかわからないが本書はどこの病院の読影室にも常備してあり,使い勝手の良い定番と思われる.

南[A, B：Ⅰ,Ⅱ]：Dr. Grantのアトラスの良い点は図だけではなく,それぞれの図で見るべきポイントが書いてあるところ.ただ次第にCG画像が増えてきているのは残念.

画像でみる人体解剖アトラス 原著第 4 版
Weir J, Abrahms PH・著, 福田国彦・監訳［エルゼビア・ジャパン：2013 年：本体 8,000 円（税別）：272 ページ］【20, 2】

南［A, B：Ⅰ］：新版では少し薄くなってしまったが，画像はかなり新しいものに置き換えられ，単純写真からCT, MRI, 核医学までに及ぶ基本的な画像がおさめられている．また原著ではtutorialとして9つに分類した病的状態に関する講義がweb上にアップロードされているが，邦訳ではそれがCD-ROMとしてついている（残念ながら画像は少し古い）．筑波大学では学生・初期研修医に1冊持つのであればこれ，と旧版からすすめてきた．ただ後期研修医には「CT/MRI画像解剖ポケットアトラス第1～3巻」やその他のシリーズなど，さらに詳しいアトラスが必要である．

肝臓の外科解剖　門脈 segmentation に基づく新たな肝区域の考え方　第 2 版
竜 崇正・編著［医学書院：2011 年：本体 12,000 円（税別）：240 ページ］【20, 7】　　［p.187 南〈消〉］

南［C：Ⅱ］：肝臓の外科解剖について，CTの3Dデータをもとに作成された美しい立体画像が示されている．同時に，Couinaudの肝区域に代わる新たな肝区域の考えが提唱され，肝門板（肝門部胆管癌で重要）についても詳しく記載されている．肝臓の手術解説書としても有用である．

外科医のための局所解剖学序説
佐々木克典・著［医学書院：2006 年：本体 12,000 円（税別）：288 ページ］【20, 23】　　［p.186 南〈消〉］

南［C, D：Ⅰ］：外科手術にとって必要な臨床解剖について非常に詳しく書かれている．腹部のみならず頸部から胸部，四肢などについても述べられている．一般的な解剖学的構造に加え膜についても詳しく記載されており，外科手術だけではなく画像診断にも有用である．

CT 解剖学ノート［本書の改版は「CT・MRI 解剖学事典」（2001 年）として出版されている］
多田信平, 石井千佳子・著［ベクトル・コア：1989 年：143 ページ］【20, 2】

小山（雅）［A, B：Ⅰ］：画像診断に特化した解剖書といった教科書です．読影入門書として最適です．放射線科研修中は大変お世話になりました．

手術に必要な局所解剖のすべて（消化器外科 1997 年 6 月臨時増刊号）
［へるす出版：1997 年：本体 7,282 円（税別）：350 ページ］【20, 23】　　［p.186 南〈消〉］

南［C：Ⅱ］：雑誌「消化器外科」の増刊号で，消化器の手術に際して必要な臨床解剖について書かれた本．特に正常変異について詳しい．同様の企画で2007年に「鏡視下手術の

ための局所解剖アトラス」が出ているが，まず我々はこの本で述べられているような解剖を押さえておかなくてはいけない．

スネル臨床解剖学　第3版（「Clinical Anatomy for Medical Students, 6th ed」の訳本）
Richard S. Snell・著，山内昭雄・訳［メディカル・サイエンス・インターナショナル：2002年：本体14,000円（税別）：1008ページ］【20】

下野［A, B, C：Ⅲ］：解剖学的見地から，臨床と関連付けて学習できる"臨床ノート"の部分がおすすめ．学生時代では感じていなかった有用性を医者になってから感じる．

日本人のからだ：解剖学的変異の考察
佐藤達夫，秋田恵一・編［東京大学出版社：2000年：本体30,000円（税別）：893ページ］【20】

南［C, D：Ⅲ］：日本人のからだの正常解剖変異についてまとめられた本．開く度に「すごい本だ」と感心させられる．残念ながら絶版．

ネッター解剖学アトラス　第5版
Netter FH・著，相磯貞和・訳［南江堂：2011年：本体10,000円（税別）：600ページ］【20】

南［A, B：Ⅰ，Ⅱ］：解剖学の図譜はたいてい持っているが，最もよく使うのがDr. Netterのアトラス．これに載っていない時，いい画像がない時にはDr. ClementeやDr. Grantのアトラスで探す．

プロメテウス解剖学アトラス　1. 解剖学総論・運動器系　第2版, 2. 頭頸部／神経解剖　第2版, 3. 頸部／胸部／腹部／骨盤部
坂井建雄・他監訳［医学書院：2007, 2008年：本体12,000円（税別），本体11,000円（税別），本体11,000円（税別）：616ページ, 552ページ, 372ページ］【20】

南［C：Ⅱ］：3巻からなる大著．解剖の画像だけではなく解説が非常に詳しいのでためになるが，逆に見たい部分がすぐにはわかりにくいという欠点がある．アトラスとして見る，というよりは解説を読む，という使い方をしている．

臨床のための解剖学（「Clinically Oriented Anatomy, 5th ed」の訳本）
Moore KL, Dally AF・著，佐藤達夫，坂井建雄・監訳［メディカル・サイエンス・インターナショナル：2008年：本体14,000円（税別）：1216ページ］【20】　［p.223 松本］

藤川［A, B, C, D：Ⅲ］：いつも職場で重宝しています．

Anatomy, International Edition: A Regional Atlas of the Human Body 6th ed
Clemente CD［Lippincott Williams & Wilkins：1981年：$83.99：752ページ］【20】

小山（雅）[A, B, C, D：Ⅲ]：学生時代から使用している解剖学図譜です．コンパクトで絵もきれいで，手放せません．（初版本での感想）

"Diagnostic and Surgical Imaging Anatomy" Series
［Amirsys］【20】

下野[B, C, D：Ⅲ]："Diagnostic Imaging" Seriesを刊行しているAmirsys社の領域別放射線医学用解剖学図譜．美しいシェーマと放射線画像が満載．

Grant's method of anatomy: A Clinical Problem-Solving Approach 11th ed
Grant JCB［Lippincott Williams & Wilkins：1989年：615ページ］【20】

南[A, B：Ⅰ]：Dr. Grantが書いた解剖学書．私自身はこの本が非常に気に入っているが残念ながら現在では手に入らない．読み通す本としては現時点ではDr. Mooreの「Clinically Oriented Anatomy（翻訳：臨床のための解剖学）」がベストか？しかし細かいことを調べる時には「Gray's Anatomy（Elsevier）」を参考にすることが多い．

21 発生学，その他の基礎分野

脳とグリア細胞—見えてきた！脳機能のカギを握る細胞たち（知りたい！サイエンスシリーズ）
工藤佳久・著［技術評論社：2010年：1,580円（税別）：312ページ］【21】

小山（雅）[A, B：Ⅰ]：脳細胞の機能生理が，グリア細胞を中心にたいへんわかりやすく解説されています．一般向けで，読みやすい内容です．

発生学アトラス
Drews U・著，塩田浩平・訳［文光堂：1997年：382ページ］【21】

南[B, C：Ⅰ, Ⅱ]：現在，発生学は遺伝子工学的な側面も記載した本が出てきており（その方面ではDr. Larsenの教科書が有名）教科書の選定はなかなか難しいが，この本は古典的な側面との中間的な本．古典的発生学の教科書としてはDr. LangmanやDr. Mooreなどによるものがあるが学生時代にそれを既に読んでしまっている人にとっては有用と思われる．ただし現時点では絶版となっている．なおDr. Langmanの翻訳本についているCD-ROMは動的に発生を勉強するのによい．

薬物トランスポーター活用ライブラリー　機能・輸送基質から創薬・臨床応用まで
乾　賢一・編［羊土社：2009年：本体7,000円（税別）：247ページ］【21】

南［D：Ⅲ］：EOB（肝細胞特異性MRI造影剤）の登場以来，我々にとって薬物トランスポーターの勉強も必要になった．この教科書を見ていると現代の薬理学の進歩に取り残されそうに感じてしまうが，いろいろな薬物が様々なトランスポーターを介して輸送される状況を垣間見ることができる．

22 内科系分野

めざせ！外来診療の達人　外来カンファレンスで学ぶ診断推論　第3版
生坂政臣・編著［日本医事新報社：2010年：本体4,200円（税別）：232ページ］【22】

小山（雅）［A, B：Ⅰ］："Doctor G"による内科カンファレンスの読本です．臨床医の思考過程がわかりやすく記載され，短時間で通読できます．（初版本での感想）

下野［A, B, C：Ⅰ］：診断学のセンスを習得するのに超おすすめで，放射線診断学にもとても役立つ．総合診療診断学や診断推論に関する教科書は数多く出版されているが，その中でも生坂先生の教科書はどれもわかりやすく実践的で，臨床のTipsが満載．最初に診断推論の基本的な考え方が紹介され，残りは症例検討集（改版の度に症例が追加）．同著者の「見逃し症例から学ぶ日常診療のピットフォール（Meet the Master Clinician）(2003)」もおすすめ．

南［B：Ⅰ］：対話形式で，外来での診療において注意深い問診からどのようにして診断にたどり着くかの思考過程が学べる本．放射線科医にとっても有益な考え方が多数載っている．

藤川［A, B, C, D］：所見の背後を読み解いていく過程は画像診断に通じるところが多く，大変面白いので一気に読めます．（第2版での感想）

診断力強化トレーニング What's your diagnosis?
松村理司，酒見英太・編, 京都GIMカンファレンス・著［医学書院：2008年：本体3,800円（税別）：228ページ］【22】

下野［B, C, D：Ⅰ］：京都の洛和会音羽病院で開催されている京都GIMカンファレンスからの症例集（「JIM」誌に "What's your diagnosis" として連載）．画像の掲載の有無に関わらず画像診断医に役立つ症例が多い．解説は簡潔であるが，臨床のTipsが満載．難度はかなり高いものもある．総合診療の症例検討集としては最もおすすめ．類書として，「カンファレンスで学ぶ診断力向上の「極意」(2010)」，「内科救急 見逃し症例カンファレンス：M&Mでエラーを防ぐ(2012)」などもおすすめ．

南［B：Ⅰ］：洛和会音羽病院総合診療科を中心に行われている京都GIMカンファレンスからの珠玉の症例集．症例は中級以上でかなり難しいものもあるが，多数のclinical perals が含まれていて有用である．各々の症例において画像診断医だったらどの時点で診断ができるか，を考えさせられる本．

異常値の出るメカニズム　第6版
河合　忠・著［医学書院：2013年：本体6,000円（税別）：470ページ］【22】

南［A, B：Ⅰ］：学生時代からお世話になっている本で，各臨床検査の検査方法，異常値が出るメカニズムについて詳しく書きかかれている．カバーする検査の種類も版を増すにつれ圧倒的に増えており，検査値について疑問が生じた時に調べるのに有用である．

NBI 内視鏡アトラス
武藤 学, 八尾健史, 佐野 寧・編［南江堂：2011年：本体6,500円（税別）：284ページ］【22, 7】

南［D：Ⅱ］：消化管内視鏡の進歩は余りに著しい．拡大内視鏡，NBI（Narrow Band Imaging）などの基礎的な知識を知るには手ごろな価格で非常に有用な本と思われる．画像も綺麗である．

炎症性腸疾患鑑別診断アトラス
赤松泰次, 斉藤裕輔, 清水誠治・編［南江堂：2010年：本体9,500円（税別）：314ページ］【22, 7】
［p.188 南〈消〉］

南［C, D：Ⅰ］：多種多様な炎症性腸疾患の画像が大腸を中心に多数並べられている．炎症性腸疾患全体の内視鏡やバリウム写真，臨床所見を学ぶには最適の本と考える．

Color atlas 大腸拡大内視鏡
工藤進英・編著［日本メディカルセンター：2009年：本体12,000円（税別）：220ページ］【22, 7】
［p188 南〈消〉］

南［D：Ⅰ］：大腸の pit pattern 診断について非常に綺麗に書かれた本．平坦型早期大腸癌に関する工藤診断学の入門から応用までを広範囲に学ぶことができる．やはり消化器カンファレンスに出る前にはできれば読んでおきたい（そうでないと彼らの話についていけない）．好みに応じて「大腸 pit pattern 診断（医学書院）」を選ぶのもよい．

考える技術　臨床的思考を分析する　第2版
Stern SDC・他著, 竹本 毅・訳［日経BP社：2011年：本体6,000円（税別）：644ページ］【22】

南［B, C：Ⅰ］：代表的な症状・診察所見からどのように鑑別診断を行ってアプローチしていくかが病態生理を基本として書かれている．それらが画像的にどのように表現される可能性があるかを考えながら読み進んでいくと非常に面白い．

感染症ケースファイル──ここまで活かせるグラム染色・血液培養
喜舎場朝和, 遠藤和郎・監修, 谷口智宏・著 [医学書院:2011年:本体3,800円(税別):272ページ] 【22】

南 [C:I]:グラム染色・血液培養の結果などを中心としてその情報をどのように利用して診断・治療に迫っていくかが書かれた臨床感染症学の本. 抗菌薬の使い方に関しては我々にはあまり必要ないが, 感染症に対するアプローチの仕方を症例を通して学ぶことができる.

聞く技術　答えは患者の中にある　第2版
Henderson M・他著, 山内豊明・監訳 [日経BP社:2013年:本体6,000円(税別):696ページ]【22】

南 [B, C:I]:患者の訴えからどのようにして必要かつ重要な情報を取り出し病歴をまとめていくかという方法が論理的に書かれている. 検査時に依頼医から診断を絞り込むための情報を得る時にも有用である. ただし放射線診断医にとっては「考える技術」の方をまず読むべき. また初版の翻訳は日本語が少しわかりにくかったため, 原書を読んだ方がわかりやすい (初版の翻訳でわかりにくかった部分を書店で拾い読みしたうえでの感想. 第2版の翻訳は読んでいない).

基本まるわかり! 分子標的薬　第2版
石川和広・著 [南山堂:2013年:本体2,200円(税別):75ページ]【22】

南 [B:I]:現在では分子標的薬についてもある程度知っておかなくてはいけないが, 余りにも種類が多くなかなか取っつきにくい. 分子標的薬について1日(数時間?)で勉強するのには有用な本. もちろんこれだけでは足りない.

救急レジデントのTIPS
ERカンファレンス・編 [医学書院:2012年本体3,800円(税別):292ページ]【22, 14】

南 [B, C:I]:東京で開催の「ERカンファレンス」から代表的症例を掲載. 比較的基本的な興味深い症例が多数集められている. 各症例にワンポイントメモや危険な見逃しを回避するためのTIPSが書かれており役立つ. サッと読める.

ケーススタディ　感染症科専門医の臨床最前線
──グローバル化時代の戦略的思考法
矢野(五味)晴美・編著 [医薬ジャーナル社:2008年:本体3,600円(税別):148ページ]【22】

下野 [C, D:I]:薄い本だが画像が豊富で, 感染症関連教科書の中で画像診断医にとっても楽しめる. 診断に至るまでの思考プロセスがわかりやすく実践的. 感染症診療に関しては青木眞先生(ご講演は本当に素晴らしい. "感染症診療の原則(http://blog.goo.ne.jp/

idconsult)"で講演予定もわかる）の「レジデントのための感染症診療マニュアル 第2版（2008）」が定番．

膠原病診療ノート 第3版
症例の分析 文献の考察 実践への手引き
三森明夫・著［日本医事新報社：2013年：本体 5,800円（税別）：624ページ］【22】

　南［C, D：Ⅱ, Ⅲ］：膠原病に関する名著であるが，放射線科医にとっては全部読み通すのはやや困難である．しかし，学会などで症例報告を行う時にはまずこれを読んでおくべき．

こうすればうまくいく！ 臨床研修はじめの一歩
宮内倫也・著［中外医学社：2013年：本体 4,600円（税別）：344ページ］【22】

　下野［A, B：Ⅰ］：臨床医のスターターキットというコンセプトの本．第1章の診断推論の総説は類書と比べて最もわかりやすい．感染症の解説もとても深い．卒後5年（びっくり！）で書かれた内容のため，初学者にとってもとっつきやすいと思われる．筆者のブログ"もなかのさいちゅう"（http://m03a076d.blog.fc2.com/）でも本書の内容を見ることができる．

この1冊で極める不明熱の診断学：不明熱の不明率を下げるためのガイドブック
野口善令・監修，横江正道・編［文光堂：2012年：本体 4,000円（税別）：288ページ］【22】

　下野［B, C：Ⅱ, Ⅲ］：熱発に対するスクリーニング的画像検査依頼が著増している現状では，どのような疾患が不明熱の原因となるかを知っておく必要がある．不明熱に対する診断アプローチ，原因疾患の疫学などが学べる．本書ではやみくもな画像検査を戒めているものの有用性も述べられており，本書を読んだ医師であってもスクリーニング的画像検査依頼は減らないものと思われる．不明熱だけの内容ではないが「誰も教えてくれなかった「風邪」の診かた 重篤な疾患を見極める！（2012）」もかなりいい．

誰も教えてくれなかった血算の読み方・考え方
岡田 定・著［医学書院：2011年：本体 4,000円（税別）：200ページ］【22】

　南［B, C：Ⅰ］：血算の読み方についてその基本をきわめてわかりやすく解説してくれている．重要な点がカラーでわかりやすく書かれており，厚くないためサッと読める．

誰も教えてくれなかった診断学　患者の言葉から診断仮説をどう作るか
野口善令，福原俊一・著［医学書院：2008年：本体 3,000円（税別）：232ページ］【22】

　小山（雅）［A, B：Ⅰ］：診断学の基本をわかりやすく丁寧に解説してくれています．対象は初期研修医ですが，指導医も読むべきと思います．画像診断にも応用できます．

内科で出会う 見た目で探す皮膚疾患アトラス
出光俊郎・編［羊土社：2012年：本体5,700円（税別）：245ページ］【22】

　下野［B, C, D：Ⅲ］：皮膚疾患の情報は，画像診断にも有用．皮膚科以外の通常診療でもよく出会う皮膚疾患のカラー画像が豊富に掲載．簡潔な病態解説で素人にもわかりやすい．同編著者による症例集の「内科で役立つ 一発診断から迫る皮膚疾患の鑑別診断（2013）」も，診断の考え方など放射線科医にも役立ちこちらもおすすめ．

皮膚血管炎
川名誠司，陳　科榮・著［医学書院：2013年：本体13,000円（税別）：360ページ］【22】

　下野［B, C, D：Ⅲ］：皮膚は全身疾患である血管炎の発症頻度が最も高い臓器である．そういった意味でも血管炎の病態理解には皮膚科領域の知識が欠かせない．本書は，ほぼすべての皮膚血管炎から血管炎類似疾患までを皮膚科だけでなく内科・病理学的観点から詳細に解説しており，病態把握に役立つ．

病院内/免疫不全関連感染症診療の考え方と進め方
IDATENセミナーテキスト編集委員会・編［医学書院：2011年：本体5,000円（税別）円：311ページ］【22】

　南［C, D：Ⅰ, Ⅱ］：IDATEN感染症セミナーで講義された原稿をもとに作られた本．そのため，実践的な内容が多く盛り込まれ，免疫不全者の胸部CTなどの読影に際し，基本となる考え方を知ることができる．同じ構想をもとに書かれた「市中感染症診療の考え方と進め方（医学書院）」も有用であるが，まずはこちらがよいか？

別冊日本臨牀 領域別症候群シリーズ，新領域別症候群シリーズ
［日本臨牀社：本体10,000～20,000円（税別）］【22, 23】

　下野［A, B, C, D：Ⅲ］：あらゆる疾患の解説がなされている．臓器別，病態別に分かれており改版され続けている．読影室にあると便利．

マクギーの身体診断学 原著第2版
エビデンスにもとづくグローバル・スタンダード
McGee S・著，柴田寿彦・訳［診断と治療社：2009年：本体6,800円（税別）：600ページ］【22】

　南［B：Ⅰ, Ⅱ］：身体診察について手技だけではなく，病態生理，感度・特異度・尤度比などが書かれており，数学的に診断の確信度を高める方法が説明されている．

目でみるトレーニング 第2集 内科系専門医受験のための臨床実地問題
『medicina』編集委員会・監修, 岡崎仁昭・編[医学書院:2013年:本体6,000円(税別):368ページ]【22】

　下野[A, B, C:Ⅰ]:内科医専門医向けの画像(放射線科関連だけでない)関連問題集だが放射線科医にも役立つ. 全領域の広範囲な教育的〜比較的稀な疾患まで網羅しており, さらっと目を通せる. 2008年発行の第1集と疾患はかなり重なっているので, 本書だけ読んでも十分.

リウマチ病診療ビジュアルテキスト　第2版
上野征夫・著[医学書院:2008年:本体9,500円(税別):416ページ]【22】

　南[C, D:Ⅰ]:リウマチ性疾患は全身を侵す病気であり画像診断医にとってはある意味, 診断で勝負ができる領域でもある. しかしそのためには内科的情報もある程度知っておかなくてはいけないが, 実際の患者を見ていない我々にとってはこのビジュアルテキストによって多数の画像を目に覚えさせると良い. 画像が多いだけではなく各疾患の記載も非常に要領を得ている.

Reversed C.P.C. による臨床検査データ読み方トレーニング (Vol. 1, 2, 3)
河野均也, 奈良信雄, 熊坂一成・各編[日本医事新報社:2001年, 2005年, 2008年:本体4,500円〜5,100円(税別):246, 312, 328ページ]【22】

　南[B:Ⅱ]:Vol.1(2001年, 4,500円), Vol.2(2005年, 5,000円), Vol.3(2008年, 5,100円)と出ているが, いずれも検査データから病態を推理するという形式のケーススタディの特訓本. どれか1冊読んでトレーニングしてみると非常に有用と思われる. 画像のみからでは判断がつきにくい症例についてもこのようなアプローチで迫ることが重要.

23 外科系分野

イラストレイテッド外科手術　膜の解剖からみた術式のポイント　第3版
篠原　尚, 水野恵文, 牧野尚彦・著[医学書院:2010年:本体10,000円(税別):500ページ]【23】
[p.187 南〈消〉]

　南[C:Ⅰ]:手術書であるが腹部の膜構造についてわかりやすいイラストで詳しく書かれている. 我々がCT画像を読影する際の膜構造, 病態の進展形式の理解にも非常に有用となる.

手術のための解剖学シリーズ
[メジカルビュー社:本体 23,000 ~ 26,000 円 (税別)] 【23, 20】

下野 [B, C, D:Ⅲ]:術式も学べる手術解剖書.脳神経外科,消化器外科,産婦人科,泌尿器科,整形外科,心臓血管外科領域がある.解剖主体のシェーマ・図譜が豊富にあり簡潔な解説で,放射線科医にとってもわかりやすい.手術に関連して画像診断を勉強するには,「癌の術後画像診断—合併症と局所再発のチェックポイント(画像診断2013年9月臨時増刊号 Vol.33 No.11)」,「特集/必携 術前画像診断のポイントと術中の解剖認識(臨床外科 2013年増刊号)」がおすすめ.

消化器外科専門医であるために必要な標準手術手技アトラス
(消化器外科 2002 年 6 月臨時増刊号)
長谷川恒夫・編 [へるす出版:2002年:本体 8,000 円 (税別):448 ページ] 【23】

南 [C, D:Ⅲ]:雑誌「消化器外科」の増刊号で消化器の手術手技に関して書かれた本.我々は実際に手術をするわけではないが,外科医が手術時にどのような点に着目しているかを知ることができる.同様の企画で 2004 年に「鏡視下手術のすべて」が出ている.

24 その他の医学分野(統計学,情報処理,他)

改訂版 症例報告,何をどうやって準備する?
流れがわかる学会発表・論文作成 HowTo
佐藤雅昭・著 [メディカルレビュー社:2011年:本体 2,800 円 (税別):208 ページ] 【24】

下野 [A, B, C:Ⅰ]:学会発表や論文作成の手順を解説した本の中で初心者にとって最もわかりやすいと思うので,指導する際にはまず本書を読むようにすすめている.何度か経験してから気付くようなことも取りこぼしなく説明しているので,中堅にも参考になると思われる.

南 [B, C:Ⅰ]:若手にとってはまずは症例報告が学会デビューとなるが,その準備の仕方から文献整理の方法,スライドの作り方,さらにはそれの論文化の仕方が詳しく順を追って書かれている.同著者による3部作(いずれもメディカルレビュー社)の残りの「流れがわかる研究トレーニング」「流れがわかる英語プレゼンテーション」もよい.

Excel でスッキリわかるベイズ統計入門
涌井良幸,涌井貞美・著 [日本実業出版社:2010年:本体 2,200 円 (税別):248 ページ] 【24】

南 [B, C:Ⅰ]:臨床推論を行うにはベイズ統計に関する入門書も 1 冊は読んでおくと良いと思われるが,必ずしも難しい数式は必要はない.好みはあると思われるがこれは入門書としてはわかりやすい.

日本人研究者のための絶対できる英語プレゼンテーション
Hawke P, Whittier RF・著, 福田 忍・訳［羊土社：2011年：本体3,600円（税別）：205ページ］【24】

　南［B, C：Ⅰ］：日本医学放射線学会でも一度筆者による講演が行われたことがあるが，その内容はすばらしかった．プレゼンテーションの準備，スライドの作成の仕方（特に内容の削り方），講演中のしゃべり方，身振り・手振り，質疑応答のやり方など，要点が詳しくわかりやすく書かれている．昨今日本でも英語での発表が増えつつあるが，その前にまずこの本で勉強するとよい．

日本人のための医学英語論文執筆ガイド　Thinking in English でネイティブレベルの Paper を書く (How to Write an English Medical Paper that will be Published : A Guide for Japanese Doctors)
Tompson A・相川直樹・著［医学書院：2008年：本体3,800円（税別）：216ページ］【24】

　南［B, C：Ⅰ］：英語で考えながら論文を書くことをモットーに，英語論文の書き方を順序立てて教えてくれる．Part Ⅱでは英文法や用語法の説明と，日本人が間違えやすい英文が正解文とともに実例として挙げられている．掲載英文がCD-ROMになっている点もよい．

平静の心　オスラー博士講演集（新訂増補版）
Osler W・著, 日野原重明, 仁木久恵・訳［医学書院：2003年：本体3,800円（税別）：624ページ］【24】

　南［B, C：Ⅰ, Ⅱ］：医師としてあるべき姿，理想の医師としての人格を見つけるための道徳本のような本で好き嫌いはあるかもしれないが，読むと心が静まる思いのする本．

臨床医のための症例プレゼンテーション A to Z［英語CD付］
斎藤中哉・著［医学書院：2008年：本体3,800円（税別）：248ページ］【24】

　南［B, C：Ⅰ］：短時間で症例のプレゼンテーションを効果的に行うにはどうすればよいか（特に英語で）が詳しく説明されている．その際のポイントやTIPSも多数挙げられている．音声CD付．

臨床研究マスターブック
福井次矢・編［医学書院：2008年：本体3,800円（税別）：306ページ］【24】

　南［B, C：Ⅰ］：臨床研究をするに当たってその基本となる考え方や必要な技術が書かれている本．共著のため一部難しい部分もあるが，役に立つ情報が多数記載されている．筑波大放射線科では大学院生になる人に入学時に贈っている．

わかってきたかも!?「医療統計」
五十嵐 中, 佐條麻里, 高瀬義昌・著 [東京図書: 2012年: 本体 2,800円(税別): 199ページ]【24】

南 [B, C: Ⅰ]: 医療統計の本は現在では多数出ているが, この本は分散分析, 重回帰, ロジスティック回帰分析など, 中級以上の統計手法について, あまり数式を用いず, かつ実際に手計算させることによって, その基本となる考え方を習得させてくれる. 対話形式で進めてくれるため比較的簡単に読める. まだ初級も勉強したことのない人にとっては同著者による「医療統計わかりません!!(東京図書)」もよい.

注目雑誌リスト（電子雑誌を含む）

　画像診断を勉強する際に役立つ雑誌は非常に多くあります．その中でも，画像診断関連雑誌を中心に紹介します．雑誌名は，私が個人的に臨床画像診断において有用（もしくはオープンアクセス†など無料で入手しやすいという観点からも）と考えている順番で並べています．また，雑誌評も私的なコメントとなっていますので参考程度ととらえてください．

　英文雑誌サイトでは，雑誌内容だけでなく Web 掲載でしか見られない論文やプリント発行前の掲載予定論文，その他様々な有用な情報が見られますので一度は訪れることをおすすめします．

　なお，雑誌のホームページアドレスや内容は変更されることもあるのでご注意下さい．

　[　] 内は，本文中で紹介されている執筆者名です．

†オープンアクセス（Open Access：OA）とは，査読付き学術雑誌に掲載された論文で，インターネットを通じて誰もが無料で全文を閲覧可能なことを指します．
OA 雑誌に関しては，Free Medical Journals（http://www.freemedicaljournals.com/）で検索可能です．

（文責　下野太郎）

A　英文雑誌
■ 臨床医学全般

New England Journal of Medicine（NEJM）
（http://www.nejm.org）　[p.23 小山（雅）]

　日本では，残念ながら南江堂（http://www.nejm.jp）を介してしか購入できない．週刊．年間購読料は 35,000 円ぐらい．

　最もおすすめで，放射線科医にこそ必須．内科など他科の知識を得るのに有用であるばかりでなく，臨床診断における想像力を育むのに最適．私が若手を指導する際にはできるだけすすめてきたが，これに目を通すようになった人とそうでない人の成長には差が生じているように感じる．"Case Records of the Massachusetts General Hospital" と "Clinical Problem-Solving" は最もおすすめ．半年我慢して読むと，傾向があるので診断が当たるようになる．表紙に記載されている "Case Records" の主訴と論文内の画像のみを見て，解答を覗くだけでも力がつくと思う．"Review Article" や "Clinical Practice" は，疾患概念を学ぶのに有用で意外と内容はやさしい．"Images in Clinical Medicine" も眺めているだけで楽しい．特定の項目が発刊 6 か月後にオープンアクセスとなる．

■ 放射線診断関連雑誌
【定番雑誌】

American Journal of Roentgenology (AJR)
(http://www.ajronline.org/) (1年後OA) ［p.23 小山〈雅〉, p.76 藤川, p.161 菅, p.174 栗原, p.181 吉岡, p.190 南〈消〉, p.200 三森］

　American Roentgen Ray Society (ARRS) (http://www.arrs.org/) の学会誌．月刊．雑誌のみの直接購入もしくはARRS会員になって（簡単になれる）手に入れる方法がある．
　発刊1年後にオープンアクセスとなる．臨床放射線診断において基本となる雑誌．臨床的にも研究的にも有用な情報が多く，バランスがとれており，画像診断英文雑誌の中では一番のおすすめ．残念ながら臨床に直結する症例報告，"Clinical Observations"，"Pictorial Essay"は掲載されなくなった．しかし，学術論文以外に，放射線科専門医取得前後レベルの総説である"Residents' Section"や，updateな内容を含む"Integrative Imaging Self-Assessment Module"や"Review"などの教育総説，放射線科英文教科書の書評など盛りだくさんである．中枢神経・頭頸部放射線診断領域に関しては，「AJNR（後述）」にシフトしているようなので，この分野は内容が少し薄い．

American Journal of Neuroradiology (AJNR)
(http://www.ajnr.org/) (1年後OA) ［p.87 松木, p.161 菅, p.170 尾尻, p.218 小熊］

　American Society of Neuroradiology (ASNR) (http://www.asnr.org/) の学会誌．年11回から月刊に移行した様子．直接購入可能（会員になるには推薦などが必要でやや煩雑）．発刊1年後にオープンアクセスとなる．
　中枢神経・頭頸部放射線診断を勉強したいなら必須．「AJR（前述）」よりも臓器が限定されているためマニアックな印象を抱くかもしれないが，とても役立つ情報が満載．学術論文は"Editor's Choice"，"Fellows' Journal Club"などと推薦が銘打ってあり学習しやすい．症例報告はほぼ掲載されなくなったが，その代わりにAJNRのサイトで，症例報告がクイズ形式で無料で閲覧できる．高難度の"Case of the Month"，中難度の"Case of the Week"，基本的な"Classic Case"が毎週更新され，これを見るだけでもずいぶん中枢神経・頭頸部放射線診断力がつく．最近，"Clinical Correlation"という放射線画像と臨床画像との相関クイズ症例も始まった．
　中枢神経領域の勉強には，Journal of Neurosurgery (http://thejns.org/)，Annals of Neurology (http://onlinelibrary.wiley.com/journal/10.1002/(ISSN)1531-8249)，Neurology (http://www.neurology.org/)，Journal of Neurology, Neurosurgery and Psychiatry (JNNP) (http://jnnp.bmj.com/)，小児中枢神経では，Pediatric Neurology (http://www.journals.elsevier.com/pediatric-neurology/) などがおすすめ．

Neurographics
(http://asnr.publisher.ingentaconnect.com/content/asnr/ng) (OA)

　ASNRの学会電子雑誌．最近は年4回発刊．サイトから全てオープンアクセスできる．主にASNR Annual Meetingでの展示から選ばれた教育的総説や症例報告のみを集めたRSNA（後述）の「RadioGraphics（後述）」に相当する雑誌．教育的内容に特化しているので，AJNRのサイトのクイズとこれのみで中枢神経・頭頸部放射線診断の学習は事足りるかもしれない．

Radiology
(http://pubs.rsna.org/journals/radiology) (1年後OA)

[p.76 藤川, p.152 南, p.181 吉岡, p.190 南〈消〉, p.200 三森, p.218 小熊]

　Radiological Society of North America（RSNA）（http://rsna.org/）の学会誌．月刊．発刊1年後にオープンアクセスとなる．雑誌のみの直接購入可．RSNA会員になる（簡単になれる）と，本誌と「RadioGraphics（後述）」の両方を購読出来る．

　放射線科医学における最高のimpact factor誌．臨床よりも研究色が強いが，2～3年以内には役立つ知識となりうるし放射線科領域でキーとなる論文が掲載されている．初めてなされた研究や新しい知見に重きが置かれているようで，臨床的に重要な以前の研究に関する追認や反論の論文はあまり掲載されない印象がある．"Review"や"State of the Art"はupdateな内容を含む総説としてとても有用で，"Diagnosis Please"はクイズで楽しい．

RadioGraphics
(http://pubs.rsna.org/journal/radiographics) (1年後OA)

[p.23 小山（雅）, p.76 藤川, p.87 松木, p.152 南, p.181 吉岡, p.190 南〈消〉, p.200 三森, p.218 小熊]

　「Radiology（前述）」のRSNA学会姉妹誌．隔月刊と特集号誌である10月号のMonograph Issueと併せて年7回発刊．発刊1年後にオープンアクセスとなる．

　RSNA Annual Meetingでの展示から選ばれた教育的総説と一部症例報告が掲載．長い論文が多く読むのはしんどいが，画像が豊富で教科書の代わりになる．論文中の"Figure"と"Teaching Point"のみ目を通しても十分に役立つ．"AIRP/AFIP Archives"は，以前のAFIPがAIRP（American Institute for Radiologic Pathology）（http://www.airp.org/）に移行したもので，Radiologic-Pathologic Correlationの内容で学習できる．また，サイト上の"Browse by Subspecialty and Section"にアクセスすると，ある領域をまとめて学習しやすい．

【定番以外】

Journal of Computer Assisted Tomography (JCAT)
(http://journals.lww.com/jcat/pages/default.aspx) ［p.200 三森］

　Lippincott Williams & Wilkins（LWW）発行．LWW Journals site（http://journals.lww.com/pages/default.aspx）からもアクセス可．隔月刊．

　日本人・アジア人の論文が多く，数は減ったものの症例報告/症例報告集が掲載され臨床に役立つ．字が大きくて読みやすい．女性骨盤領域の症例報告/集も多い．最近では，かなり掲載論文数が減少し内容も低下傾向で，価格も割高に感じる．しかし，伝統のある雑誌で過去の掲載論文はとても有用なものが多く復活を願っている．

Japanese Journal of Radiology (JJR)
(http://www.radiology.jp/modules/formember/index.php?id=3) ［p.152 南］

　日本医学放射線学会（JRS）の学会誌．放射線科医は基本的に所属しているので，自動的に送られてくる．Springer発行で，Springer Link（http://link.springer.com/）からもアクセス可．年10回から月刊に移行した様子．2008年12月までは「Radiation Medicine」と称されていた．

　最近，内容は向上し症例報告は厳選される傾向にある．Supplement号には日本医学放射線学会地方会の抄録が全て掲載され，日常臨床レベルの情報収集には大変有用．

European Radiology (ER)
(http://www.european-radiology.org/cms/website.php)

　European Society of Radiology（ESR）（http://www.myesr.org/cms/website.php?id=/en/ESR_ECR_news.htm）の学会誌．JRS会員であれば，全員無料でESRのcorresponding memberにするという告知（http://www.radiology.jp/modules/news/article.php?storyid=635）があり，その当時登録すれば無料で見られる（現在有効かどうかはJRSにお問い合わせ下さい）．Springer発行で，Springer Link（http://link.springer.com/）からもアクセス可．月刊．

　近年，研究色が非常に強くなりimpact factorが上昇するも，臨床から離れつつある印象を受ける．

Insights into Imaging
(http://www.i3-journal.org/cms/website.php) (OA)

　European Society of Radiology（ESR）（http://www.myesr.org/cms/website.php?id=/en/ESR_ECR_news.htm）の電子学会雑誌．Springer発行で，Springer Link (http://link.springer.com/) からもアクセス可．隔月刊．サイトから全てオープンアクセスできる．

教育的総説が中心で一部学術論文もあり．内容は「RadioGraphics」に似ているが，少し易しく放射線科専門医取得前後レベル．

Radiologic Clinics of North America
(http://www.radiologic.theclinics.com/)

Elsevier 発行による様々な医学分野の特集号総説誌が The Clinics of North America (http://www.theclinics.com/) で，これはその放射線診断学版．隔月刊．ちょっとした教科書のような雑誌．バックナンバーも個別で購入可能．

しばしば，教科書顔負けのとんでもなく素晴らしい特集号がある．似たような特集号総説英文雑誌としては，Elsevier 発行の Seminars in Roentgenology (http://www.seminarsinroentgenology.com/) や Seminars in Ultrasound, CT and MRI (http://www.semultrasoundctmri.com/) があり，いずれも伝統がある．

Skeletal Radiology
(http://link.springer.com/journal/256)

International Skeletal Society (ISS) (http://www.internationalskeletalsociety.com/) の学会誌．Springer 発行の領域別画像診断雑誌のひとつで骨軟部領域を扱う．Springer Link (http://link.springer.com/) からもアクセス可．月刊．

骨軟部放射線診断を専門としたい人には必須．他の雑誌ではほとんど見あたらない骨軟部病変の単純X線写真に関する論文や症例報告が豊富．日本骨軟部放射線研究会 (http://www.kotsunanbu.jp/) 会員（無料で登録）になれば，1～2万円で年間購読ができる．

Abdominal Imaging
(http://www.springer.com/medicine/radiology/journal/261)　　［p.190 南〈消〉, p.200 三森］

Society of Abdominal Radiology (SAR) (http://www.abdominalradiology.org/) の学会誌．Springer 発行の領域別画像診断雑誌のひとつで消化管腹部骨盤領域を扱う．隔月刊．

Morton A. Meyers が2013年末まで Editor-in-Chief であった．薄くて，Springer 発行にしては安い．「AJR」や「JCAT」をきっちり読んでいれば必要はあまりないように感じるが，症例報告が結構あり臨床に役立つ．

Pediatric Radiology
(http://link.springer.com/journal/247)　[p.219 小熊]

　The Society for Pediatric Radiology（SPR）(http://www.pedrad.org/)　や European Society of Paediatric Radiology（ESPR）(http://www.espr.org/) などの学会誌. Springer発行の領域別画像診断雑誌のひとつで小児領域を扱う．月刊．
　「AJR」や「RadioGraphics」などをきっちり読んでいれば必要はあまりないように感じるが，症例報告はそこそこある．

Neuroradiology
(http://www.springer.com/medicine/radiology/journal/234)

　European Society of Neuroradiology（http://www.esnr.org/）や日本神経放射線学会（http://neurorad.umin.ne.jp/index.htm）などの学会誌．Springer発行の領域別画像診断雑誌のひとつで中枢神経頭頸部領域を扱う．月刊．
　最近，症例報告はなくなり研究色が強くなった．

Journal of Thoracic Imaging
(http://journals.lww.com/thoracicimaging/pages/default.aspx)　[p.175 栗原]

　Society of Thoracic Radiology（http://www.thoracicrad.org/index.html）の学会誌．Lippincott Williams & Wilkins（LWW）発行．LWW Journals site（http://journals.lww.com/pages/default.aspx）からもアクセス可．隔月刊．胸部（心臓や胸部大動脈を含む）画像診断を扱う．
　最近では，肺縦隔よりも心臓胸部大動脈関連領域論文が多く，症例報告も結構ある．心臓大血管の画像診断に関してはCirculation（http://circ.ahajournals.org/）やCirculation: Cardiovascular Imaging（http://circimaging.ahajournals.org/）が定番雑誌．

Emergency Radiology
(http://www.springer.com/medicine/radiology/journal/10140)

　The American Society of Emergency Radiology（http://www.erad.org/）の学会誌．Springer発行の領域別画像診断雑誌のひとつで救急放射線領域を扱う．隔月刊．
　「AJR」や「RadioGraphics」などをきっちり読んでいれば必要はあまりないように感じるが，症例報告もそこそこある．

Magnetic Resonance Imaging Clinics of North America
(http://www.mri.theclinics.com/)

　Elsevier発行のThe Clinics of North America (http://www.theclinics.com/) の中のMRI特集号雑誌．季刊．
　進歩の早いMRIのupdateな内容まで網羅したちょっとした教科書のような雑誌．

Neuroimaging Clinics of North America
(http://www.neuroimaging.theclinics.com/)

　Elsevier発行のThe Clinics of North America (http://www.theclinics.com/) の中の中枢神経頭頸部領域特集号雑誌．季刊．
　画像診断のみならず，神経内科・脳外科向きの内容や画像技術の進歩の情報も豊富でかなりマニアック．しかし，最近は再びオーソドックスな形態画像診断の特集も組まれており，バランスが良くなった．

Clinical Radiology
(http://www.clinicalradiologyonline.net/)

　The Royal College of Radiologists (http://www.rcr.ac.uk/) の学会誌．Elsevier発行．月刊．
　かなり臨床色の濃い内容で，学術論文も疾患の画像特徴を論じるものが比較的多い．画像を集めた総説である"Pictorial reviews"など教育的な内容が多く，症例報告も掲載されている．

European Journal of Radiology
(http://www.ejradiology.com/)　［p.200 三森］

　Elsevier発行．月刊．
　近年，日本人の投稿が多くimpact factorも急上昇している．学術論文中心で1巻あたりの掲載論文数はかなり多い．症例報告は本誌には掲載されず，「European Journal of Radiology Extra (http://www.europeanjrnlradiologyextra.com/)」の方にのみ掲載されていたが，これも2011年8月号で打ち切り．全体で症例報告は掲載しない方針となったようだ．

PET Clinics
(http://www.pet.theclinics.com/)

　Elsevier発行のThe Clinics of North America (http://www.theclinics.com/) の中の

PET特集号雑誌．季刊．
進歩の早いPETのupdateな内容まで網羅したちょっとした教科書のような雑誌．

British Journal of Radiology (BJR)
(http://bjr.birjournals.org/)（1年後OA）

British Institute of Radiology (BIR) の学会誌．月刊．発刊1年後にオープンアクセスとなる．

日本人も多く投稿している．かなり珍しく難度の高い症例報告Case reportが満載であったが，どうも2012年4月号を最後に症例報告は掲載されなくなったようでとても残念．もともと放射線治療学術論文が多い傾向だったが，放射線診断関連の学術論文や総説が増えた．BIR発刊の雑誌としては，「Imaging (http://imaging.birjournals.org/)」という特集号総説雑誌と「Dentomaxillofacial Radiology (DMFR) (http://dmfr.birjournals.org/)」という頭頸部専門画像雑誌がある．

Magnetic Resonance in Medicine (MRM)
(http://onlinelibrary.wiley.com/journal/10.1002/(ISSN)1522-2594)

International Society for Magnetic Resonance in Medicine (ISMRM) (http://www.ismrm.org/) の学会誌．月刊．Wiley-Blackwell発行．

臨床医MDよりはPhD（研究系博士）対象のMR関連最新研究論文雑誌．姉妹学会誌に，もう少し臨床色の強い「Journal of Magnetic Resonance Imaging (JMRI) (http://onlinelibrary.wiley.com/journal/10.1002/(ISSN)1522-2586)」がある．こちらも月刊．

Applied Radiology
(http://www.appliedradiology.com/)（OA）

Anderson Publishing発行．月刊．サイトから全てオープンアクセス．
総説と症例報告が中心で，画像はかなり豊富．放射線科専門医取得前後レベルの内容で，通常臨床に結構役立つ．

Journal of Radiology Case Reports (JRCR)
(http://www.radiologycases.com/index.php/radiologycases)（OA）

EduRad Publishing発行．サイトから全てオープンアクセス．症例報告のみの電子雑誌．月刊．

1刊あたりの症例報告数はあまり多くないが，内容は比較的珍しいものもある．必ず付随する疾患の特徴と鑑別診断をまとめた表がとても有用．その他サイト内で様々な教育的

試みの工夫がなされている.

Korean Journal of Radiology (KJR)
(http://www.kjronline.org/) (OA)

Korean Society of Radiology (KSR) の学会誌. 隔月刊. サイトから全てオープンアクセス.

学術論文だけでなく，「JJR」よりは症例報告が多い.

Magnetic Resonance in Medical Sciences
(https://www.jstage.jst.go.jp/browse/mrms) (OA)

日本磁気共鳴医学会 (JSMRM) (http://www.jsmrm.jp/) の英文学会誌. 季刊. サイトからすべてオープンアクセス.

JSMRMの学会誌としては，日本語の「日本磁気共鳴医学会雑誌」もあるが，こちらは会員限定でしか見られない.

Radiology Case Reports
(http://radiology.casereports.net/index.php/rcr/index) (OA)

University of Washington 発行. サイトからすべてオープンアクセス.

症例報告のみの電子雑誌. 季刊. 内容は比較的common.

Case Reports in Radiology
(http://www.hindawi.com/journals/crira/) (OA)

Hindawi Publishing Corporation (http://www.hindawi.com/) 発行. サイトからすべてオープンアクセス. 症例報告のみの電子雑誌. 発刊間隔は，新しい症例報告が出た時に順次発行.

内容は比較的common. Hindawi Publishing社は，全雑誌をオープンアクセスで発刊している会社で，医学全分野における症例報告雑誌も発刊 (http://www.hindawi.com/crim/).

■ 放射線科以外の雑誌

The American Journal of Surgical Pathology (AJSP)
(http://journals.lww.com/ajsp/pages/default.aspx) [p.248 小山 (貴)]

Lippincott Williams & Wilkins (LWW) 発行. 月刊. 臨床外科病理学の中で最もメジャーな雑誌.

こんな病気がこんなところからも発生するのかと感動する．珍しい病気の最新臨床病理学的知見をまとめて学ぶには便利．病理学の雑誌としては他に Human Pathology (http://www.journals.elsevier.com/human-pathology/), Modern Pathology (http://www.nature.com/modpathol/index.html) などが有名．

Surgical Pathology Clinics
(http://www.surgpath.theclinics.com/)

Elsevier 発行の The Clinics of North America (http://www.theclinics.com/) の中の外科病理学に関する特集号雑誌．季刊．

日本語病理雑誌の「病理と臨床」に似ているがそれほどマニアックではなく，基本的な内容から update な内容まで網羅したちょっとした教科書のような雑誌．

B 日本語雑誌
■ 放射線診断関連雑誌

臨床放射線
(http://www.kanehara-shuppan.co.jp/)　[p.23 小山（雅），p.86 松木，p.152 南，p.195 陣崎，p.200 三森]

金原出版発行．月刊．数本の総説と学術論文，多数の症例報告が掲載されている．年間購読（約4万円弱）すれば，臨時増刊号がついてくる．

伝統があり，放射線診断雑誌のなかでは最も症例報告が豊富．日本医学放射線学会での教育講演や，最近では腹部放射線研究会での発表症例がまとめて掲載されている．"今月の症例"は，クイズで楽しい．毎年1月号は胸部の最新画像情報特集となっており，臨時増刊号も素晴らしい内容のものが多いので，これらだけ購入するのも良いかもしれない．

画像診断
(http://gakken-mesh.jp/)　[p.23 小山（雅），p.86 松木，p.152 南，p.195 陣崎，p.200 三森]

学研メディカル秀潤社発行．月刊．総説特集号誌．

多分，日本人放射線科医の間では最も読まれている．知識の整理には最適．あまりにも完成度が高くボリュームも多くレベルは「RadioGraphics（前述）」を越えている部分もあり，これさえ読んでいれば十分という噂もある．しかし，本誌以外のいわゆる学術論文雑誌にも目を通す習慣を身につけていればより理解が深まると思う．最近年2回ずつ素晴らしい内容の臨時増刊号が発行され，これらだけ購入するのも良いかもしれない．

臨床画像
(http://www.medicalview.co.jp/)　[p.86 松木, p.195 陣崎, p.200 三森]

メジカルビュー社発行．月刊．特集号誌．年2回の増刊号発行あり．
「画像診断（前述）」と内容はかなり似通っているがややテーマはマニアックな傾向である．

日獨医報（OA）　[p.152 南]

バイエル薬品株式会社（旧 日本シェーリング株式会社）が，無料で配布してくれる．また，造影剤と画像診断の情報サイト（http://www.bayer-diagnostics.jp/index.php）にて会員登録（無料）をすると，そのサイト上で全て見ることが出来る（http://www.bayer-diagnostics.jp/ja/publication/nichidoku-iho/index.php）．年1～3回不定期発刊．「画像診断」や「臨床画像」より専門性が高く学術的な特集号誌．たまに，とんでもなく素晴らしい号がある．心臓血管放射線研究会の抄録も見られる．

日本インターベンショナルラジオロジー学会雑誌（日本IVR学会誌）
(http://www.jsivr.jp/journal/journal.html)　[p.152 南, p.235 林]

日本インターベンショナルラジオロジー学会（http://www.jsivr.jp/）の学会誌．季刊．

IVRを勉強するなら，Journal of Vascular and Interventional Radiology (JVIR)（http://www.jvir.org/）やCardioVascular and Interventional Radiology (CVIR)（http://www.springer.com/medicine/radiology/journal/270）が定番雑誌．

Rad Fan
(http://www.e-radfan.com/)

メディカルアイ発行．月刊．臨時増刊号や別冊もある．診療放射線技師と放射線科医間の橋渡し的な特集号誌．様々な学会報告も掲載．

最近では"Reading Up Grade !"が読影技術の維持・向上を目的とする内容でおすすめ（可能であれば第1回目原稿から目を通されることも．第1回目原稿をhttp://yiwasaki.com/temp/ReadingUpGrade!_1112-1.pdfで見ることが出来る）．IVRの最新知見を主要4誌（Radiology, AJR, JVIR, CVIR）に発表された論文を要約しコメント付きで紹介している「Global IVR Trends」が2月/6月/10月号の付録としてついてくる．この大変なご尽力の賜物である付録を手に入れるためだけでもその号を購入することをおすすめしたい．また，Rad Fanのサイトでは様々な有用な情報が入手でき，リンクも役立つ．

■ 放射線科以外の雑誌

病理と臨床
(http://www.bunkodo.co.jp/)　　[p.23 小山(雅), p.175 栗原, p.190 南(消), p.248 小山(貴)]

文光堂発行．月刊．臨床外科病理学の特集号誌．

病理や疾患概念をまとめて勉強するのに，とても役立つ．各領域のWHO分類が新しくなるとその特集が組まれ，その分類がどのような考えでなされまたどのような疾患概念が変更・加わったかを効率よく学べる．

日経メディカル
(http://medical.nikkeibp.co.jp/)　(OA)

日経BP社発行．月刊．会員登録(無料)をすれば，無料で郵送されてくる．また，そのような手続きをしないでも各施設や自宅に勝手に郵送してくる場合もある．

"日経メディクイズ"は，胸部単純X線写真や腹部エコーの画像診断の勉強に大変有用．それ以外にも一般臨床医学に関する有用な情報が得られる．"日経メディクイズ"の胸部X線写真症例集として「日経メディクイズ 胸部X線 画像診断の基本 徳田均(監修)」も発刊されている．

日本消化器病学会雑誌
(http://www.jsge.or.jp/member/kikanshi/index.html)

日本消化器病学会(http://www.jsge.or.jp/index.html)の学会誌．月刊．

症例報告が大変多く，肝胆膵や消化器疾患の勉強に大変役立つ．日常臨床に直結するレベルから「NEJM」の"Case Records"に匹敵するような内容の症例まである．どの病院図書室でも購入しているし，消化器を専門とする医師であれば誰でも持っているので借りたり無料でみられる機会が多いと思う．

日本呼吸器学会誌
(http://journal.kyorin.co.jp/journal/ajrs/index.php)　　[p.175 栗原]

日本呼吸器学会(http://www.jrs.or.jp/home/)の学会誌．隔月刊．

日本呼吸器学会の英文雑誌もあるが，こちらの方が症例報告も大変多く呼吸器疾患の勉強に大変役立つ．本当に様々な薬剤性肺障害があるのだなと感じる．どの病院図書室でも購入しているし，呼吸器科医であれば誰でも持っているので借りたり無料で見られる機会が多いと思う．呼吸器領域の総説雑誌としては「日本胸部臨床(克誠堂出版)」がおすすめ．

■ 注目雑誌リスト以外で本文中に紹介されている雑誌

Annals of Nuclear Medicine [p.229 中本]
(http://www.springer.com/medicine/nuclear+medicine/journal/12149)

Arthritis Research & Therapy [p.206 杉本]
(http://arthritis-research.com)

Chest [p.175 栗原]
(http://journal.publications.chestnet.org/)

Circulation [p.181 吉岡]
(http://circ.ahajournals.org/)

Circulation Journal [p.181 吉岡]
(http://www.j-circ.or.jp/)

Clinical Breast Cancer [p.210 角田]
(http://www.clinical-breast-cancer.com/)

Clinical Nuclear Medicine [p.229 中本]
(http://journals.lww.com/nuclearmed/)

CVIR (CardioVascular and Interventional Radiology) [p.236 林]
(http://www.springer.com/medicine/radiology/journal/270)

Doctor's Magazine [p.23 小山（雅）]
(http://www.doctor-agent.com/Knowledge-Support/DOCTORS-MAGAZINE)

Endovascular Today [p.236 林]
(http://www.endovascularjapan.com/)

European Journal of Nuclear Medicine and Molecular Imaging [p.229 中本]
(http://www.springer.com/medicine/nuclear+medicine/journal/259)

European Urology [p.195 陣崎]
(http://www.europeanurology.com/)

Global IVR Trends（雑誌 RadFan 別冊）[p.235 林]
(http://www.e-radfan.com/)

Head & Neck [p.169 尾尻]
(http://onlinelibrary.wiley.com/journal/10.1002/(ISSN)1097-0347)

Histopathology [p.248 小山（貴）]
(http://onlinelibrary.wiley.com/journal/10.1111/(ISSN)1365-2559)

Human Pathology [p.248 小山（貴）]
(http://www.journals.elsevier.com/human-pathology/)

International Journal of Radiation Oncology・Biology・Physics [p.170 尾尻]
(http://www.sciencedirect.com/science/journal/03603016)

International Journal of Urology [p.196 陣崎]
(http://www.urol.or.jp/journal/iju.html)

JACC Cardiovascular Imaging　[p.181 吉岡]
(http://imaging.onlinejacc.org/)

Journal of the American College of Cardiology　[p.181 吉岡]
(http://content.onlinejacc.org/journal.aspx)

Journal of Cardiovascular Computed Tomography　[p.181 吉岡]
(http://www.journalofcardiovascularct.com/)

Journal of Clinical Oncology　[p.210 角田]
(http://jco.ascopubs.org/)

Journal of Medical Ultrasonics　[p.214 丸上・平井]
(http://www.springer.com/medicine/radiology/journal/10396)

Journal of Nuclear Medicine　[p.219 小熊, p.229 中本]
(http://jnm.snmjournals.org/)

Journal of Ultrasoud in Medicine　[p.214 丸上・平井]
(http://www.jultrasoundmed.org)

Journal of Urology　[p.195 陣崎]
(http://www.jurology.com)

JVIR（Journal of Vascular and Interventional Radiology）　[p.236 林]
(http://www.jvir.org/)

Modern Pathology　[p.248 小山（貴）]
(http://www.nature.com/modpathol/index.html)

Neurology　[p.161 菅]
(http://neurology.org/)

PEDIATRICS　[p.218 小熊]
(http://pediatrics.aappublications.org/)

The Lancet Neurology　[p.161 菅]
(http://www.thelancet.com/journals/laneur/onlinefirst)

Ultrasound in Medicine and Biology　[p.214 丸上・平井]
(http://www.umbjournal.org/)

胃と腸　[p.87 松木, p.190 南〈消〉]
(http://www.igaku-shoin.co.jp/)

呼吸　[p.175 栗原]
(http://www.respiration.jp)

産婦人科の実際　[p.200 三森]
(http://www.kanehara-shuppan.co.jp/)

週刊医学界新聞　[p.23 小山（雅）]
(http://www.igaku-shoin.co.jp/)

小児科　[p.218 小熊]
(http://www.kanehara-shuppan.co.jp/)

小児科診療　［p.218 小熊］
　（http://www.shindan.co.jp/）

小児科臨床　［p.218 小熊］
　（http://www.shoni-iji.com/）

小児外科　［p.218 小熊］
　（http://www.tokyo-igakusha.co.jp/）

小児内科　［p.218 小熊］
　（http://www.tokyo-igakusha.co.jp/）

心 CT 1～12　［p.181 吉岡］
　（http://www.bunkodo.co.jp/）

神経内科　［p.87 松木］
　（http://www.kahyo.com/）

超音波医学　［p.213 丸上・平井］
　（http://www.jsum.or.jp/journal/index.cgi）

日本胸部臨床　［p.175 栗原］
　（http://www.kokuseido.co.jp/）

日本磁気共鳴医学会雑誌　［p.152 南］
　（http://www.jsmrm.jp/modules/journal/index.php?content_id=1）

乳癌の臨床　［p.210 角田］
　（http://www.shinoharashinsha.co.jp/）

乳癌レビュー　［p.210 角田］
　（http://www.m-review.co.jp/）

泌尿器科紀要　［p.195 陣崎］
　（http://www.acta-urologica-jpn.jp）

泌尿器外科　［p.195 陣崎］
　（http://www.igakutosho.co.jp/）

リウマチ科　［p.206 杉本］
　（http://www.kahyo.com/）

臨床解剖研究会記録　［p.152 南］
　（http://www.jrsca.jp/contents/records/）

臨床婦人科産科　［p.200 三森］
　（https://www.igaku-shoin.co.jp/）

おすすめ web リスト

インターネットは変動し続けていますので，サイトアドレスや内容は変更されることもあります．ご注意下さい．

「Radiology」誌上で"Net Assets"という総説が不定期に掲載されます．放射線診断関連の有用かつ update な英文インターネット情報が得られますのでご参考ください．

特におすすめと思われるサイトに関しては☆印，初心者にも役立つサイトに関しては○印を記載しています．

(文責　下野太郎)

A 検索サイト

■ 海外のサイト

PubMed ☆○
(http://www.ncbi.nlm.nih.gov/pubmed/)　　[p.77 藤川，p.152 南，p.190 南〈消〉，p.201 三森]

米国国立医学図書館が提供する世界最大級の医学・生物文献データベース．

MEDLINE と Non-MEDLINE（MEDLINE に収載されないもの，データ整備前のレコード，出版社が直接提供するレコード等）がデータソースとなっている．無料で全文閲覧できる論文ともリンクしている．画面左上のプルダウンメニューから PubMed 以外の様々なデータベースにアクセスすることができる．特に，[PMC] を選択すると論文全文を無料で閲覧できるデジタル・アーカイブの PMC（PubMed Central）にアクセスでき，[OMIM] を選択すると OMIM（Online Mendelian Inheritance in Man）という遺伝子疾患・症候群の統合情報サイトにアクセスでき大変有用．

Yottalook ☆○
(http://www.yottalook.com/)　　[p.153 南，p.191 南〈消〉]

放射線医学に特化した検索エンジン．

論文だけでなく，画像，本，web 情報なども検索できる．日本語でも検索できる．検索結果の表示範囲が小さいため，ページをめくっていかなければならないのが難．

Radiology Search ☆
(http://www.radiologysearch.net)

放射線医学に特化した検索サイト．

ほぼすべての放射線医学関連データベースのポータルサイトとなっている．情報量と選択肢が多すぎるため使う人を選ぶと思う．

ARRS GoldMiner® Global ☆○
(http://goldminer.arrs.org/global/global-index.php) 　[p.153 南，p.190 南〈消〉]

放射線医学関連画像検索サイト．

疾患名だけでなく，所見・解剖・モダリティ・患者の年齢性別などからも画像の検索ができる画期的なサイト．単に日本語で検索できるだけでなく，翻訳して英語情報画像にもヒットする．

RadiologyEducation.com ☆
(http://www.radiologyeducation.com)

放射線医学に関する教育的情報源のポータルサイト．

未完成な部分もあるが，英語圏のほぼすべての放射線診断学関連のデジタルライブラリー，教育コンテンツとリンクしている．

Searching Radiology
(http://www.searchingradiology.com/)

放射線医学関連で査読された情報に特化した検索サイト．

SpringerImages
(http://www.springerimages.com/)

シュプリンガー（Springer）社が提供するARRS GoldMiner® Globalに似た医用画像検索サイト．

Springer出版の雑誌論文や本などのデータベースであるSpringerLink (http://link.springer.com/) などの情報源から画像を収集し，放射線画像だけでなく，グラフ・図・表を検索できる．図キャプションや関連するフルテキスト中の文章からも検索ができる．医用画像検索サイトのimages.MD (http://www.springerimages.com/imagesMD/) ともリンクしている．

Rad Dx
(http://www.raddx.com/)

放射線診断の鑑別診断に特化したサイト．

すべての領域ではないが，画像所見，年齢などを入力すると，それに合致する鑑別診断リストが提示される．その疾患名をクリックすると解説，画像，多量の関連文献が提示される．

Whonamedit
(http://www.whonamedit.com/)

人物名の付いた医学関連用語の電子辞書.

Radiologywiki
(http://www.radiologywiki.org/wiki)

インターネット百科事典であるウィキペディア（Wikipedia）の放射線医学版.

最近は更新されていない様子.「Radiology」誌でも紹介されていたので，今後発展する可能性はあるがその将来性は未知数.

■ 日本のサイト

Google ☆○
(http://www.google.co.jp/)　　［p.152 南, p.191 南〈消〉］

世界中のあらゆる情報が検索できる．その中でも下記の検索サイトが画像診断関連に特に有用．

a. Google Images（http://images.google.co.jp/）画像情報が直接検索できる．

b. Google Scholar（http://scholar.google.co.jp/）分野や発行元を問わず，学術出版社，専門学会，プレプリント管理機関，大学，およびその他の学術団体の学術専門誌，論文，書籍，要約，記事を検索できる．最も関連性の高い情報がページの上部に表示され，検索期間指定も可能．

c. Google Books（http://books.google.co.jp/）世界中の書籍から最新のインデックスを検索できる．何百万冊もの書籍を検索し，無料でプレビューしたり読んだりすることができる．

医学中央雑誌刊行会 ☆○
(http://www.jamas.gr.jp/)　　［p.152 南, p.201 三森］

国内最大級の医学文献情報データベース．

和書医学雑誌の検索誌である医中誌のインターネットサービスである医中誌Web（http://login.jamas.or.jp/）にアクセスできる．

B 教育用サイト，teaching file

■ 海外のサイト

AuntMinnie.com ☆○
(http://www.auntminnie.com/)　[p.113 上田，p.152 南，p.230 中本，p.239 林]

　Case of the Day（比較的やさしいteaching file）など教育コンテンツが満載の放射線医学関連ポータルサイト．

　一部のteaching fileをメールマガジンとして配信してくれる．無料なのにすごい情報源．Communitiesの中のResidents Digital Community（http://www.auntminnie.com/default.asp?Sec=sup&Sub=res）は，教育的内容へアクセスできる．大鵬薬品の"Dokuei-skill.jp"というサイトでは，AuntMinnie.comの呼吸系疾患症例クイズの一部を日本語で見られていたが，2014年3月末で休止．

Medscape Reference Radiology Articles
(http://emedicine.medscape.com/radiology)

　有名な医学領域全般の無料閲覧電子情報サイトのMedscape Reference Diseases & Conditions（http://emedicine.medscape.com/）の放射線医学領域版．

　内容は医学生や研修医向けレベルのcommon disease中心の放射線画像電子教科書となっている．

MedPix Medical Image Database
(http://rad.usuhs.edu/medpix/parent.php3?mode=home_page)

　順を追って自己評価しやすいteaching fileサイト．
　非常に多くのカテゴリー別に配置された画像データがあり放射線科専門医取得前向き．

Radiolopolis
(http://www.radiolopolis.com)

　インターネット上のteaching fileや動画を利用した教育講義など多岐にわたる内容にリンクするポータルサイト．

RadQuiz
(http://www.radquiz.com)

　その名の通り，インターネット上の多量の画像クイズ・teaching fileを集めたポータルサイト．

radRounds
(http://www.radrounds.com)

放射線科医専用 social network 用サイト.
多量の teaching file や放射線関連動画なども集めてある.teaching file はカテゴリー別には配置していないため特定疾患を探すのは難しい.

Radiopaedia.org
(http://radiopaedia.org/)

多量の teaching file と放射線医学電子教科書が掲載されている.カテゴリー分類が厳密になされており,アルファベット順に配列されており,辞書として使用するのに非常に便利.

LearningRadiology.com
(http://www.learningradiology.com/)

医学生や研修医向けレベルの teaching file や講義スライドなどを集めたサイト.

EURORAD ☆
(http://www.eurorad.org/)

European Society of Radiology (http://www.myesr.org/cms/website.php?id=/en/ESR_ECR_news.htm) の teaching file サイト.
厳密な査読により選ばれた症例であるため,論文と同程度のレベルで難度の高いものや良問が多く勉強になる.

The Medical Imaging Resource Center (MIRC)
(https://www.rsna.org/MIRC.aspx)

北米放射線学会 (RSNA) で開発された放射線画像症例データベースシステムのサイト.
世界中に分散する teaching file を一括して検索できるように目指したサイトで,日本医学放射線学会の画像データも MIRC で運用を図るように目指されている."RSNA Teaching File System (TFS)" の中の "Teaching File Portal (http://mirc.rsna.org/query)" から teaching file にアクセスできる.

The Radiology Assistant ○
(http://www.radiologyassistant.nl/)   [p.162 菅, p.219 小熊]

無料の e-learning システムで,放射線科専門医取得前向き.米国の放射線科レジデント

はよく利用しているらしい．

Compare
(http://www.idr.med.uni-erlangen.de/COMPARE/Ecomparetitlepage.htm)

Web上でインタラクティブに放射線診断学を学べるサイト．

類似関連サイトに，ELERA（eLearning In Radiology）（http://www.elera.de/e/cgi-bin/cpt_login.asp）がある．

Amirsys
(http://www.amirsys.com/)

"Diagnostic Imaging"シリーズで有名な出版社のサイト．

そのサイトの中で後述するいくつかの有料サイトがある．STATdx（http://www.statdx.com/）は各疾患の画像所見や鑑別診断を調べるのに適しており，教科書のごとく内容が改訂され，常に最新版の情報が提供される．RADPrimer（http://www.radprimer.com/）はe-leraningシステムで米国の放射線科レジデントはよく利用しているらしい．

RadiologyInfo
(http://www.radiologyinfo.org/)

患者さん向けの放射線医学情報サイト．
画像検査の手順や安全性に関しての説明がなされている．

Sumer's Radiology Blog
(http://sumerdoc.blogspot.jp/)

放射線医学ブログ．
海外ではかなり有名で人気のあるサイトらしく，放射線医学関連情報や画像症例など盛りだくさんで大変教育的．

CHORUS
(http://www.gamuts.net/chorus/)

放射線医学関連電子教科書．最近は更新されていない様子．

■ 日本のサイト

東京レントゲンカンファレンス　☆○
(http://www.jcr.or.jp/trc/index.html)　[p.152 南]

ほぼ毎月開催されている画像症例検討会の素晴らしいteaching fileのサイト．

日本放射線科専門医会・医会（JCR）（http://www.jcr.or.jp/）のサイト内にある．

造影剤と画像診断の情報サイト Radiology & Interventional　☆○
(http://www.bayer-diagnostics.jp/index.php)

バイエル薬品株式会社が運営している画像診断関連情報を集めたサイト．

無料で会員登録をすれば，放射線医学関連学会情報や様々な教育リソースを見ることができる．学研メディカル秀潤社発行の"画像診断別冊 KEY BOOK"シリーズの一部が見られたり，国際学会のレポートである"World Online News"，特集総説雑誌の"日獨医報"，"英語de論文"等が有用．類似する製薬会社による放射線医学関連のホームページとして，第一三共株式会社の運営する"コントラストメディア フォーラム"（http://omnipaque.info/index.html）や，エーザイ株式会社の"造影剤.com"（http://造影剤.com/）等も有用．

飯塚病院画像診療科（放射線科）・放射線部　○
(http://aih-net.com/medical/depart/housya/)

Teaching fileの"今週の症例"が素晴らしい．ずっと更新され続けており，その御尽力には頭が下がる．

国立がん研究センター がん診療画像レファレンスデータベース
(http://cir.ncc.go.jp/jp/index.html)

国立がん研究センターが運営する，癌診療に関する医用画像データベースサイト．

九州がんセンターの医用画像データベース（消化管医用画像データベース．http://www.midb.jp/db/）ともリンクしている．

放射線科情報ポータル Rad Fan Online　☆
(http://www.e-radfan.com/)

Rad Fan誌のホームページ．

放射線医学関連学会・研究会の開催案内やレポートを見ることができる．LINKから放射線医学情報に有用な個人のサイトにもアクセスできる．

IMAIOS
(http://www.imaios.com/jp)

医療従事者のためのインターネット学習ウェブサイト．

電子解剖学アトラスであるe-anatomy，MRIのチュートリアル，teaching fileがある．無料で見られるコンテンツも多くあるが，断層画像の解剖資料として大変有用なe-anatomyは有料. teaching fileは"最新臨床例"もしくは"E-CASES"と称され，例えばCT症例であれば，key imageだけでなく実際のすべてのCT画像を見て読影手順を学べる．

画像診断メモノート ○
(http://yiwasaki.com/imgdiag/)

画像診断関連辞書のようなサイトで，Tipsも盛りだくさん．すべてのページ内容を単語入力で検索できる．"画像診断医やすきー"（http://yiwasaki.com/）（こちらも有用な情報が満載）で有名な岩崎康先生が作成されている．

C 放射線医学関連学会，研究会

■ 海外のサイト

RSNA ☆
(http://www.rsna.org/)　　[p.190 南〈消〉]

北米放射線学会（Radiological Society of North America；RSNA）のホームページ．

世界中の放射線医学関連学会の中で最も大きくかつ有名．多彩な教育コンテンツ，放射線医学関連情報が満載．学会誌はRadiology誌（http://pubs.rsna.org/journal/radiology）とRadioGraphics誌（http://pubs.rsna.org/journal/radiographics）．学会員になれば，myRSNA（http://myrsna.rsna.org/）からさらなる情報を入手でき自分用にカスタマイズできる．

ARRS
(http://www.arrs.org/)

American Roentgen Ray Societyのホームページ．

学会誌はAJR誌（http://www.ajronline.org/）．学会員になれば，教育的なリソース等が，無料で閲覧できたり割安で購入できる様々な特典がある．

ACR
(http://www.acr.org/)

American College of Radiologyのホームページ．

教育的なリソースをこのサイトから購入することができる．会員でなくても"Case in Point"（http://3s.acr.org/CIP/Default.aspx）というteaching fileを見ることができる．また，本サイトの"EDUCATION"から，ACRが主催するAIRP（American Institute for Radiologic Pathology）（http://www.airp.org/）というRadiologic Pathology Correlationに関するホームページにアクセスすることができる．このAIRPでは，Radio-Graphics誌で掲載されている"AIRP Best Cases"を見ることができたり，やRadiologic Pathology Correlationに関する教育的なリソースを購入することができる．ACRが発刊していた素晴らしいteaching file集の「Professional Self-Evaluation Syllabi（PSE）」は残念ならそのサービスは終了した様子．その代わりに「Continuous Professional Improvement（CPI）」というプログラムが開始されている．

ESR
(http://www.myesr.org/cms/website.php?id=/en/ESR_ECR_news.htm)

European Society of Radiologyのホームページ．

日本医学放射線学会（JRS）員であれば，全員無料でESRのcorresponding memberにするという告知（ESR corresponding memberへのご提案．http://www.radiology.jp/modules/news/article.php?storyid=635）があり，その当時，登録すればcorresponding memberになれた（現在有効かどうかはJRSにお問い合わせ下さい）．teaching fileのEURORAD（http://www.eurorad.org/）がおすすめ．学会誌はEuropean Radiology誌（http://www.european-radiology.org/cms/website.php）とInsights into Imaging誌（http://www.i3-journal.org/cms/website.php）．

ISR ☆
(http://www.isradiology.org/isr/index.php)

International Society of Radiologyのホームページ．

世界中の放射線医学関連学会・団体とリンクしている．このサイトはかなり教育に特化しており，様々な教育的リソースを無料で得ることができる（版権は大丈夫なのだろうかと思うぐらい大盤振る舞い）．その中でも"GO RAD"（http://www.isradiology.org/go-rad/revistas.php）という内部サイトからは，世界中の放射線医学雑誌から選ばれたオープンアクセスできる総説論文を見ることができ，世界中の放射線医学雑誌のサイトにリンクしている．

ISMRM
(http://www.ismrm.org/)

International Society for Magnetic Resonance in Medicineのホームページ．

MR関連情報が満載．学会誌はMagnetic Resonance in Medicine（MRM）誌（http://onlinelibrary.wiley.com/journal/10.1002/(ISSN)1522-2594），Journal of Magnetic Resonance Imaging（JMRI）誌（http://onlinelibrary.wiley.com/journal/10.1002/(ISSN)1522-2586）．

ASNR
(http://www.asnr.org/)　[p.170 尾尻]

American Society of Neuroradiologyのホームページ．

神経/頭頸部放射線医学関連情報が満載．Web上でオープンアクセスで見れる学会誌のNeurographics (http://asnr.publisher.ingentaconnect.com/content/asnr/ng) が教育的総説雑誌としておすすめ．もう1つの学会誌はAJNR誌 (http://www.ajnr.org/)．リンクされているThe World Federation of Neuroradiological Societies (WFNRS) (http://www.wfnrs.org/societies.html) では，SYMPOSIUM NEURORADIOLOGICUM講演データの一部を見ることができる．

STR
(http://www.thoracicrad.org/)

Society of Thoracic Radiologyのホームページ．

胸部放射線医学関連情報が満載．本サイト内の"STR Online Education" (http://education.thoracicrad.org/online_edu.htm) から無料で，STR annual meetingsのオンライン英語講義を見ることができる．学会誌はJournal of Thoracic Imaging誌 (http://journals.lww.com/thoracicimaging/pages/default.aspx)．

The International Skeletal Society
(http://www.internationalskeletalsociety.com/)　[p.206 杉本]

骨軟部放射線医学関連情報が満載．本サイト内の"Electronic Education" (http://www.internationalskeletalsociety.com/Case_Quiz.html) から無料で様々な教育的リソースを見ることができる．学会誌はSkeletal Radiology誌 (http://link.springer.de/link/service/journals/00256/index.htm)．

SIR
(http://www.sirweb.org/)

Society of Interventional Radiologyのホームページ．

学会誌はJournal of Vascular and Interventional Radiology (JVIR) 誌 (http://www.jvir.org/)．

CIRSE
(http://www.cirse.org/)　[p.237 林]

Cardiovascular and Interventional Radiological Society of Europeのホームページ．
学会誌はCardioVascular and Interventional Radiology (CVIR) 誌 (http://link.

springer.com/journal/270).

SAR
(http://www.abdominalradiology.org/)　[p.197 陣崎]

Society of Abdominal Radiologyのホームページ．
学会誌はAbdominal Imaging誌（http://www.springer.com/medicine/radiology/journal/261）．

SPR
(http://www.pedrad.org/)

Society for Pediatric Radiologyのホームページ．
学会誌はPediatric Radiology誌（http://link.springer.com/journal/247）．

ASER
(http://www.erad.org/)

American Society of Emergency Radiologyのホームページ．
学会誌はEmergency Radiology誌（http://www.springer.com/medicine/radiology/journal/10140）．

SNMMI
(http://www.snm.org/)　[p.230 中本]

Society of Nuclear Medicine and Molecular Imagingのホームページ．
学会誌はThe Journal of Nuclear Medicine（JNM）誌（http://jnm.snmjournals.org/）とJournal of Nuclear Medicine Technology（JNMT）誌（http://tech.snmjournals.org/）とMolecular Imaging誌（http://mi.deckerpublishing.com/）．

AOSR
(http://theaosr.org/)

Asian Oceanian Society of Radiologyのホームページ．
発展途上のホームページだが，有用な教育的リソースとのリンクがある．

■ **日本のサイト**

日本放射線科専門医会・医会（JCR）　☆○
(http://www.jcr.or.jp/)

放射線診療に関する様々な疑問点を解決してくれる．放射線医学関連学会・研究会・セ

ミナーの案内やリンクも充実．会員になればセミナー講演なども見れる．日本の放射線医学関連では，最も役立つサイト．

本サイト内の"**東京レントゲンカンファレンス**"(http://www.jcr.or.jp/trc/index.html)は素晴らしいteaching file．

"関連リンク集"（一部リンクが切れている）の中の"放射線科のページ"の中では，**東京慈恵会医科大学放射線医学講座**(http://www.jikeirad.jp/index.html，研修医向け症例や医学生講義ファイルを見られる)，**京都大学大学院医学研究科放射線医学講座（画像診断学・核医学）**[http://www.kuhp.kyoto-u.ac.jp/~diag_rad/，頻繁にこまめに更新されている．国際/全国レベルや関西中心の放射線医学・画像医学関連学会・研究会の案内が詳細に（案内状・プログラムなど内容まで見れる）紹介されかつ随時更新（公式twitter〈https://twitter.com/diag_rad〉でも配信）．放射線医学ポータルサイトとしてとても有用．教育的リソース・リンク集も充実]，**滋賀医科大学放射線医学講座**(http://www.shiga-med.ac.jp/~hqradio/，IVR同意書・説明書のダウンロードが可能．有用なリンク集が充実)などにて有用な情報が得られる．

同じく有用であった高知県立中央病院放射線科のページは，現在では，"**森田荘二郎のホームページ**"(https://sites.google.com/site/morimorisousou/)に変更され，様々な資料がダウンロードできる．

日本医学放射線学会 ☆
(http://www.radiology.jp/) [p.201 三森]

放射線医学関連学会・研究会・地方会の案内やリンクが充実．会員専用ページの中の"症例集"内には，"放射線画像集とティーチングファイルリンク"の中の，"日本医学放射線学会総会および秋季臨床大会イメージインタープリテーションセッション症例集"，"名古屋レンドゲンカンファレンス"等がteaching file集として役立つ．

学会誌は**Japanese Journal of Radiology（JJR）誌**(http://www.springer.com/medicine/radiology/journal/11604)．学会員なら**Annals of Nuclear Medicine誌**(http://www.springer.com/medicine/nuclear+medicine/journal/12149)も見られる．

日本磁気共鳴医学会
(http://www.jsmrm.jp/) [p.201 三森]

MR関連学会・講座の案内がある．学会誌は日本磁気共鳴医学会雑誌とオープンアクセスのMagnetic Resonance in Medical Sciences誌(https://www.jstage.jst.go.jp/browse/mrms)．

日本画像医学会
(http://www.gazoigaku.gr.jp/)　[p.196 陣崎]

　学会員でなくても，Film Reading症例・解説と解答の一部を見ることができる．学会誌はJapanese Journal of Diagnostic Imaging (JJDI)誌．

日本IVR学会
(http://www.jsivr.jp/)　[p.237 林]

　IVR関連情報，学会・研究会の案内やリンクが充実．学会誌は日本インターベンショナルラジオロジー学会誌(IVR会誌) (http://www.jsivr.jp/journal/journal.html)．

日本核医学会
(http://www.jsnm.org/)　[p.230 中本]

　核医学関連情報，学会・研究会の案内やリンクが充実．学会誌は核医学誌とAnnals of Nuclear Medicine誌(http://www.springer.com/medicine/nuclear+medicine/journal/12149)．

日本超音波医学会
(http://www.jsum.or.jp/)　[p.214 丸上・平井]

　超音波医学関連学会・講習会・地方会の案内がある．サイト内の"用語・診断基準"など超音波医学関連の有用な情報が満載．学会誌は超音波医学誌とJournal of Medical Ultrasonics誌(http://www.springer.com/medicine/radiology/journal/10396)．

日本小児放射線学会
(http://www.jspr-net.jp/)　[p.106 松木, p.219 小熊]

　小児放射線医学関連学会・講座の案内がある．学会誌は日本小児放射線学会雑誌．

日本神経放射線学会
(http://neurorad.umin.ne.jp/)　[p.161 菅]

　神経放射線医学関連学会・研究会(NIRC他)等の案内がある．

日本腹部放射線学会
(http://www.jsar.jp/)　[p.191 南〈消〉, p.196 陣崎, p.201 三森]

　最近，腹部放射線研究会から学会へ名称変更された．腹部放射線関連学会・研究会の案内がある．会員(有料)になれば，素晴らしい本会発表デジタルアトラス(論文形式で「臨床放射線」誌にも掲載される)を見ることができる．

胸部放射線研究会
(http://jstrjtrg.umin.ne.jp/)　［p.176 栗原］

胸部放射線関連学会・研究会・セミナーの案内がある．日本胸部放射線医学研究機構と連携している．ホームページはできたばかりのため今後の充実が図られる様子．

日本骨軟部放射線研究会
(http://www.kotsunanbu.jp/)　［p.106 松木, p.153 南, p.206 杉本］

骨軟部放射線関連学会・研究会・セミナーの案内がある．会員になれば，研究会・セミナーの情報の一部を見ることができ，Skeletal Radiology誌 (http://link.springer.com/journal/256) を格安で購読することができる．

日本救急放射線研究会
(http://jser.kenkyuukai.jp/special/?id=5178)　［p.225 松本］

救急放射線関連学会・研究会・セミナーの案内がある．会員（有料）になれば秋季大会併設の救急放射線研究会の講演・フィルムリーディング症例・一般発表症例データ，関連セミナーの救急放射線セミナープレミアムの教育講演データなどを見ることができる．本サイトは医療関連学会・研究会プラットフォームサイトである"m3.com学会研究会"(https://kenkyuukai.m3.com/) 内にある．

日本心臓血管放射線研究会
(http://www.jscvr.org/)　［p.182 吉岡］

心臓血管放射線関連学会・研究会の案内がある．

頭頸部放射線研究会
(http://square.umin.ac.jp/~HN_Rad/)　［p.170 尾尻］

頭頸部放射線研究会の案内がある．会員（有料）になれば，秋季大会併設の頭頸部放射線研究会の教育講演データやフィルムリーディング症例が見られる．

断層映像研究会
(http://www.jat-jrs.jp/index.html)

毎年秋に開催される断層映像に関する教育講演主体の研究会．Web上で，会員（有料）でなくても1年前に発刊された学会誌の「断層映像研究会雑誌」と1年経過した研究会シラバスを無料で閲覧できる．

日本乳癌画像研究会
(http://jsbci.umin.jp/)　　[p.210 角田]

日本乳癌画像研究会の案内がある．日本乳がん検診精度管理中央機構（旧・マンモグラフィ検診精度管理中央委員会．http://www.mammography.jp/）とリンクされており，同サイトではマンモグラフィ資格認定に関する情報や全国のマンモグラフィ勉強会の案内がある．

JSAWI
(http://www.jsawi.org/)　　[p.106 松木，p.201 三森]

Japanese Society for the Advancement of Women's Imagingのホームページ．JSAWIシンポジウムの案内がある．

NR Workshop 事務局
(http://nrws.umin.ac.jp/)　　[p.161 菅]

神経放射線ワークショップの案内と，ワークショップで提示された症例の一部が閲覧できる．

小児神経放射線研究会
(http://7th-pediatric-neuroradiology.kenkyuukai.jp/about/)　　[p.162 菅，p.219 小熊]

小児科神経放射線診断に関する研究会．年1回秋に，京都で開催される．

頭頸部・胸部画像研究会
(http://hn-chest.jp/)　　[p.170 尾尻]

旧「頭頸部放射線研究会東京部会」，「胸部放射線研究会東京部会」のサイトであるが，全国レベルの研究会となっている．

Advanced CT・MR 研究会
(http://www.secretariat.ne.jp/ad-ctmr/)

旧「三次元CT・MRI研究会」，「医用デジタル動画像研究会」，「日本MR Angiography研究会」，「3TMRI研究会」が統合された研究会．先端的なCT MRの基礎研究・臨床応用の講演会．

肝血流動態・機能イメージ研究会
(http://netconf.eisai.co.jp/kanketsuryu/)　　[p.191 南〈消〉]

肝臓の血流動態に関するトピックスシンポジウムと研究発表がある．エーザイ株式会社共催．

泌尿器画像診断・治療技術研究会（JSURT）
(http://www.c-linkage.co.jp/jsurt/)　[p.196 陣崎]

泌尿器科医と放射線科医による泌尿器領域画像診断の研究会.

オートプシー・イメージング学会
(http://plaza.umin.ac.jp/~ai-ai/)

死亡時画像病理診断に関する学会.

m3.com 学会研究会　☆
(https://kenkyuukai.m3.com/)

　医療関係者のための情報交換サイト．全国や地方レベルの学会や研究会のプラットフォームサイトとなっている．2013年，医療情報サイトとして有名な"m3.com"(http://www.m3.com/)と統合され，同じIDとパスワード（無料で会員になれる）で両方とも閲覧できる．ただ，個々の詳細な研究会内容は，個別に契約（有料だったり参加歴などの規定を満たす必要あり）しないと閲覧できない．

D　モダリティ，領域別医療情報
■ CT

CTisus
(http://www.ctisus.com/)

　CTに関する情報はこのサイトですべて網羅できる．撮像プロトコール集や豊富なCT関連teaching fileがある．サイト内の"LEARNING MODULES"では教育的なシラバスやRSNA/ARRSでのCT関連展示や講演も見られる．

■ MRI

MRIsafety.com　☆
(http://mrisafety.com/)

　MRI検査の安全性に関する情報が得られる．

The Adelaide MRI Website
(http://www.users.on.net/~spinupdownunder/)

　海外のMRI関連サイトをほとんど網羅している膨大なリンク集．

Magnetic Resonance - Technology Information Portal
(http://www.mr-tip.com/serv1.php)

MRIに関して技術面中心に調べるのに有用なサイト．

■ 超音波

SonoWorld
(http://sonoworld.com/)

超音波に関するteaching fileなど超音波に関する情報が盛りだくさん．

Ultrasound image gallery
(http://www.ultrasound-images.com/index.php)

とても美しい超音波画像・症例が多量にある．

初歩から始める超音波検査室
(http://www.ususus.sakura.ne.jp/)

その名の通り，初心者からでも学習できる超音波検査教育サイト．

■ 小児領域

PediatricRadiology.com
(http://www.pediatricradiology.com)

小児放射線診断の総合ポータルサイト．小児放射線医学関連サイトにアクセスでき，小児科に特化した検索も可能．

Pediatric Radiology Image Gallery
(http://www.cchs.net/pediatricradiology/imagegallery/default.asp)

小児放射線診断のteaching fileサイト．

Pediatric Radiology Normal Measurements
(http://www.ohsu.edu/xd/education/schools/school-of-medicine/departments/clinical-departments/diagnostic-radiology/pediatric-radiology-normal-measurements/)

小児放射線診断に関する正常計測値の一覧のあるサイト．

■ 中枢神経領域

Internet Stroke Center
(http://www.strokecenter.org/)

脳卒中に関するサイト．

American Journal of Neuroradiology (AJNR) ☆○
(http://www.ajnr.org/)

American Society of Neuroradiology (ASNR) (http://www.asnr.org/) の学会誌のサイト．

本サイトで多くの症例をクイズ形式で無料で閲覧できる．高難度の"Case of the Month"，中難度の"Case of the Week"，基本的な"Classic Case"が毎週更新され，これを見るだけでもずいぶん中枢神経・頭頸部放射線診断力がつく．最近，"Clinical Correlation"という放射線画像と臨床画像との相関クイズ症例も始まった．さらに本サイトとリンクしているASNRの学会電子雑誌のNeurographics (http://asnr.publisher.ingentaconnect.com/content/asnr/ng) も無料で閲覧できる．教育的内容に特化した総説論文が多いので，AJNRのサイトのクイズとこれのみで中枢神経・頭頸部放射線診断の学習は事足りるかもしれない．

東京都医学研・脳神経病理データベース
(http://pathologycenter.jp/index.html)

脳神経疾患の病態病理を学べる．

脳梗塞とMRIのページ
(http://noukousoku.air-nifty.com/)

脳卒中やMRIの原理に関して勉強できるサイト．荏原病院放射線科の井田正博先生が運営されている．

Neurology 興味を持った「神経内科」論文
(http://blog.goo.ne.jp/pkcdelta)

新潟大学脳神経研究所神経内科の下畑享良先生のブログ．神経内科医向けの文献を非常に丁寧に読み込んで紹介してくださっている．

神経疾患治療マニュアル
(http://www.treatneuro.com/)　[p.162 菅]

ある神経内科専門医個人の手による神経内科疾患情報のサイト．疾患分類からupdateな各文献へのアクセスがしやすく使い勝手が良い．

■ 胸部領域

PNEUMOTOX　☆
(http://www.pneumotox.com/)

薬剤性肺炎のホームページ．薬剤名を入力すると，臨床放射線医学的情報を得ることができる．

Harry's Chest Radiology Atlas
(http://chestatlas.com/cover.htm)

胸部領域の解剖や放射線画像を集めたアトラス集サイト．

WEEKLY CHEST CASES　☆○
(http://kstr.radiology.or.kr/weekly/)　[p.176 栗原]

Korean Society of Thoracic Radiologyが毎週配信する胸部画像クイズ集．かなり難度も高く胸部放射線を専門とする人にも楽しめると思う．

Residents and Fellows Corner　☆
(http://journals.lww.com/thoracicimaging/Pages/residentscorner.aspx)

Journal of Thoracic Imaging誌(http://journals.lww.com/thoracicimaging/pages/default.aspx)の中の無料で閲覧できる教育的リソースリンク集．

MS.CHEST 神田塾　☆○
(http://www.dicomcast.com/KandaJuku/cn01/mschest-kanda.html)

胸部単純X線写真の読影スキルを磨けるteaching fileサイト．

症例画像はすべて閲覧でき，一部動画でも見られる．イーサイトヘルスケア株式会社(http://www.esite-hc.com/)のサポートにより，佐藤雅史先生(http://ms-chest.jp/)等が中心となって教育して下さる．泌尿器画像診断を学べるGUR神田塾(http://www.dicomcast.com/KandaJuku/cn02/gur.html)の案内もある．

呼吸器内科医
(http://pulmonary.exblog.jp/)

近畿中央胸部疾患センター呼吸器内科の倉原優先生のブログ．

呼吸器科医向けの文献を非常に丁寧に読み込んで紹介してくださっている．この内容の一部が『「寄り道」呼吸器診療—呼吸器科医が悩む疑問とそのエビデンス』として出版されている．

■ 腹部領域

Quiz of the Week
(http://www.ksar.kr/eng/case_list.php?bMode=list&page=1&subid=2&cgubun=2)

Korean Society of Abdominal Radiologyがほぼ毎週配信する腹部画像クイズ集．

急性腹症のCT演習問題 ☆○
(http://www.qqct.jp/)　[p.191 南〈消〉]

急性腹症のCTを実践的に学べる素晴らしいteaching fileサイト．

■ 骨軟部

The Musculoskeletal Radiologist Guide to the Internet
(http://www.gentili.net/msguide.htm)

海外の骨軟部放射線診断関連サイトをほとんど網羅しているリンク集．

■ 救急

On Call Radiology
(http://www.oncallradiology.com/)

研修医向けレベルの救急放射線教育サイト．

E 医学・医療情報全般

Think Like a Doctor ☆
(http://well.blogs.nytimes.com/category/doctors/think-like-a-doctor-doctors/)

ニューヨーク・タイムズ・マガジン（日刊新聞ニューヨーク・タイムズの日曜版別冊）に月に1回程度掲載されているリサ・サンダース（Lisa Sanders, MD）の医学クイズ記

事．無料で閲覧できる．興味深い症例を謎解きの展開を用いながら総合診療内科診断学を学べる．放射線科のレポートやカルテのコピーまで公開されている．Diagnosis - The New York Times (http://topics.nytimes.com/topics/news/health/columns/diagnosis/index.html) も同じソースと思われる．この連載を元に，「Every Patient Tells a Story: Medical Mysteries and the Art of Diagnosis, Lisa Sanders, 2010」[訳本は「患者はだれでも物語る―医学の謎と診断の妙味」(リサ サンダース・著，松村理司・監修，2012)] が出版されている．

国立感染症研究所感染症疫学センター
(http://www.nih.go.jp/niid/ja/from-idsc.html)

すべての感染症に関する情報が得られる．感染症を勉強したい人には，日本感染症教育研究会IDATEN (http://www.theidaten.jp/index.html)，「レジデントのための感染症診療マニュアル 第2版 (2007)」で有名な青木眞先生のサイト，感染症診療の原則 (http://blog.goo.ne.jp/idconsult) もおすすめ．

日経メディカル online
(http://medical.nikkeibp.co.jp/)　　[p.239 林]

「日経メディカル」誌を発行している日経BP社が運営．様々な医学・医療情報が得られる．

CareNet.com
(http://www.carenet.com/)

様々な医学・医療情報が得られる．

ROCKY NOTE ～地域医療総合ページ～
(http://rockymuku.sakura.ne.jp/ROCKYNOTE.html)

地域医療のための勉強用ノートと称しているが，医療全般に関して有用なハイレベルなブログ．

さぬちゃんのおすすめWEBサイト
(http://msanuki.com/links.html)

数多くの医学関係インターネット活用術や文献管理ソリューションに関する著書を出されている麻酔科医の讃岐美智義先生がおすすめするリンクサイト．大量の役立つリンク案内が満載．

F 医学英語論文

Ronbun.jp ☆○
(http://ronbun.jp/)

医学英語論文を書くときに大変有用なサイト．

東京医科大学国際医学情報学講座
(http://www.tokyo-med.ac.jp/dimc/)

　無料で医学英語を学ぶことができる．EMP（English for Medical Purposes）ウェブサイト（http://www.emp-tmu.net）にアクセスできる．本サイトは，"English as an International Language: Web-Based Help. AJNR 2009 30: 857-858.（http://www.ajnr.org/content/30/5/857.short）"で紹介されているが．本論文は医学英語サポートサイトの紹介総説で有用な情報が満載．

G 医学書籍

日本医書出版協会
(http://www.medbooks.or.jp/)

日本の医学書籍・出版社に関する情報はすべてここで得られる．

■ おすすめ web リスト以外で本文中に紹介されている web・研究会など

7 notes　[p.165 菅]
(http://product.metamoji.com/7notes_top/)

AIMS Cardiac Imaging　[p.182 吉岡]

ASHNR(American Society of Head & Neck Radiology)　[p.170 尾尻]
(http://www.ashnr.org/)

AON Journal　[p.164 菅]
(https://itunes.apple.com/us/app/annals-of-neurology-journal/id510326416?ls=1&mt=8)

BODY CT 道場　[p.105 松木, p.153 南]

Brain science Podcast　[p.163 菅]
(https://itunes.apple.com/jp/podcast/brain-science-podcast/id210065679?mt=2)

Chest Imaging Forum　[p.176 栗原]

DCIS 研究会　[p.210 角田]
(http://dcis.umin.jp/)

DIRECT 研究会 [p.225 松本]
(http://direct.kenkyuukai.jp)

Dr. Ebraheim's YouTube.com [p.163 菅]
(http://www.youtube.com/user/nabilebraheim)

Dropbox [p.165 菅]
(https://www.dropbox.com/)

Endovascular Forum [p.239 林]
(http://www.endovascular.org/index.cfm)

European Society of Urogenital Radiology (ESUR) [p.197 陣崎]
(http://www.esur.org/)

Evernote [p.165 菅]
(http://evernote.com/intl/jp/evernote/)

GoodReader [p.165 菅]
(http://www.goodreader.com/goodreader.html)

HeadNeckBrainSpine [p.162 菅]
(http://headneckbrainspine.com/index.php)

JAMA Otolaryngology-Head & Neck Surgery（前 Archives of Otolaryngology-Head & Neck Surgery） [p.171 尾尻]
(http://archotol.jamanetwork.com/issue.aspx)

JIVROSG 全体会議 [p.238 林]
(http://jivrosg.umin.jp/)

JNS weekly Podcast [p.164 菅]
(https://itunes.apple.com/jp/itunes-u/jns-weekly-podcast/id412349837?mt=10)

Lancet Neurology [p.163 菅]
(https://itunes.apple.com/jp/podcast/listen-to-lancet-neurology/id270871467?mt=2)

Learning Radiology, Radiology Signs [p.164 菅]
(https://www.facebook.com/pages/LearningRadiology/337468580275，https://www.facebook.com/RadiologySigns)

Massie IKEDA：内科医：池田正行 [p.162 菅, p.240 林]
(http://square.umin.ac.jp/massie-tmd)

MD Consult [p.163 菅]
(http://www.mdconsult.com/)

Mendeley [p.165 菅]
(http://www.mendeley.com/)

MTPro [p.239 林]
(http://mtpro.medical-tribune.co.jp/)

MyMed [p.220 小熊]
(http://mymed.jp/)

Neuroangio.org [p.162 菅]
Neuro-imaging Refresher club [p.81 藤川, p.153 南]
〈http://neuroangio.org/〉

Neurology® Podcast [p.163 菅]
〈https://itunes.apple.com/jp/podcast/neurology-podcast/id263492582?mt=2〉

Neuroradiology film reading club [p.81 藤川, p.153 南]
Neurosurgical FOCUS [p.164 菅]
〈https://itunes.apple.com/jp/itunes-u/neurosurgical-focus/id412349859?mt=10〉

NR 懇話会 [p.81 藤川, p.105 松木, p.162 菅]
〈kanto-nr.kenkyuukai.jp/〉

OMIM（Online Mendelian Inheritance in Man） [p.162 菅]
〈http://www.ncbi.nlm.nih.gov/omim〉

PDQ® 日本語版 [p.220 小熊]
〈http://cancerinfo.tri-kobe.org/〉

PET サマーセミナー [p.230 中本]
〈http://www.jcpet.jp/1-3-3〉

Radiology Ultrasound 研究会（Rad-US） [p.214 丸上・平井]
〈http://www.jikeirad.jp/rad-us/〉

Radiology Update [p.153 南]
SCCT(Society of Cardiovascular CT) 研究会 [p.182 吉岡]
〈http://www.scct.jp/〉

SCMR Japan Chapter 研究会 [p.182 吉岡]
〈http://scmr.jp/index.html〉

Sound Medicine [p.163 菅]
〈https://itunes.apple.com/us/podcast/sound-medicine/id73800701?mt=2〉

Stroke [p.164 菅]
〈https://www.facebook.com/pages/Stroke-AHA-ASA/250230595013072〉

The JAMA Network Reader [p.164 菅]
〈http://app.jamanetwork.com/〉

The Rhoton Collection -2D Presentation [p.164 菅]
〈https://itunes.apple.com/jp/itunes-u/rhoton-collection-2d-presentations/id431140090?mt=10〉

The New England Journal of Medicine（facebook） [p.152 南]
〈http://www.nejm.org/〉

The New England Journal of Medicine [p.164 菅]
〈https://www.facebook.com/TheNewEnglandJournalofMedicine〉

The New England Journal (NEJM) This Week [p.164 菅]
〈https://itunes.apple.com/jp/app/nejm-this-week/id373156254?mt=8〉

UCLA 100 subjects in Neurosurgery [p.164 菅]
〈https://itunes.apple.com/jp/itunes-u/ucla-100-subjects-in-neurosurgery/id434135906〉

UNSW Embryology [p.162 菅]
(http://php.med.unsw.edu.au/embryology/index.php?title=Main_Page)

UPMC (Case Index by Diagnosis) [p.163 菅]
(http://path.upmc.edu/cases/dxindex.html)

UpToDate® [p.224 松本]
(http://www.uptodate.com/ja)

池添メモリアル・胸部画像診断セミナー [p.105 松木]
(http://ikezoe5.umin.jp/)

岩田健太郎先生のつぶやき [p.239 林]
(https://twitter.com/georgebest1969)

エムスリー [p.238 林]
(http://www.m3.com/index.jsp)

大阪神経内科の集い [p.104 松木]

関西 BODY CT 道場 [p.70 下野, p.104 松木]

関西 GUR 研究会 [p.70 下野, p.104 松木, p.197 陣崎, p.201 三森]
(http://www.gur.jp/)

関西 NR 勉強会 [p.69 下野, p.103 松木]
(http://kansai-nr.kenkyuukai.jp/)

関西 SKR 勉強会 [p.69 下野, p.103 松木]

北岡明佳の錯視のページ [p.176 栗原]
(http://www.ritsumei.ac.jp/~akitaoka/)

救急放射線画像研究会 [p.70 下野, p.104 松木]
(http://eric.igaku-gakkai.jp/)

胸部画像検討会 [p.29 小山(雅), p.70 下野, p.104 松木]

骨軟部おたくカンファレンス (Tokyo Bone Club) [p.29 小山(雅), p.81 藤川]
(https://www.smartcore.jp/jcr/index.php/group/group_home/QjJaV1pBPT0=)

小児放射線診断勉強会 [p.29 小山(雅), p.81 藤川]

静岡県総合画像診断研究会（中部地区） [p.29 小山(雅)]

早期胃癌研究会 [p.191 南]
(http://netconf.eisai.co.jp/egc/)

大日本住友製薬のメルマガ [p.239 林]
(https://ds-pharma.jp/)

超音波ドプラ研究会 [p.214 丸上・平井]
(http://enjoy.pial.jp/~doppler-us/)

超音波スクリーニング研修講演会 [p.214 丸上・平井]
(http://us-screening.kenkyuukai.jp/)

東京泌尿器放射線勉強会 [p.197 陣崎]
(http://tokyohinyouki.com/)

新潟大学脳研究所による e-Learning 神経病理　[p.163 菅]
(http://pd21.cihbs.niigata-u.ac.jp/)

日本アイソトープ協会　[p.230 中本]
(http://www.jrias.or.jp/)

日本核医学会春季大会セミナー　[p.229 中本]
(http://www.jsnm.org/meeting/)

日本外傷学会　[p.225 松本]
(http://www.jast-hp.org)

日本救急医学会　[p.225 松本]
(http://www.jaam.jp)

日本消化器関連学会週間（Japan Digestive Disease Week；JDDW）　[p.191 南〈消〉]
(http://www.jddw.jp/)

日本消化器がん検診学会の各地方支部の主催する超音波スクリーニング研修会　[p.214 丸上・平井]
(http://www.jsgcs.or.jp/index.html)

日本小児血液・がん学会ガイドライン　[p.220 小熊]
(http://www.jspho.jp/guideline.html)

日本心血管画像動態学会　[p.182 吉岡]
(http://www.jscvid.org/)

日本整形外科超音波学会　[p.214 丸上・平井]
(http://plaza.umin.ac.jp/~jasou/)

日本乳癌学会　[p.210 角田]
(http://www.jbcs.gr.jp/)

日本乳癌検診学会　[p.210 角田]
(http://www.jabcs.jp/)

日本乳がん検診精度管理中央機構（旧・マンモグラフィ精度管理中央委員会）　[p.210 角田]
(http://www.mammography.jp/mammo/main.html)

日本乳腺甲状腺超音波医学会（JABTS）　[p.210 角田，p.214 丸上・平井]
(http://www.jabts.net/)

日本腹部救急医学会　[p.225 松本]
(http://plaza.umin.ac.jp/~jaem)

日本腹部造影エコー・ドプラ診断研究会　[p.214 丸上・平井]
(http://www.med.kindai.ac.jp/shoukaki/echo/)

ニューロイメージングリフレッシャークラブ（NIRC）　[p.105 松木]

脳神経外科　澤村豊のホームページ　[p.220 小熊]
(http://plaza.umin.ac.jp/sawamura/)

泌尿生殖器画像診断部門の勉強会（GUR 神田塾）　[p.197 陣崎]
(http://www.dicomcast.com/KandaJuku/cn02/gur.html)

病理学の勉強に役立つサイト（京都大学 大学院医学研究科 人間健康科学系専攻 病理学研究室） [p.249 小山（貴）]
（http://www.hs-kyoto.net/?page_id=1042）

びまん性肺研究会 [p.175 栗原]

船戸和弥のホームページ（慶応大学 解剖学に関するサイト） [p.163 菅]
（http://www.anatomy.med.keio.ac.jp/funatoka/index.html）

放射線診療安全向上研究会 [p.104 松木]

ミスターPETの核医学教室（千田道雄先生による） [p.230 中本]
（http://www.asca-co.com/nuclear/）

メドピア [p.239 林]
（https://medpeer.jp/）

免疫組織データベース～いむーの（神戸大学病院病理部） [p.249 小山]
（http://immuno.med.kobe-u.ac.jp/）

ヨーロッパ核医学会（EANM）のeLearningのひとつ [p.230 中本]
（http://nedus.netkey.at/eanm/）

臨床呼吸器カンファランス [p.176 栗原]

ワシントン大学放射線科のティーチングファイル（MIR Nuclear Medicine） [p.230 中本]
（http://gamma.wustl.edu/home.html）

画像診断 臨時増刊号・2010〜2014

画像診断 臨時増刊号2010（Vol.30 No.11）
基本をおさえる！胸部画像
[編著] 酒井文和（埼玉医科大学国際医療センター画像診断科）
●定価：本体 5,000円（税別） ●B5判 ●240ページ ●ISBN978-4-7809-0822-0

画像診断 臨時増刊号2011（Vol.31 No.4）
症例の比較で学ぶ画像診断
婦人科・泌尿生殖器領域50選
[監修] 杉村和朗（神戸大学大学院医学系研究科内科系講座放射線医学分野）
[編著] 髙橋　哲（神戸大学医学部附属病院放射線科）
　　　 前田哲雄（神戸大学大学院医学系研究科内科系講座放射線医学分野）
●定価：本体 5,000円（税別） ●B5判 ●240ページ ●ISBN978-4-7809-0836-7

画像診断 臨時増刊号2012（Vol.32 No.4）
この画像を見たらほぼ決まり！
―パターン認識からのアプローチ―
[編著] 青木茂樹（順天堂大学医学部放射線医学講座）
　　　 福田国彦（東京慈恵会医科大学放射線医学講座）
●定価：本体 5,000円（税別） ●B5判 ●216ページ ●ISBN978-4-7809-0851-0

画像診断 臨時増刊号2012（Vol.32 No.11）
読影レポートのエッセンス
―common disease診断の要点と表現のコツ―
[編著] 似鳥俊明（杏林大学医学部放射線医学教室）
●定価：本体 5,000円（税別） ●B5判 ●268ページ ●ISBN978-4-7809-0860-2

画像診断 臨時増刊号2013（Vol.33 No.4）
悪性腫瘍の病期診断
―治療法と予後の分岐点を見極める―
[編集] 大友　邦（東京大学大学院医学系研究科放射線医学講座）
●定価：本体 5,000円（税別） ●B5判 ●216ページ ●ISBN978-4-7809-0863-3

画像診断 臨時増刊号2013（Vol.33 No.11）
癌の術後画像診断
―合併症と局所再発のチェックポイント―
[編集] 福田国彦（東京慈恵会医科大学放射線医学講座）
●定価：本体 5,000円（税別） ●B5判 ●240ページ ●ISBN978-4-7809-0877-0

画像診断 臨時増刊号2014（Vol.34 No.4）
放射線科医が診断すべき日常診療で迷う症例
[編著] 㭴橋民生（昭和大学横浜市北部病院放射線科）
●定価：本体 5,000円（税別） ●B5判 ●256ページ ●ISBN978-4-7809-0887-9

学研メディカル秀潤社
〒141-8414 東京都品川区西五反田2-11-8
TEL: 03-6431-1210（営業部） FAX: 03-6431-1214
URL: http://gakken-mesh.jp/

画像診断 別冊 KEY BOOKシリーズ 好評発売中!!

待望の第3版！最新の知識と画像にupdate!!
よくわかる脳MRI 第3版
編集／青木茂樹・相田典子・井田正博・大場 洋
●定価：本体 6,800円（税別） ●B5判・712ページ

救急の現場ですぐに役立つ知識が満載！
すぐ役立つ 救急のCT・MRI
編集／井田正博，高木 亮，藤田安彦
●定価：本体 5,200円（税別） ●B5判・296ページ

多くの症例とエッセンスをまとめた必携の1冊！
肝胆膵の画像診断 CT・MRIを中心に
編著／山下康行 ●定価：本体 5,600円（税別） ●B5判・520ページ

待望の第2版登場、日常診療に役立つ充実の1冊！
骨軟部疾患の画像診断 第2版
編著／上谷雅孝 ●定価：本体 5,400円（税別） ●B5判・424ページ

あるようでなかった！婦人科MRIの使いやすい専門書
婦人科MRIアトラス
編著／今岡いずみ，田中優美子 ●定価：本体 4,400円（税別） ●B5判・280ページ

Multidetextor-Row CTをプラス！
新版 はじめての腹部CT
編著／大友 邦 ●定価：本体 4,400円（税別） ●B5判・300ページ

泌尿器画像疾患の決定版！
知っておきたい 泌尿器のCT・MRI
編著／山下康行 ●定価：本体 5,400円（税別） ●B5判・384ページ

これで自信を持って小児の症例を読影できる！
すぐわかる 小児の画像診断
編集／荒木 力，原 裕子 ●定価：本体 4,700円（税別） ●B5判・416ページ

新たな疾患概念に基づいた解説へ全面改定！
新版 すぐ身につく胸部CT
編著／酒井文和 ●定価：本体 4,400円（税別） ●B5判・298ページ

頭頸部の画像診断をより身近なものに
頭頸部の画像診断
編著／酒井 修 ●定価：本体 4,700円（税別） ●B5判・424ページ

学研メディカル秀潤社
〒141-8414 東京都品川区西五反田2-11-8
TEL: 03-6431-1210（営業部） FAX: 03-6431-1214
URL: http://gakken-mesh.jp/

画像診断を考える よりよい診断のために 第2版

2003年10月15日　第1版第1刷発行
2014年 4月20日　第2版第1刷発行
2016年 2月25日　第2版第2刷発行

著　者　　西村一雅・南　学・下野太郎
　　　　　にしむらかずまさ　みなみ まなぶ　しものたろう

発行人　　影山博之
編集人　　向井直人
（企画編集）原田顕子
発行所　　株式会社 学研メディカル秀潤社
　　　　　〒141-8414 東京都品川区西五反田2-11-8
発売元　　株式会社 学研プラス
　　　　　〒141-8415 東京都品川区西五反田2-11-8
印　刷　　欧文印刷 株式会社
製　本　　加藤製本 株式会社

この本に関する各種お問い合わせ
【電話の場合】●編集内容については Tel. 03-6431-1211（編集部）
　　　　　　　●在庫，不良品（落丁・乱丁）については Tel. 03-6431-1234（営業部）
【文書の場合】〒141-8418　東京都品川区西五反田2-11-8
　　　　　　　学研お客様センター『画像診断を考える よりよい診断のために 第2版』係

©2014 Kazumasa Nishimura, Manabu Minami, Taro Shimono　Printed in Japan.
●ショメイ：ガゾウシンダンヲカンガエル　ヨリヨイシンダンノタメニ　ダイニハン

本書の無断転載，複製，頒布，公衆送信，翻訳，翻案等を禁じます。
本書に掲載する著作物の複製権・翻訳権・上映権・譲渡権・公衆送信権（送信可能化権を含む）は株式会社 学研メディカル秀潤社が管理します。
本書を代行業者等の第三者に依頼してスキャンやデジタル化することは，たとえ個人や家庭内の利用であっても，著作権法上，認められておりません。
学研メディカル秀潤社の書籍・雑誌についての新刊情報・詳細情報は，下記をご覧ください。
　　http://gakken-mesh.jp/

本書に記載されている内容は，出版時の最新情報に基づくとともに，臨床例をもとに正確かつ普遍化すべく，著者，編者，監修者，編集委員ならびに出版社それぞれが最善の努力をしております。しかし，本書の記載内容によりトラブルや損害，不測の事故等が生じた場合，著者，編者，監修者，編集委員ならびに出版社は，その責を負いかねます。
また，本書に記載されている医薬品や機器等の使用にあたっては，常に最新の各々の添付文書や取り扱い説明書を参照のうえ，適応や使用方法等をご確認ください。

JCOPY　〈（社）出版者著作権管理機構委託出版物〉
本書の無断複写は著作権法上での例外を除き禁じられています。複写される場合は，そのつど事前に，（社）出版者著作権管理機構（電話 03-3513-6969，FAX 03-3513-6979, e-mail: info@jcopy.or.jp）の許諾を得てください。

表紙・本文デザイン　　　　　　　有限会社 アヴァンデザイン研究所
レイアウト／図版作製／DTP　　　有限会社 ブルーインク
編集協力／DTP　　　　　　　　　高下紀子，都筑律子，東 百合子